DR. MATTHIAS MANKE DR. PATRICK JULIUS

DIE FASZIEN LÜGE

INHALTSVERZEICHNIS

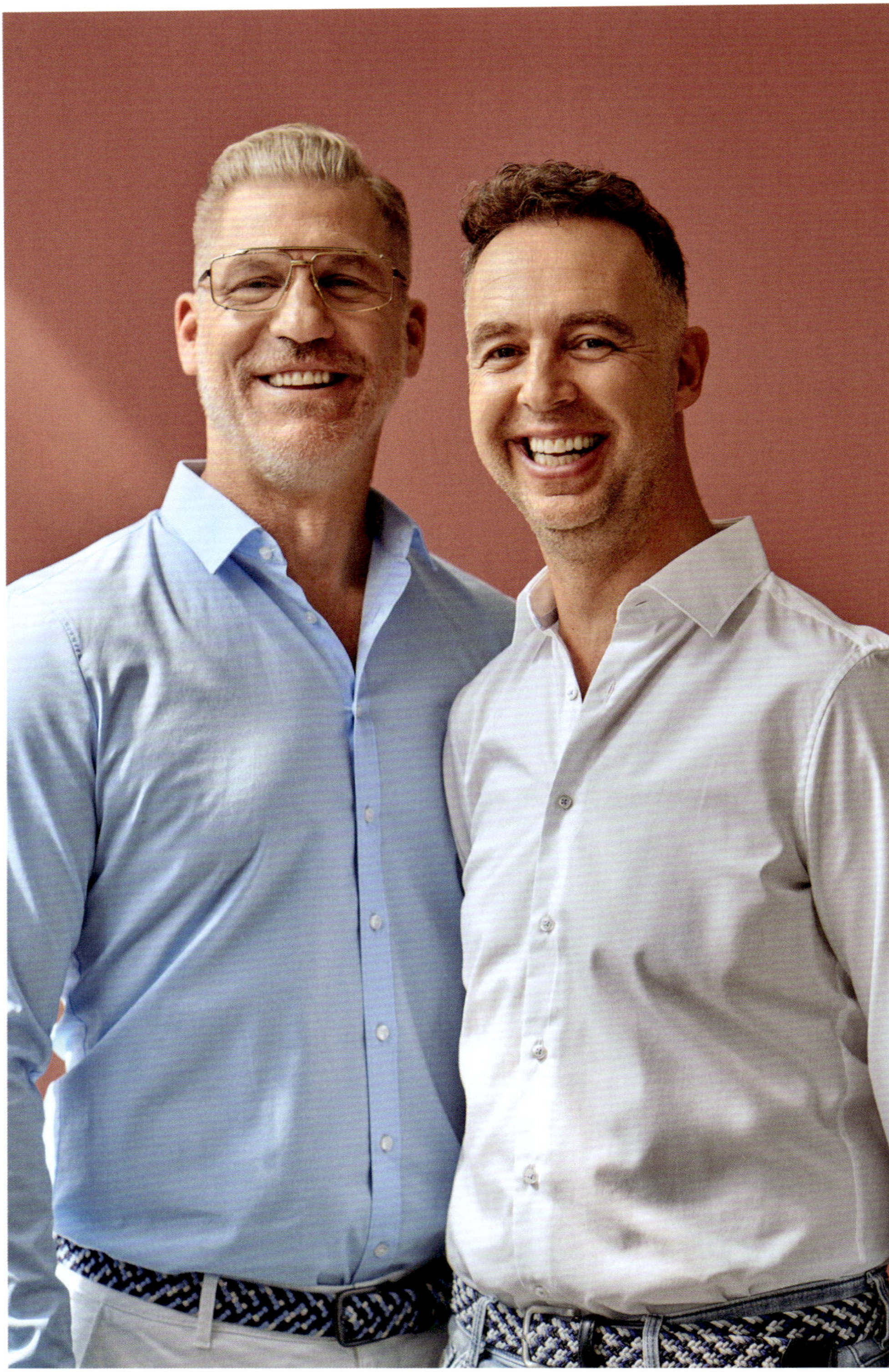

VORWORT

Liebe Leserinnen, liebe Leser!

Täglich begegnen wir in unseren Praxen Patientinnen und Patienten, die mit großen Augen und voller Selbstüberzeugung berichten, sie hätten „verklebte Faszien“. Kaum ein anderes Wort hat in den letzten Jahren eine derartige Karriere im Bereich der Bewegungsmedizin hingelegt wie „Faszie“. Von Fitnessstudios über Wellness-Blogs bis hin zu bunten Fernsehmagazinen – überall wird suggeriert, dass dieses unscheinbare Gewebe der Schlüssel zu Gesundheit, Schmerzfreiheit und sogar Leistungssteigerung sei. Kaum ein Konzept hat in so kurzer Zeit so viel mehr Hoffnung, aber auch so viel mehr Verwirrung gestiftet.

Als Fachärzte für Orthopädie und Unfallchirurgie, die seit Jahrzehnten Menschen mit Beschwerden am Bewegungsapparat behandeln, beobachten wir diesen Hype mit wachsendem Kopfschütteln. Natürlich: Faszien sind ein Teil unseres Körpers – aber sie sind weder geheimnisvoll noch eine Art Wundergewebe, das plötzlich alle Probleme erklären könnte. Faszientherapie, Faszientraining, myofaszialer Release und fasziale Aktivierung wird uns an allen Ecken angeboten. Doch was ist dran an den Theorien für die schnelle Lösung gegen Schmerzen? Mit diesem Buch wollen wir Klarheit schaffen. Wir zeigen, was Faszien sind, welche Rolle sie im Zusammenspiel des Körpers einnehmen und wo die Grenzen liegen.

Außerdem beleuchten wir die wissenschaftliche Evidenz zur Wirkung von Faszientraining. Wir schreiben nicht aus der Perspektive von Betroffenen, sondern als Ärzte, die seit vielen Jahren Diagnosen stellen, Therapien entwickeln und Menschen auf ihrem Weg zurück zu einer schmerzfreien Bewegung begleiten. Unsere Motivation ist klar: Wir möchten Ihnen Wege zeigen, die helfen. Wir laden Sie ein, gemeinsam mit uns hinter die Kulissen des Faszienbusiness zu blicken.

Herzlichst

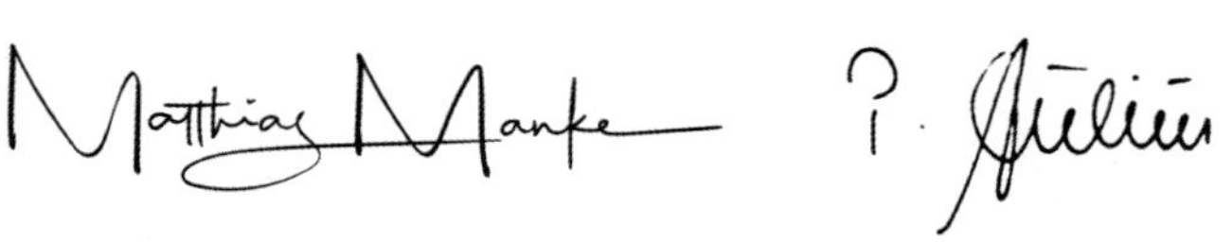

Matthias Manke und Patrick Julius

KAPITEL 1

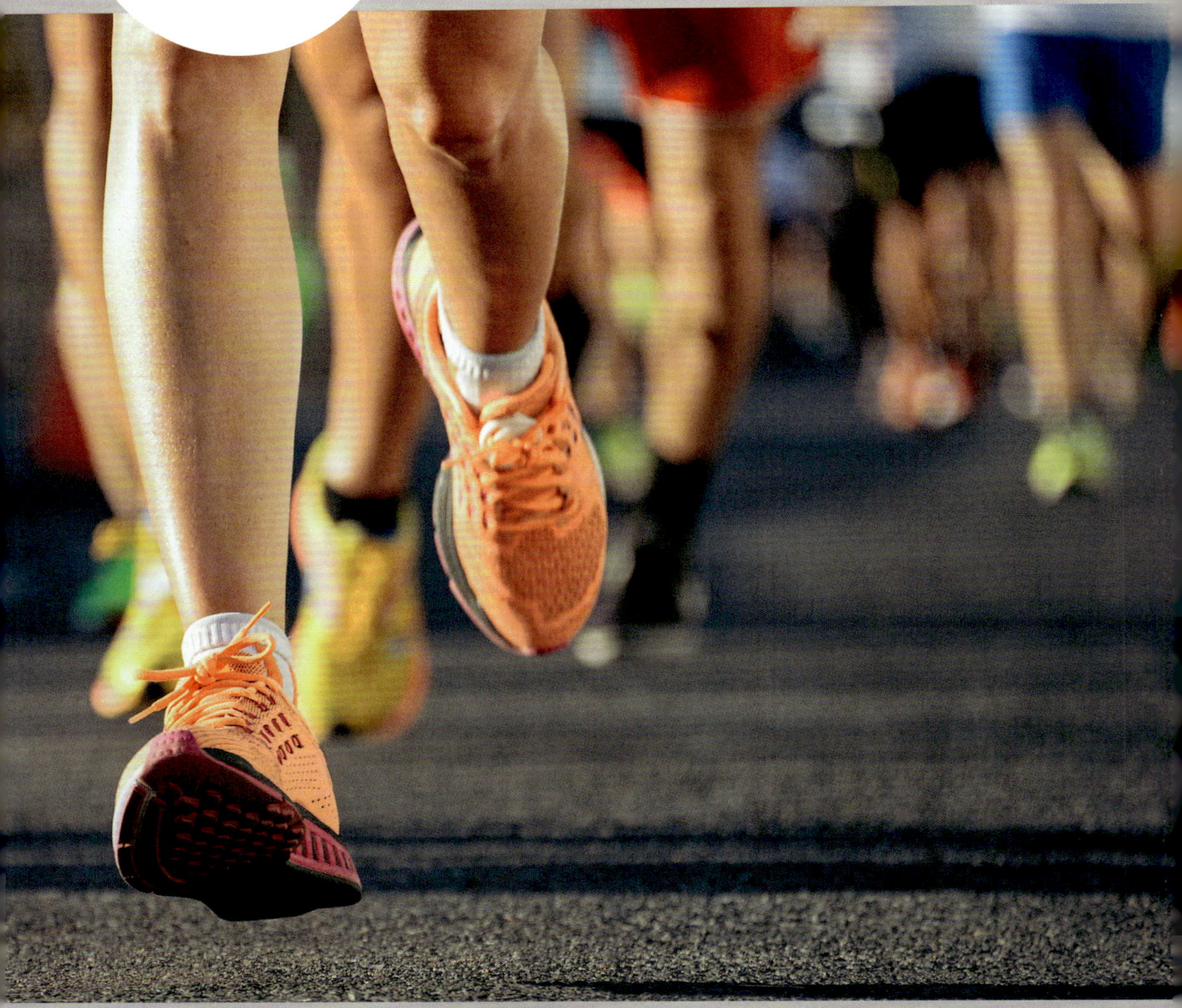

UNSER BEWEGUNGSAPPARAT

Der menschliche Körper ist ein wahres Wunderwerk. Die Evolution hat ihn hochgradig effizient gemacht und mit einer optimalen, fast geräuschlosen Mechanik ausgestattet, die ein enormes Maß an Präzision und Funktionalität erlaubt. Und trotz allem kann es sein, dass dieses System hier und da mal schwächelt oder Probleme hat, reibungslos zu funktionieren. Um zu verstehen, wie es dazu kommen kann, müssen wir wissen, wie unser Bewegungsapparat überhaupt funktioniert.

Wie entsteht Bewegung?

„Bewegung ist Leben, ohne Bewegung ist alles nichts" – auf Veranstaltungen von und für Orthopäden und Unfallchirurgen wurde und wird dieses Postulat immer wieder gerne zitiert. Und zwar aus gutem Grund. Unser Körper ist darauf ausgelegt, sich zu bewegen. Tun wir es nicht, nimmt er Schaden.

Über Jahrmillionen wurde das System unseres Bewegungsapparates von der Natur perfektioniert und funktioniert daher bei guter Wartung häufig über viele Jahrzehnte lang problemlos. Ein bisschen kann man das mit der Erfindung des Autos vergleichen, das mittlerweile deutlich effizienter und reibungsloser funktioniert als noch in den Anfangsjahren. Nur das, was beim PKW das Getriebe und das Fahrwerk sind, nennt sich bei uns Menschen „Bewegungsapparat".
Perfekt ist unser Bewegungsapparat allerdings nicht und zeigt trotz sehr langer Testzyklen unter verschiedensten klimatischen Bedingungen, bis zu hundertjähriger Dauerbelastung und vielfacher Anpassungen immer wieder Schwächen und Anfälligkeiten. Besonders aufgrund häufiger Wiederholungen kommt es mitunter zu Verletzungen und Verschleiß – eine Tatsache, der sich niemand von uns entziehen kann und die Sie garantiert ebenfalls schon schmerzhaft festgestellt haben, oder?
Aber wie genau kommt es dazu, dass unser Bewegungsapparat im Laufe des Lebens wartungsanfälliger und reparaturbedürftig wird, wenn Bewegung doch angeblich gut für ihn ist? Bevor wir uns im Verlaufe des Buches diesen besagten Verschleiß und die mit ihm einhergehenden Symptome und Probleme genauer ansehen, müssen wir erst einmal verstehen, wie unser Bewegungsapparat überhaupt zusammengesetzt ist, wie er funktioniert und wie die einzelnen Systeme zusammenarbeiten.

EVOLUTION IN REINFORM

Der Bewegungsapparat des Menschen muss vielfältigen Aufgaben dienen. Zum einen muss er beweglich sein, das heißt, es bedarf einer gewissen Flexibilität, Weichheit, Leichtigkeit und Elastizität. Besonders bei Bewegungen, die Schnelligkeit und Wendigkeit beinhalten, sind diese Voraussetzungen unerlässlich. Einige Jahrtausende zurückgedacht bestand das Leben hauptsächlich aus Flucht und Angriff. Alle unsere Instinkte und Reflexe kommen aus dieser Zeit. Sowohl für Flucht als auch für Angriff musste man schnell, agil und beweglich sein.

Wenn der Säbelzahntiger um die Ecke kam, musste man flott sein, um der Evolution noch seine Gene mitgeben zu können. Auf der anderen Seite verlangten beide – Flucht und Angriff – dem Körper eine gewisse Robustheit, Kraft und eine bestimmte Form der Steifheit (Rigidität) ab. Beim Kampf mit dem Mammut musste man nicht nur schnell, sondern auch stark sein, um dem einen oder anderen Rüsselschlag ausweichen oder ihn wegstecken zu können. Auch im normalen Urmenschenalltag gab es wenige Hilfsmittel, weshalb Stärke und Kraft zum Überleben unabdingbar waren. Beides miteinander zu verbinden, Stärke und flexible Beweglichkeit, hat die frühe Menschheit überleben lassen und die Evolution im Laufe ihrer langen Geschichte entsprechend in den Bauplan des Menschen integriert. Damit ist der Bewegungsapparat ein wahres Meisterstück dieser Entwicklung.
Mit dem Erlernen des aufrechten Ganges musste die gesamte Körperstatik ebenfalls angepasst werden. Gerade noch den kriechenden Amphibien entschwunden, hatte es uns in die Bäume verschlagen, in denen wir flink und wendig umherklettern konnten. Am Boden lief es, wie bei den allermeisten Bodenbewohnern üblich, auf allen vieren am besten. Während bei Vögeln die Röhrenknochen helfen, das Gewicht zu minimieren, hat es sich beim Homo erectus, dem ersten aufrecht gehenden Menschen, vor gut zwei Millionen Jahren als optimal erwiesen, das Gewicht perfekt auszubalancieren. Die schweren Organe wurden nach unten in den Rumpf verlagert, um einen tiefen Schwerpunkt und somit mehr Stabilität zu erhalten. Weiter nach oben orientierten sich die leichteren Organe und ganz mittig obendrauf befand sich der Kopf.

IMMER IM GLEICHGEWICHT

Um den Stoßkräften beim Gehen und der Erdanziehungskraft Rechnung zu tragen, ist die ganze menschliche Statik dynamisch gelagert und kann den verschiedensten Kräften nachgeben und trotzen. Die Wirbelsäule ist vom Hals an bis hinab zum Steißbein sanft bogenförmig angelegt, um die der Erdanziehungskraft folgenden, axialen Kräfte elastisch abzufedern. Ähnlich einem Zelt ist der Körper zu allen Seiten mit Spannseilen verzurrt, die für die Stabilität der Statik sorgen. Zieht man zu sehr an einer Zeltleine, kommt das Zelt aus dem Gleichgewicht und neigt sich der Zugrichtung entsprechend. Dabei läuft es Gefahr, sich noch weiter zu neigen oder zusammenzubrechen. In diesem Moment erhöht sich der Zug auf die gegenüberliegende Zeltleine. Nur wenn der Zug und die Befestigung auf allen Seiten gleich sind, steht das Zelt perfekt aufrecht. Dasselbe gilt für den Körper. Optimal steht er ausbalanciert, Kopf und Rumpf in der Dochtlinie.

Grob unterscheiden kann man die Körpervorderseite mit ihren stabilisierenden Strukturen von der Körperrückseite. Wird eine Seite dauerhaft überfordert oder geschwächt, kommt der Körper aus dem Gleichgewicht. Die Folge ist eine Haltungsveränderung aus dem balancier-

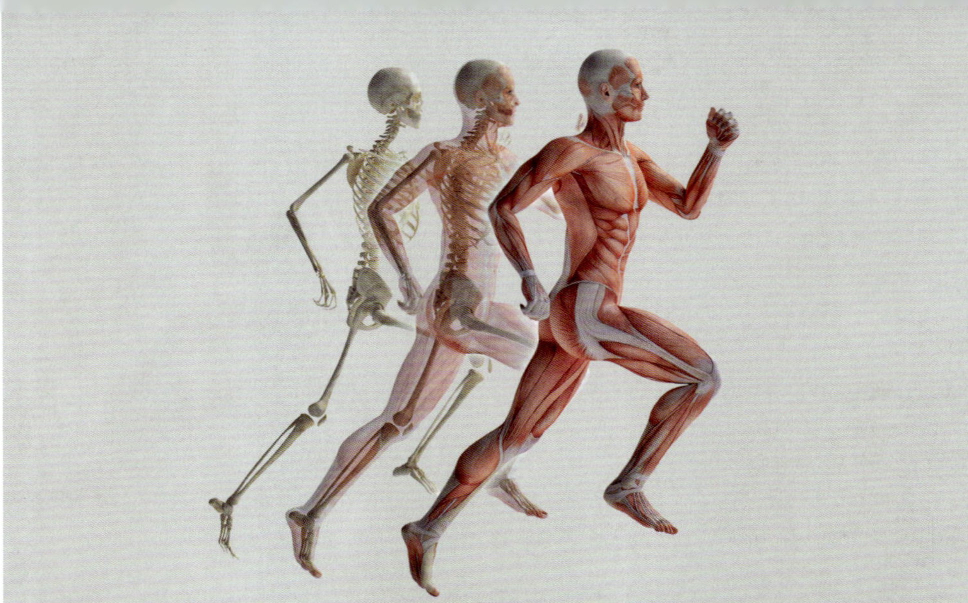
Das komplexe System unseres Bewegungsapparates lässt uns zugleich beweglich und stabil sein.

ten Zustand heraus, was auf Dauer zu funktionellen und auch strukturellen Beschwerden führt.
Im Körper wird anstatt der Zeltleinen das Muskel-Skelett-System benutzt. Der Körper ist also trotz des faszinierenden Aufbaus im Grunde recht einfach gestrickt – am wohlsten fühlt er sich im balancierten Zustand. Nicht zu viel und nicht zu wenig. Das gilt für den Blutdruck, den Blutzucker, den Stress, das Essen und Trinken und eben auch für den Bewegungsapparat, der, ganz Yin und Yang, im ausgeglichenen Zustand am besten funktioniert. Das Problem an der Sache ist nur: Was sich simpel anhört, ist unser größtes Problem. Balance zu finden, und zwar allumfassend, ist gar nicht so leicht.
Fast alle Strukturen des Bewegungsapparates bestehen aus dem Protein, also dem Eiweiß, namens Kollagen. Entfernt man zum Beispiel Mineralstoffe, wie Kalzium, aus den Knochen, so bleibt ein bindegewebiges Gerüst, eine netzartige Matrix bestehend aus Kollagen übrig.
Der Grundbaustein Kollagen erlaubt neben Flexibilität und Dynamik auch einen hohen Grad an Stabilität und Belastbarkeit. Somit ist ein Knochen sowohl biegbar als auch zu einem gewissen Grad in sich verdrehbar und trotzt so tatsächlich auch Torsionsbelastungen. Wenn man sich die Belastungen anschaut, denen das menschliche Skelett ausgesetzt ist, wirken dort im Laufe des Alltags verschiedenste Kräfte ein. Druckkräfte, wie zum Beispiel beim Stehen oder auch Sitzen und Liegen. Biegungskräfte, wie sie bei Stürzen auftreten, oder die besagten Torsionsbelastungen, die zum Beispiel beim Skifahren auf den Unterschenkel einwirken. All diese Fähigkeiten verdanken wir der Evolution, denn dank des Säbelzahntigers und des Mammuts ist unser Leben von jeher auf Aktivität und Bewegung ausgelegt – für ein rein statisches Leben hätte nämlich ein starres Skelett durchaus ausgereicht.

AUFBAU UND STRUKTUR DES BEWEGUNGSAPPARATES

Allerdings ist Bewegung auch heute nicht nur reines Vergnügen für unseren Körper und unseren Geist. Bewegung ließ uns schon immer und lässt uns auch heute noch überleben, auch wenn es Mammut und Säbelzahntiger nicht mehr gibt. Damit wir überhaupt laufen, den Arm heben oder die Hüfte beugen können, müssen die verschiedenen Knochen durch Gelenke beweglich miteinander verbunden sein. Neben den stabilen Knochen müssen also unsere Gelenke für den Großteil der Beweglichkeit sorgen. Darum sind bei ihnen Bewegungsfähigkeit und Stabilität zu gleichen Teilen angelegt. Unsere Gelenke besitzen ein sogenanntes Gelenkspiel und sind somit trotz ihrer großen Stabilität nicht vollständig steif. Wer das einmal ausprobieren möchte, kann einen Finger mit der zweiten Hand umgreifen und ihn vorsichtig lang ziehen. Dabei sieht man, dass sich das Gelenk zwischen Handfläche und Finger auseinanderziehen lässt. Manchmal knackt es dabei sogar, was ungefährlich ist und sich schlimmer anhört, als es ist.
Hinzu kommen Muskeln, Bänder und Sehnen, die zu einem gewissen Teil gedehnt werden können, ohne strukturell Schaden zu nehmen. Und sogar Nerven lassen diese Dehnungsbelastungen zu, wenn auch in deutlich geringerem Umfang. Wenn wir auf den Füßen stehen, sehen und spüren wir bereits die ersten Stoßdämpfer unseres Körpers. Die Füße

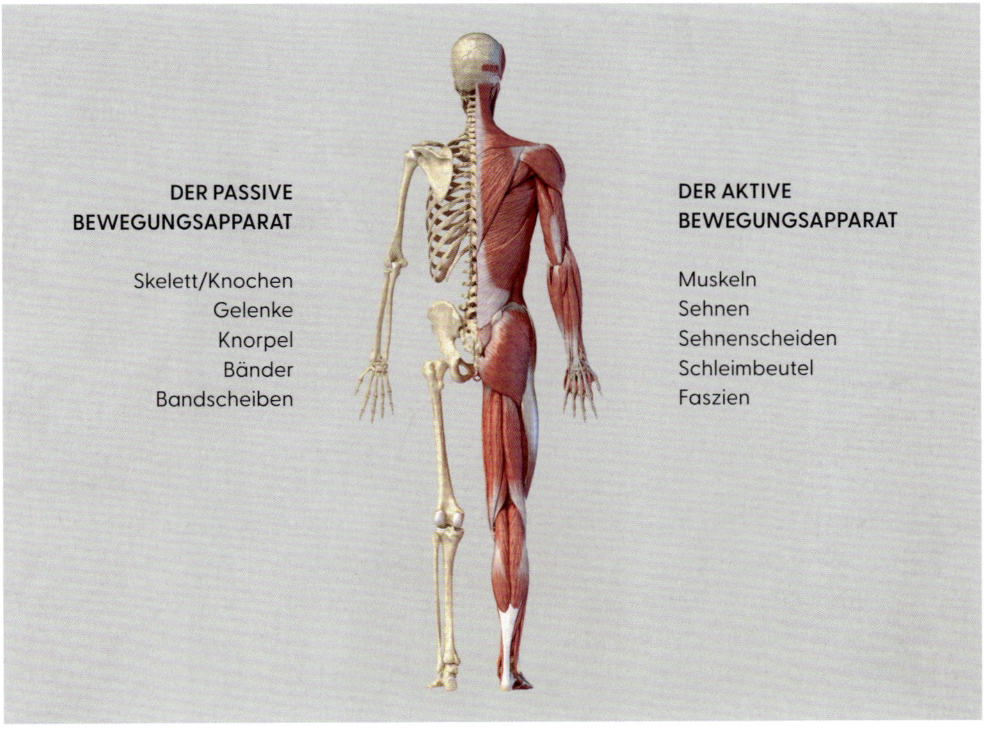

liegen nicht flach auf dem Boden auf, außer wir haben Plattfüße, sondern haben sogenannte Fußgewölbe: ein Quergewölbe, das erst bei der Entstehung eines Spreizfußes deutlich einsinkt, und ein Längsgewölbe, welches unserem Fuß die klassische Form gibt und beim Knick-Senk-Fuß sichtbar nachgibt. Und dann gibt es noch ein sogenanntes Torsionsgewölbe, das zusammen mit dem Quergewölbe und dem Längsgewölbe eine dreidimensionale Statik herstellt, die dem Fuß eine Art Trampolinfunktion verleiht. Sie puffert axial einwirkende Kräfte ab und schützt weiter oben befindliche Strukturen vor Verletzungen.

Sie sehen, für unsere Urahnen war eine Bewegungsunfähigkeit ein ganz klares Todesurteil. Man konnte weder seinem Fluchtreflex folgen und schnell in seine sichere Höhle rennen, noch konnte man seinem Angriffsreflex effektiv nachkommen und die Gefahr bekämpfen. Mit zunehmendem Fortschritt der Zivilisation und in den letzten 150 Jahren auch mit der Industrialisierung nahm der Stellenwert der körperlichen Bewegung allerdings zusehends ab. War der Bewegungstrieb für die Jäger und Sammler noch überlebensnotwendig, entwickelte der neuzeitliche Mensch zunehmend Erleichterungen, die ihm das Bewegen abnahmen. Das Domestizieren und Benutzen von Huftieren für den Transport, die Einführung von Viehzucht, die zunehmende Industrialisierung, die Erfindung neuer Transportmittel und der stark veränderte Bezug und Gebrauch von Nahrungsmitteln in der modernen Zeit haben den Bedarf und das Ausmaß an körperlicher Bewegung massiv verändert und reduziert. In ihrer Maximalvariante zeigt sich diese Tendenz in den letzten Jahrzehnten zunehmend. Und genauso deutlich zeigen sich auch ihre Nebenwirkungen. Nicht zuletzt als Orthopäde mit 25 Jahren Berufserfahrung lässt sich die abnehmende Bewegungsfreudigkeit der Menschen in unseren Breitengraden deutlich erkennen. Übergewicht, körperliche Fehlhaltungen und muskuläre Schwächen sind mittlerweile an der Tagesordnung und rangieren an der Spitze der Krankheitsursachen orthopädischer Patienten.

WIE FUNKTIONIERT EIGENTLICH BEWEGUNG?

Neben dem Erkennen der Wichtigkeit von körperlicher (und geistiger) Mobilität sollten wir verstehen, wie komplex sogar schon eine einfache körperliche Bewegung ist und wie viele verschiedene Körperstrukturen und Gewebearten daran beteiligt sind.
Um eine gerichtete, koordinierte Bewegung ausführen zu können, bedarf es eines perfekt aufeinander zugeschnittenen und kooperierenden Systems aus Muskeln, Sehnen, Bändern, Gelenken und Knochen. Dieses funktionsfähige Muskel-Skelett-System bildet sozusagen die Hardware, um Bewegungen ausführen zu können. Das allein reicht allerdings noch nicht aus. Wir brauchen außerdem – wie bei einem Computer – die passende Software, um das System bedienen zu können, also ein System, das all diese Muskeln, Gelenke & Co. korrekt steuert. Diese Steuerung erfolgt

im menschlichen Körper über Strom, genauer gesagt über bioelektrische Impulse, die über ein Netz aus dünnen stromleitenden Fasern, das den ganzen Körper durchzieht, gelenkt werden: das Nervensystem. Viele unserer Nerven sind sogenannte gemischte Nerven. Das bedeutet: Sie führen Fasern, die Reize aufnehmen können, zum Beispiel Schmerzreize oder Berührung, und sogenannte motorische Fasern, die vom Gehirn zu einem speziellen Muskel gehen, der bewegt werden soll. Diese Art der Nerven bilden das somatische Nervensystem. Darüber hinaus gibt es noch das vegetative Nervensystem. Diese Nerven können wir im Gegensatz zum somatischen Nervensystem zu großen Teilen nicht selbst steuern. Es koordiniert zum Beispiel die Atmung, Verdauung und andere wichtige Körperfunktionen.
Wenn wir verstehen möchten, wie genau eine Bewegung zustande kommt, müssen wir also immer das Zusammenspiel von Hard- und Software betrachten. Und auch wenn sich das erst einmal sehr kompliziert anhört, diese sogenannte „neuromuskuläre Kooperation" lässt sich an einem einfachen Beispiel gut erklären: Stellen Sie sich vor, Sie sitzen am Tisch, verspüren Durst und möchten ein Glas Wasser mit der Hand greifen. Das ist nichts Besonderes oder Schwieriges. Dennoch müssen für diese simple, aber geordnete Aktion viele kognitive und neuromuskuläre Systeme ineinandergreifen. Zunächst einmal muss der Wunsch entstehen, das Glas zu greifen. Das ist eine kognitive, intellektuelle Leistung, auch wenn sie eher vegetativ entsteht. Sie kann zum Beispiel aufgrund von sozialer Interaktion am Tisch entstehen. Wenn Sie sich mit jemandem unterhalten, der Sie im Gespräch kaum zu Wort kommen lässt, kann der Schluck aus dem Wasserglas als Ersatzhandlung stattfinden.
Der Wunsch, das Glas zu greifen, kann aber auch entstehen, weil Sie einfach nur Durst verspüren. Damit dieses Bedürfnis aufkommt, braucht es zentrale regulatorische Schaltkreise, die im Gehirn lokalisiert sind und durch Informationen verschiedener Rezeptoren im Körper das Verlangen nach Flüssigkeit signalisieren. Weil Sie zum Beispiel den ganzen Vormittag schon wieder in Ihren Job vertieft waren und vergessen haben, ausreichend zu trinken. Im Rahmen des Überlebensinstinktes des Menschen entsteht nun der Wunsch, etwas zu trinken, um dem Körper Flüssigkeit zuzuführen, die er benötigt.
Aus der Erfahrung haben wir gelernt, dass sich Flüssigkeiten häufig in Gläsern befinden, und „screenen" unsere Umgebung. Die Augen erkennen das Glas auf dem Tisch und geben über Nervenfasern alle Informationen darüber an das Gehirn weiter: den Abstand des Körpers zum Glas, die Höhe des Glases auf dem Tisch, die Größe des Glases an sich, den Füllstand und das daraus zu erwartende Gewicht.
Diese Informationen werden blitzschnell im prämotorischen Cortex des Gehirns, der sich im Bereich der Hirnrinde befindet, verarbeitet und es wird eine Art Blaupause der geplanten Bewegung erstellt. Der Wunsch und die geplante Ausführung sind geboren.

Vom Gehirn über das Rückenmark und die peripheren Nerven erfolgt nun ein bioelektrischer Stromimpuls in die Muskulatur.

Bei dieser Impulsübermittlung erfolgen laufend Abgleichungen zwischen Ist und Soll. Denn die Bewegung muss dosiert und koordiniert sein. Ist das Glas

PERIPHERE NERVEN

Periphere Nerven sind alle Nerven des Körpers außerhalb des zentralen Nervensystems, also außerhalb des Gehirns und des Rückenmarks. Sie verbinden allerdings Gehirn und Rückenmark mit dem Rest des Körpers und leiten Sinneswahrnehmungen erst an das zentrale Nervensystem und schließlich die Bewegungsimpulse vom zentralen Nervensystem zu Muskeln und Organen weiter. Ihre Funktion lässt sich grundsätzlich in drei Bereiche aufteilen:

- **Übermittlung sensorischer Informationen:** Informationen von Sinnesorganen und der Körperoberfläche, wie Temperatur, Berührung oder Schmerz, werden an das Gehirn weitergegeben.
- **Motorische Impulse:** Motorische Impulse: Das Gehirn sendet willkürliche Befehle zu den Muskeln, um willkürliche Bewegungen auszulösen.
- **Autonome Funktionen:** Steuerung der inneren Organe.

NERVENSYSTEM

Einteilung nach Lage		Einteilung nach Funktion	
Zentrales Nervensystem (ZNS)	**Peripheres Nervensystem (PNS)**	**Somatisches Nervensystem**	**Vegetatives Nervensystem**
Gehirn und Rückenmark Steuerzentrale für Verarbeitung von Informationen	**Nervenfasern in Bündelform** Vernetzung des ZNS mit Organen	**(willkürlich)** Steuert Körperfunktionen, die wir willentlich beeinflussen können, z. B. Mimik, Verarbeitung von Sinneseindrücken	**(unwillkürlich)** Steuert unbewusst Vorgänge im Körper, z. B. Organfunktionen, Körpertemperatur, Stoffwechsel

wirklich so schwer wie gedacht? Ist es so griffig wie erwartet oder doch glatt? Ist das Glas kalt oder doch überraschend heiß? Reicht die geplante Griffkraft, um es sicher zu halten? Um die Lage so korrekt wie möglich einschätzen zu können, müssen die muskulären Spieler und Gegenspieler fein aufeinander abgestimmt werden. Sensible Wahrnehmungen spielen daher ebenfalls eine wichtige Rolle. Diese Aufgabe übernimmt vor allem das Kleinhirn und hilft unter anderem beim Feintuning der Bewegung.
Das Gehirn weiß, in welcher Position sich zum Beispiel der Arm im Verhältnis zum Körper und zum Tisch befindet. Muss ich ihn senken oder anheben? Diese Eigenschaft nennt sich Propriozeption.

Unser sechster Sinn

Die Propriozeption ist die Fähigkeit des Körpers, seine Position, Bewegung und den Kraftaufwand der Muskeln und Gelenke im Raum wahrzunehmen, ohne hinsehen zu müssen, und wird auch als Tiefensensibilität oder Selbstwahrnehmung bezeichnet. Rezeptoren in Muskeln, Sehnen und Gelenken senden Informationen ans Gehirn, um eine korrekte Koordination, das Gleichgewicht und die Körperhaltung zu gewährleisten. Im Alltag kann die Tiefensensibilität durch gezielte Übungen trainiert werden (s. Übungen ab S. 142).
Eine besondere Bedeutung hat die Propriozeption unter anderem bei der Behandlung von (Sprung-)Gelenkverletzungen. Werden diese kleinen Rezeptoren zum Beispiel nach einer Verstauchung des Sprunggelenks oder nach einem Bänderriss nicht optimal trainiert, verlieren sie ihre Funktion und können keine korrekte Information über die Gelenkstellung an das Rückenmark liefern. Das ist einer der Gründe, warum es nach einmaliger Sprunggelenkverstauchung häufig zu einer erneuten Verstauchung kommt.
Was passiert, wenn dieses sensible und fein justierte System nicht richtig funktioniert, merkt man auch dann, wenn man zum Beispiel eine sogenannte Plexusnarkose am Arm bekommt. Dabei wird ein Nervenbetäubungsmittel um das Nervengeflecht in der Achselhöhle gespritzt. Die Weiterleitung der Rezeptorinformationen zum Rückenmark und weiter ins Gehirn wird hiermit künstlich unterbrochen, sodass vor allem die Weiterleitung der Schmerzinformationen zum Großhirn nicht stattfinden kann. Außerdem werden die übrigen Informationen der Rezeptoren geblockt, was dazu führt, dass man während der Betäubung das Gefühl hat, der gesamte Arm stünde hoch in der Luft, während er friedlich auf dem OP-Tisch liegt.

Ein weiteres Beispiel für die Wichtigkeit sowie die Fragilität dieses neuromuskulären Systems ist eine Erkrankung, die insbesondere das Feintuning von Bewegungen betrifft: Die Parkinson'sche Erkrankung greift spezielle Strukturen im Gehirn an, was massive Konsequenzen für das gesamte Nerven-Muskel-System hat. Eine geordnete Bewegung kann ohne Behandlung nicht mehr störungsfrei durchgeführt werden. Es entsteht ein Tremor, ein Zittern, der durch unkontrollierte Muskelkontraktionen bedingt wird. Die Koordination der muskulären Spieler und Gegenspieler (s. S. 17) funktioniert nicht mehr optimal. Es entsteht eine muskuläre Steifigkeit, ein sogenannter Rigor. Beim Gehen leidet der flüssige Gang und die Schritte werden unkoordiniert, klein und unsicher.

Gelenke sorgen für Beweglichkeit

Um eine gerichtete Bewegung ausführen zu können, reichen unsere Muskeln alleine nicht aus. Es bedarf außerdem der Gelenke, die über eine Muskelkontraktion gebeugt und gestreckt werden. Ein Gelenk besteht daher immer aus zwei Gelenkpartnern, bei uns Menschen sind dies die Knochen. Damit diese Gelenkpartner geschmeidig aufeinander gleiten können, sind sie an ihren Kontaktstellen mit Knorpel überzogen. Bei Gelenken handelt es sich hier um sogenannten hyalinen Knorpel, der von fester Elastizität ist und somit Druck-, Beuge- und Scherkräften trotzen kann. Ernährt wird dieser Knorpel nicht wie üblich durch Blutgefäße, sondern von der ihn umgebenden Gelenkschmiere, die von der Gelenkschleimhaut produziert wird. Sie umspannt das Gelenk wie ein Ballon. Um diese Schleimhaut herum befindet sich eine straffe, feste Ummantelung: die Gelenkkapsel.
Je nach Funktion des Gelenkes unterscheidet man mehrere Gelenkarten – die zwei wichtigsten sind folgende:
❶ Das Scharniergelenk: Das Scharniergelenk, wie zum Beispiel unser Kniegelenk, hat nur eine Bewegungsebene. Es lässt die Bewegung also nur in eine Richtung und wieder zurück in die Ausgangsposition zu.

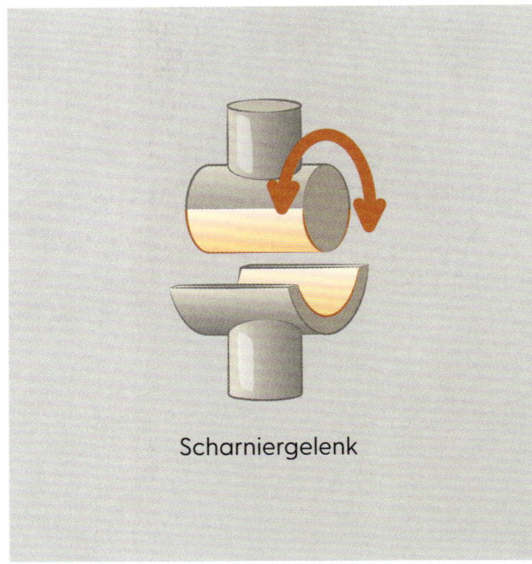
Scharniergelenk

❷ Das Kugelgelenk: Das Kugelgelenk, wie zum Beispiel unser Schulter- oder Hüftgelenk, ermöglicht mit seinen vielen Bewegungsgraden eine große Bewegungsfreiheit.
Verstärkt werden die Gelenke von der Gelenkkapsel, welche sie nach außen hin umschließt, und durch feste, kollagene Bänder.

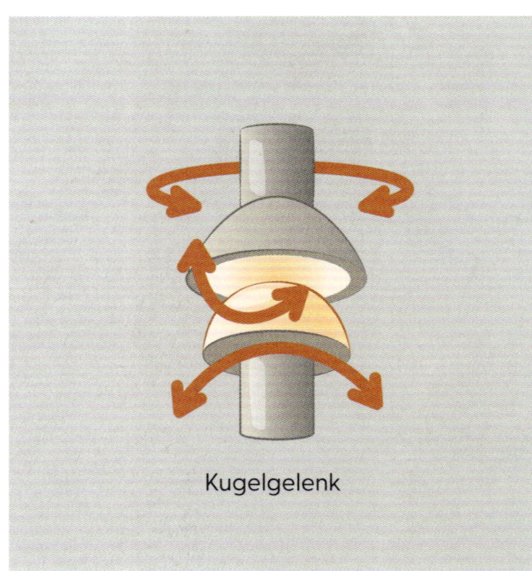
Kugelgelenk

Agonist und Antagonist im Teamwork

Hinzu kommen jeweils zwei Muskeln, die durch Sehnen auf beiden Seiten eines Gelenkes befestigt sind. Dabei ist Folgendes wichtig zu wissen: Muskeln können nur in eine Richtung agieren – sie können nur ziehen, nicht drücken. Deshalb brauchen wir pro Gelenk jeweils zwei Muskeln – einen, der das Körperteil durch Zusammenziehen in die gewollte Richtung bewegt, und einen, der es ebenfalls durch Zusammenziehen in die Ausgangsposition zurückbringt, während der erste Muskel sich wieder entspannt. Bei einem Scharniergelenk würde ein Kontrahieren des entsprechenden Muskels zu einer Beugung führen. Diese Spieler- und Gegenspielermuskeln werden auch als Agonisten und Antagonisten bezeichnet. Der Agonist ist dabei der Muskel, den wir mit der willkürlichen Bewegung verbinden, und der Antagonist ist der Muskel, der das Körperteil wieder zurückführt. Der Bizeps im Oberarm beispielsweise ist der Agonist, der bei der Kontraktion zur Winkelung des Ellenbogengelenkes führt, während der Trizeps der Antagonist ist, der bei Kontraktion zur Streckung des Ellenbogengelenkes führt. Spannt man beide Muskeln gleichzeitig und gleich stark an, wird keine Bewegung ausgeführt, sondern das Gelenk wird maximal stabil gehalten.
Damit ein Beugen oder Strecken durchgeführt werden kann, muss also eine Koordination erfolgen, die einen der beiden Muskeln mehr befeuert und den Gegenspieler nur so weit aktiviert, dass die Bewegung nicht überschießt. Bei diesem Feintuning helfen auch die Muskelfaszien mit. Sie überspannen die verschiedenen Muskelgruppen gelenkübergreifend und geben regelmäßig Statusinformationen über den Druck- und Spannungszustand der Muskulatur an höhere Instanzen weiter. Somit bekommt das Gehirn als höhere Instanz konstant Rückmeldung von den Muskeln

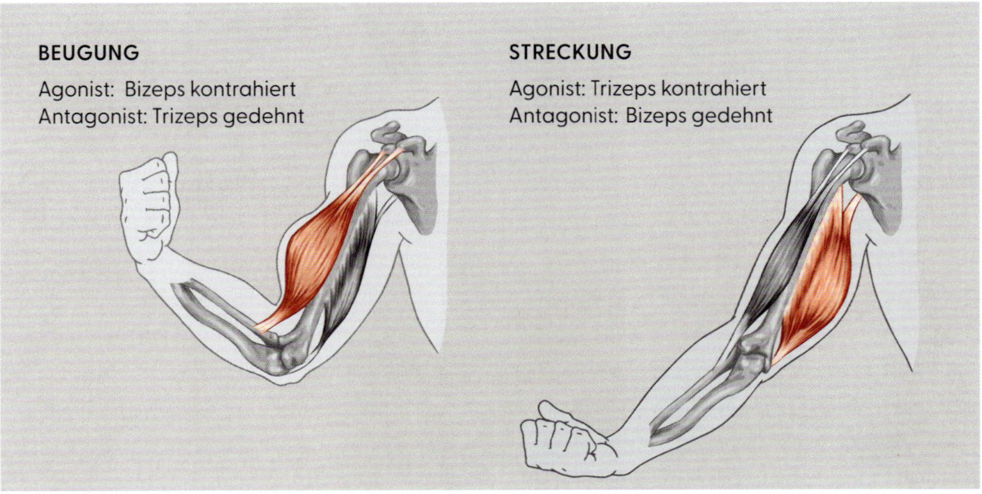

und Gelenken und kann so die Bewegung weiter optimal anpassen.
Eine Bewegung entsteht also nicht mal eben so. Ganz im Gegenteil! An einer gerichteten Bewegung sind sehr viele unterschiedliche Strukturen des Körpers beteiligt: Das Nervensystem mit Großhirn, Kleinhirn, Hirnstamm, Augen, Nerven und vielen Rezeptoren, die Knochen, Knorpel, Kapseln, Muskeln, Sehnen, Bänder und auch die Faszien. Und jetzt kommen wir zu den Protagonisten unseres Buches. Dabei stellt sich die Frage: Wenn wir die Entstehung von Bewegung unter die Lupe nehmen, um die Funktionsweise unseres Bewegungsapparates zu verstehen, und die Faszien hier kurz vor dem Ende erst in einem kleinen Halbsatz auftauchen, spielen sie dann tatsächlich eine so einflussreiche Rolle, wie viele gerne glauben? Und wenn ja, wie genau sieht diese Rolle aus? Schauen wir uns die Sache also einmal genauer an.

DAS MYOFASZIALE SYSTEM

Aufgrund ihres Kollagenreichtums wurden den Faszien ursprünglich hauptsächlich nur stabilisierende Eigenschaften zugesprochen. Und natürlich ist das auch eine ihrer großen und wichtigen Aufgaben. Denn durch ihre enge Verflechtung mit Muskeln, Sehnen, Knochen und Gelenken sind die Faszien im wahrsten Sinne des Wortes das Bindegewebe schlechthin. Ihren genauen Aufbau und ihre Strukturen besprechen wir im Anschlusskapitel noch einmal genauer, halten an dieser Stelle jedoch bereits fest: Unsere Faszien umhüllen Muskeln, Organe, Gefäße und Nerven und ermöglichen ein reibungsloses Gleiten der einzelnen Gewebearten aneinander. Sie liegen übergreifend als enge Hülle an all diesen Körperstrukturen an und stellen Verbindungen dar, zum Beispiel zwischen dem Rumpf und den Extremitäten, vom Oberschenkel zum Unterschenkel und auch innerhalb des Rumpfes, wie zwischen Lendenwirbelsäule und Brustwirbelsäule. Als umhüllende Bindegewebsstrukturen bilden sie zusammen mit den Muskeln ein zusammenhängendes Ganzes, das den gesamten Körper durchzieht und für Beweglichkeit, Stabilität, Kraftübertragung und ein gutes Körpergefühl sorgt. Dieses Netzwerk wird als das myofasziale System bezeichnet.

Welche Funktion haben Faszien in der Bewegung?

Trotz ihrer wichtigen stabilisierenden Funktion sind Faszien bei Weitem nicht rein passiv. Durch verschiedenste Reize passt sich die Spannung der Faszien individuell an. Damit helfen sie mit, Kraftübertragung gezielt über den ganzen Körper zu verteilen. Warum ist das wichtig? Lassen Sie uns zurückdenken an den Urmenschen, der vor dem Säbelzahntiger flüchten musste. Durch das Adrenalin, unser Flucht- und Angriffshormon, war sein ganzer Körper in Alarmbereitschaft. Die Arterien verengten sich, der Blutdruck stieg, der Puls ging hoch, die Atmung beschleunigte sich. Und das ist auch heute noch so. Alles ist immer noch darauf eingestellt, dass der Körper sofort genügend Energie und Blut in der Muskulatur hat, um maximale Leistung zu erbringen.
Neben dem Muskeltonus ist auch die

Faszienspannung erhöht, was die Muskeln, die sie umgeben, weiter in Vorspannung versetzt. Das wiederum ist für eine optimale Kraftentwicklung entscheidend. Sämtliche Muskeln sind gelenkübergreifend von den Füßen über die Knie, die Hüfte bis in den Rumpf und die Arme über die Faszien miteinander verbunden, und so entsteht eine Art Informationsweitergabe über die gesamte funktionelle Kette der Bewegung.

Körperspannung

Um dies zu verdeutlichen, ist ein Begriff im Rahmen der körperlichen Bewegung sehr wichtig: die Körperspannung. Damit nicht alle Muskeln und Gelenke gleichzeitig völlig steif werden, ist die Körperspannung wohldosiert und dynamisch. Hierzu tragen die Faszien mit all ihren Eigenschaften bei. Durch ihre vollständige Umhüllung des Körpers, helfen die Faszien Bewegungen zu optimieren und zu koordinieren. Wenn also auf der Flucht vor dem Urzeitraubtier keine Koordination existiert hätte, wäre der Lauf des Urmenschen sehr unrund, ineffektiv und letztendlich zu langsam gewesen und anstatt des Menschen hätte sich der Tiger durchgesetzt. Körperspannung ist also die allgemeine Grundspannung der Muskeln, die den Körper stabilisiert und somit die Grundlage für eine kontrollierte und vor allem effiziente Bewegungsfähigkeit ist. Mit Hinblick auf die Haltemuskulatur des Rumpfes ist eine korrekte Grundspannung schnell zu erkennen. Der schlaksige Teenager mit hängendem Kopf und schlaffen Schultern ist ein Paradebeispiel für einen geringen Muskeltonus und für die daraus folgende Fehlhaltung. Beobachtet man Tänzer, Reiter, Turner und alle anderen Sportler sämtlicher Sportarten, erkennt man bei allen eine gute Körperhaltung als Folge einer optimalen Körperspannung. Im Gegensatz zu unserem Teenager haben sie eines gemeinsam: Sie fallen nicht so schnell, reagieren in der Regel schneller und cleverer oder vertragen Sprünge oder Stöße häufig besser. Und damit ist klar: Die richtige Grundspannung der Muskulatur ist auch ein wichtiger Teil der Verletzungsprophylaxe.

Körpereinheit

Dieses Zusammenspiel des ganzen Körpers führt außerdem zu einer Körpereinheit, deren Wichtigkeit sich viele heutzutage in unseren Breiten gar nicht mehr bewusst sind. Im Gegensatz zu anderen Kulturen: Sehr viel Wert auf die Körpereinheit legen zum Beispiel fernöstliche, aber auch moderne Kampfsportarten inklusive des Boxens. Beim Boxen sind die Körpereinheit und die Kraftübertragung, an der die Faszien aufgrund ihres beschriebenen Verlaufes beteiligt sind, von ganz besonderer Relevanz. Während viele Boxer bei der Pressekonferenz und dem Einwiegen vor dem Kampf sehr gerne imposant den dicken Bizeps zeigen, ist genau dieser Muskel beim Boxen nur einer von vielen, der für kräftige Schläge benötigt wird. Da die Schläge hauptsächlich vom eigenen Körper weg- und als Gerade zum Gegner hingehen, sind es neben dem Trizeps auch Brust- und Schultermuskeln, die stark sein müssen.

Genauso verhält es sich beim Schwinger, dem Haken und dem Upper Cut.
Doch sind diese Muskeln allein nicht ausreichend, um eine maximale Wirkung mit dem Schlag erzielen zu können. Daher nutzen Boxer zum einen größere und stärkere Muskeln, zum anderen bringen sie ihr Körpergewicht ebenfalls hinter den Schlag. Das Einbringen des Körpergewichts und das Nutzen der großen Muskelkraft der Beine erfordert Technik und Koordination. Voraussetzung für einen perfekt koordinierten Bewegungsablauf mit Kraftübertragung aus den Beinen bis in die Arme ist eine muskel- und gelenküberspringende Verkettung, die durch das myofasziale System erfolgt. Als einzige mechanisch aktive, anatomische Struktur bilden die Faszien eine Kontinuität, die den gesamten Körper übergreift. Von diesem Beispiel aus kann man gut verstehen, wie wichtig das myofasziale System generell für die körperliche Bewegung ist.
Möchte man also unser erwähntes Glas anheben, benötigt man hierzu nicht nur die Hände, deren Hauptmuskeln im Unterarm liegen, sondern auch den Ellenbogen, den Oberarm, die Schulter sowie die Rumpfmuskulatur und alle zugehörigen Sehnen, Bänder, Gelenke und natürlich Faszien. Jeder, der sich einmal die Schulter verletzt oder entzündet hat, weiß, wie sehr man sich wundert, an wie vielen Bewegungen dieses Gelenk und die umgebenden Muskeln beteiligt sind. Man hat ständig Schmerzen, auch bei Aktivitäten, die vermeintlich überhaupt nichts mit der Schulter zu tun haben. Und das gilt für viele andere Muskeln und Gelenke. Um also effektiv und effizient bewegen und belasten zu können, muss der Körper als Körpereinheit funktionieren.

Kraftübertragung

Da die Faszien sehr eng an Muskeln, Sehnen und Gelenken liegen, spielen sie zusammen mit diesen Strukturen auch eine wichtige Rolle bei der Kraftübertragung. Muskuläre Vorspannung ist zum Beispiel eine wichtige Voraussetzung für effektive muskuläre Stärke. Durch die fasziale Verbindung der Muskeln entsteht ein muskuläres Zusammenspiel, das zu einer optimalen Kraftübertragung beiträgt. Kraft kann hierbei zum einen aktiv durch Anspannen von Muskeln übertragen werden, zum anderen jedoch auch passiv durch Haltung und äußere Belastung entstehen, die auf die mechanischen Muskelketten wirken. Ein gut verständliches Beispiel sind in diesem Fall die sogenannten Verkettungssyndrome, bei denen die Faszien als wichtige Bindeglieder zwischen den verschiedenen Muskelgruppen fungieren. Als Verkettungssyndrom bezeichnet man die körperliche Verkettung von somatischen (körperlichen) Fehlfunktionen, bei denen die Beschwerde, wie zum Beispiel der Schmerz, an einem anderen Ort im Körper liegt als die Ursache selbst. Bei Fußfehlstellungen geben die Betroffenen zum Beispiel häufig nicht primäre Beschwerden im Bereich der Füße und Sprunggelenke an, sondern klagen über Schmerzen und Blockierungen in der unteren Lendenwirbelsäule, im Kreuzdarmbeingelenk, in der Brustwirbelsäule, in Nacken und Kopf. Kein Muskel verläuft kontinuierlich über diese weiten Strecken. An Strukturen aus dem Bewegungsapparat sind es ausschließlich die Faszien, die über diese lange Strecke als kontinuierliche Struktur nachweisbar sind. Sie verlaufen muskelübergreifend und können somit die entstehenden Scher- und Dehnungskräfte der Fehlhaltung von den Füßen bis hoch in die weiter oben liegenden Körperregionen übertragen. Therapeutisch sollte man in diesem Fall also an den Füßen und der Haltungsasymmetrie beginnen und nicht an den Faszien.

Feintuning und Vorspannung

Da die Faszien in ihrer Einheit mit den Muskeln reich an verschiedenen Rezeptoren sind, kann man diese Einheit fast als Sinnesorgan bezeichnen. Durch die vielen Rezeptoren in Faszien und Muskeln werden sehr viele Informationen aufgenommen und an die übergeordneten Hirnstrukturen weitergeleitet. Diese Informationen sind wichtig, um Bewegungen in ihrer Ausführung ständig zu überprüfen und zu verbessern, was wiederum zu einer optimalen Koordination sowie einer muskulären Effizienz beiträgt. Eine Eigenschaft, die unser Körper ebenfalls aus der Urmenschenzeit behalten hat, ist, Energie zu sparen, wo es nur möglich ist. Daher ist körperliche Faulheit ein nicht unnatürlicher Wunsch. Gesparte Energie bedeutet Energiereserven für den Notfall, also wenn der Säbelzahntiger ums Eck kommt. Zusammenfassend kann man hierzu also sagen, dass das Ziel der Evolution die Effizienz ist. Das gilt sowohl für den Bewegungsapparat mit den Muskeln als auch für sämtliche innere Organe, das Gehirn und den gesamten körperlichen Stoffwechsel. Wer nun allerdings denkt, wir haben soeben die Legitimation für ein Dasein als Couchpotato formuliert, der irrt gewaltig. Das Ziel der Effizienz ist in einer Zeit entstanden, in der ausreichend Bewegung überlebensnotwendig und der Energievorrat knapp war. In der Höhle stand nun einmal kein gut gefüllter Kühlschrank. Nahrung und Wasser mussten mühevoll beschafft werden und dann war da ja auch immer und immer wieder dieser Tiger.

Bei unserem heutigen Lebensstil hingegen wird deutlich mehr Energie aufgenommen, als verbraucht wird. Wir befinden uns in einem Dauerzustand von Kalorien- und Energieüberschuss, was zur Erhöhung der Energiespeicher führt. Diese Energiespeicher nennen wir Körperfett, das neben der Gewichtszunahme auch zur Verfettung verschiedenster Organe und Strukturen führt – und auch unsere Faszien können Schaden nehmen. Denn genauso wie die Muskulatur, leben Faszien von der Bewegung. Sie können sich bei Bewegungsmangel oder Fehlbelastung verdicken und ihre Gleitfähigkeit verlieren.

Faszien sind ein wichtiger Bestandteil unseres Bewegungsapparates, allerdings sind sie deutlich weniger aktiv an unseren Bewegungen beteiligt, als Sie vielleicht geglaubt hatten. Wichtig ist vor allem aber: Faszien dürfen entgegen dem aktuellen medialen Trend nicht isoliert betrachtet werden. Aufgrund ihrer engen anatomischen und funktionellen Verbindung zum Muskel-Skelett-System, reden wir bei der Therapie von Beschwerden im Bereich des Bewegungsapparates immer vom Muskel-Faszien-System, also dem Myofaszialsystem.

Ein Meisterwerk mit Schwachstellen

Wenn es zwickt und zwackt, haken wir dies häufig erst einmal als „normale" Lappalie ab, die schon wieder von alleine verschwinden wird. Und ehe wir uns versehen, wird der Schmerz nicht nur stärker, sondern ist plötzlich dauerhaft zu spüren. Und das, obwohl eigentlich gar nichts Besonderes vorgefallen ist. Genau hier liegt das Problem – unser Bewegungsalltag ist zu einseitig und damit absolut feindlich für unseren Bewegungsapparat.

Besonders unsere Körperhaltung spielt im Alltag eine zentrale Rolle, wenn wir über Schmerzen und Beschwerden im Bewegungsapparat sprechen. Stundenlanges Verharren am Schreibtisch oder vor dem Bildschirm führt zu muskulären Dysbalancen und einer ständigen Überlastung bestimmter Muskelgruppen. Hinzu kommt die Psyche: Stress und innere Anspannung erhöhen unbewusst den Muskeltonus und lassen den Körper nicht mehr zur Ruhe kommen. Selbst die Atmung beeinflusst die Spannung – flache, hektische Atemzüge fördern Verkrampfung, während tiefe Bauchatmung entspannend wirkt. Und auch Schlaf, Ernährung und Flüssigkeitshaushalt haben großen Anteil an der Funktionsfähigkeit der Muskulatur und damit auf unseren Bewegungsapparat. Zu wenig Erholung oder ein Mineralstoffmangel machen Muskeln anfälliger für Krämpfe und Schmerzen. Kälte, Zugluft oder schlechte Arbeitsplatzbedingungen verstärken die Beschwerden zusätzlich. Und schließlich wirken neurologische Schutzmechanismen und unbewusste Gewohnheiten wie ein Verstärker, der zum Beispiel Muskelverspannungen chronisch werden lässt. Die größte Schwachstelle unseres faszinierend komplexen Bewegungsapparates sind also wir selbst. Oder anders: Unser Lebensstil ist die größte „Gefahrenquelle" für Beschwerden.

Muskelspannung und Schmerz sind nämlich das Ergebnis eines komplexen Netzwerks aus Haltung, Psyche, Lebensstil und Gewohnheiten. Wer diese Faktoren kennt, kann beginnen gezielt gegenzusteuern.

DIE KÖRPERHALTUNG

Der menschliche Körper ist auf Bewegung in alle Richtungen angelegt – stehen, gehen, drehen, greifen, laufen. In der modernen Welt nutzen wir jedoch nur noch einen winzigen Ausschnitt dieses Potenzials: sitzen am Schreibtisch, sitzen im Auto oder sitzen auf dem Sofa. Diese einseitige Haltung führt zu einer Dominanz bestimmter Muskelketten, während andere dauerhaft verkürzen oder verspannen. Besonders betroffen sind die Hüftbeuger, die Brustmuskeln und der obere Trapezmuskel. Gleichzeitig verlieren ihre Gegenspieler, etwa die Gesäßmuskulatur, die Rhomboiden im oberen Rücken und die Rückenstrecker, an Kraft und Kontrolle. Die Folgen zeigen sich oft unbemerkt: ein Hohlkreuz durch verkürzte Hüftbeuger, ein Rundrücken durch verspannte Brustmuskeln oder chronische Nackenschmerzen durch hochgezogene Schultern. Auch Gelenke geraten aus ihrer optimalen Zentrierung, was zu einer ungleichmäßigen Belastung der Knorpel führt. Studien belegen, dass monotone Haltungen den Druck auf die Bandscheiben erhöhen und die Stoffwechselversorgung im Gewebe beeinträchtigen. Ein weiteres Problem sind wiederholte Bewegungsmuster, wie man sie im Beruf oder Sport findet: Fließbandarbeit, ständiges Tippen oder einseitiges Training, wie nur Joggen. Ohne Ausgleichsübungen entstehen Überlastungssyndrome, Sehnenreizungen oder schmerzhafte Verspannungen. Der Körper braucht Vielfalt, weil nur wechselnde Muskelaktivität die Durchblutung und den Stoffwechsel anregt. Ohne diese Abwechslung wird absolut jede Bewegung zum einseitigen Muster und damit zum Risiko für Schmerzen und Fehlhaltungen.

STRESS UND PSYCHE

Stress wirkt direkt auf die Muskulatur – oft unbemerkt, aber mit messbaren Folgen. Unter Belastung schüttet der Körper Adrenalin und Cortisol aus. Diese Hormone bereiten uns auf Kampf oder Flucht vor, indem sie Herzfrequenz, Blutdruck und Muskeltonus steigern. Kurzfristig ist das hilfreich, vor allem wenn man an den Säbelzahntiger denkt, vor dem unsere Vorfahren davonlaufen mussten. Nach dem Wettrennen mit dem Tiger passierte allerdings Folgendes: In der sicheren Höhle angelangt, konnte das Stresslevel abfallen. Die Gefahr war vorüber, muskuläre und mentale Entspannung setzte ein. Im Alltag der modernen Gesellschaften hingegen bleibt der Flucht-Kampf-Zustand oft über Stunden bestehen: Termindruck, Informationsflut, ständige Erreichbarkeit. Und damit bleibt auch die Muskulatur in ständiger Alarmbereitschaft. Am stärksten betroffen sind Nacken, Schultern und Kiefer. Viele Menschen merken gar nicht, wie sie beim Arbeiten die Schultern hochziehen oder nachts die Zähne aufeinanderpressen. Diese unbewusste Daueranspannung verändert sogar die Schmerzverarbeitung im Gehirn. Chronischer Stress reduziert die Aktivität der körpereigenen Schmerzhemmung im limbischen System und im Hirnstamm. Schmerzen werden dadurch intensiver empfunden, selbst wenn die strukturelle Ursache gering ist. Auch psychische Faktoren wie Angst, Ärger oder Trauer haben unmittelbare Effekte. Angst führt zu einer erhöhten Grundspannung im gesamten Körper, Ärger verstärkt die

Muskelaktivität im Kiefer und oberen Rücken. Trauer dagegen senkt die Körperspannung, lässt Schultern einsinken und führt zu Haltungseinbrüchen. Emotionen beeinflussen also Muskeltonus und Schmerzempfindung über das Nerven- und Hormonsystem. Und damit wird dauerhafter Stress zum Risikofaktor für chronische Verspannungen. Wer nicht lernt, Anspannung bewusst abzubauen, gerät in einen Kreislauf: Stress erhöht die Muskelspannung, die zu Schmerzen führt. Die Schmerzen steigern wiederum das Stresserleben. Entspannungstechniken, bewusste Pausen und körperliche Aktivität sind deshalb nicht „Wellness", sondern physiologische Notwendigkeit.

DIE ATMUNG

Unsere Atmung ist mehr als Sauerstoffaufnahme – sie ist eng mit der Regulation von Muskeltonus und Nervensystem verknüpft. Flache Brustatmung, wie sie im Sitzen oder bei Stress typisch ist, aktiviert den Sympathikus, der zum vegetativen Nervensystem gehört und in Stress- und Notfallsituationen für eine Leistungssteigerung sorgt, indem er die Herz- und Atemfrequenz sowie den Blutdruck steigen lässt. Dadurch wird die Skelettmuskulatur angespannt und gut durchblutet. Die Atemhilfsmuskeln im Nacken und oberen Brustkorb werden verstärkt genutzt, während das Zwerchfell kaum arbeitet. Dies führt zu dauerhafter Spannung in Hals- und Schultermuskulatur. Menschen mit chronischen Nackenproblemen zeigen oft eine deutlich eingeschränkte Bauchatmung. Tiefe Zwerchfellatmung hingegen stimuliert über den Nervus vagus den Parasympathikus, ebenfalls ein Nerv des vegetativen Nervensystems, der auch als „Ruhenerv" bezeichnet wird. Dadurch sinken Herzfrequenz, Blutdruck und Muskeltonus – der Körper gelangt in einen Entspannungszustand. Studien belegen, dass bewusstes Atemtraining die Schmerzwahrnehmung reduziert, indem es die Aktivität in Hirnarealen dämpft und den Schmerz mindert. Und auch die Mechanik der Atmung ist wichtig: Mit jeder tiefen Einatmung senkt sich das Zwerchfell, die Bauchorgane bewegen sich rhythmisch und die Lendenwirbelsäule erhält eine sanfte Mobilisation. Bei flacher Atmung fehlt dieser natürliche „Massageeffekt". Die Folge: verspannte Rückenmuskeln und eingeschränkte Beweglichkeit. Zudem werden Gewebe durch eine flache Atmung schlechter mit Sauerstoff versorgt, was Muskeln schneller ermüden und übersäuern lässt. Schon kleine Veränderungen im Atemmuster – bewusstes Ausatmen, tiefe Atemzüge in den Bauch – können spürbar die Muskelspannung senken.

SCHLAF UND REGENERATION

Schlaf ist die wichtigste Regenerationszeit für unsere Muskulatur und unser Nervensystem. Während der Tiefschlafphasen sinkt der Muskeltonus nahezu auf null. Dadurch können Muskelfasern entspannen, Stoffwechselprodukte abgebaut und kleine Mikroverletzungen repariert werden. Parallel dazu werden Wachstumshormone ausgeschüttet, die den Aufbau von Eiweißstrukturen fördern. Fehlt erholsamer Schlaf, steigt die muskuläre Ermüdung am Folgetag und die Schmerzempfindlichkeit nimmt zu. Die Forschung spricht hier von „zentraler Sensibilisierung". Das Gehirn reagiert übermäßig stark auf Schmerzreize, weil die Schmerzhemmung in den absteigenden Bahnen nicht mehr richtig funktioniert. Deshalb klagen Menschen mit chronischem Schlafmangel häufig über diffuse, nicht eindeutig zuzuordnende Muskelschmerzen. Auch die Schlafposition beeinflusst die Muskelspannung. Wer auf einer durchgelegenen Matratze schläft oder den Kopf in unnatürlichen Winkeln lagert, belastet Wirbelsäule und Muskulatur einseitig. Häufig berichten Betroffene über morgendliche Nackensteifigkeit oder Rückenschmerzen, die sich erst nach Bewegung bessern. Die Schlafqualität beeinflusst zudem die psychische Belastbarkeit. Schon wenige Nächte mit zu wenig Tiefschlaf erhöhen die Ausschüttung von Stresshormonen. Dadurch steigt wiederum die Muskelspannung – ein Teufelskreis aus Schlafmangel, Anspannung und Schmerz. Gute Schlafhygiene, feste Routinen und eine passende Schlafumgebung sind deshalb ein oft unterschätzter Faktor in der Schmerztherapie.

ERNÄHRUNG UND FLÜSSIGKEIT

Die Muskulatur ist ein hochsensibles Organ, das auf kleinste Veränderungen im Stoffwechsel reagiert. Elektrolyte wie Kalium, Natrium, Magnesium und Kalzium sind entscheidend für die Reizleitung. Ein Mangel – etwa durch unausgewogene Ernährung, Flüssigkeitsdefizit oder übermäßigen Alkoholkonsum – kann Muskelkrämpfe und eine erhöhte Grundspannung auslösen. Besonders Magnesium wirkt muskelentspannend, da es die Bindung von Kalzium an die Muskelproteine hemmt und so unkontrollierte Kontraktionen verhindert. Das ist einer der Gründe, warum Magnesium häufig als Nahrungsergänzungsmittel bei Muskelkrampfneigung empfohlen wird. Aber auch Flüssigkeit ist essenziell: Schon ein leichter Wasserverlust von zwei Prozent des Körpergewichts senkt die körperliche Leistungsfähigkeit und erhöht die Anfälligkeit für Muskelverletzungen. Dehydrierte Muskeln sind schlechter durchblutet, Stoffwechselendprodukte reichern sich an, was die Schmerzempfindlichkeit steigert. Darüber hinaus spielt Ernährung eine Rolle in der Entzündungsregulation. Eine Ernährung, die reich an Zucker, Transfetten und hochverarbeiteten Produkten ist, fördert stille Entzündungen, die das Schmerzempfinden verstärken können. Dagegen wirken Omega-3-Fettsäuren, Vitamine und sekundäre Pflanzenstoffe entzündungshemmend. Auch Vitamin D ist relevant: Ein Mangel kann nicht nur zu Muskelschwäche führen, sondern erhöht auch die Schmerzempfindlichkeit.

Also sollte man nie aus den Augen verlieren: Ernährung und Flüssigkeit sind keine nebensächlichen Aspekte, sondern direkt mit Muskeltonus und Schmerzempfindung verknüpft. Wer seinem Körper die richtigen „Baustoffe" liefert und ausreichend trinkt, sorgt dafür, dass Muskulatur und Nervensystem optimal arbeiten können.

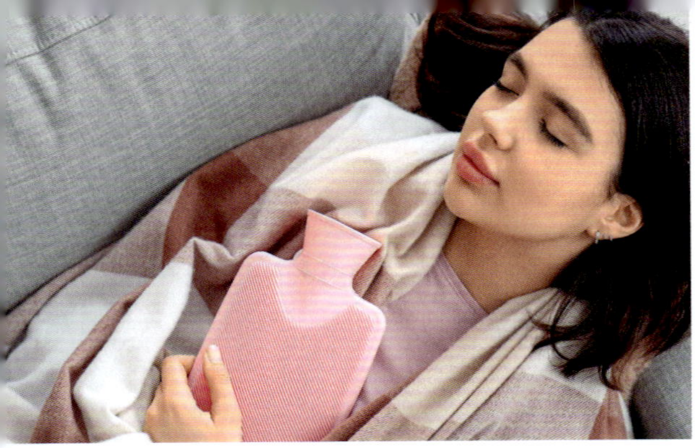

TEMPERATUR UND UMGEBUNG

Die Temperatur hat einen unmittelbaren Effekt auf die Muskulatur. Bei Kälte spannt sie sich reflektorisch an, um den Körper zu schützen und Wärme zu erzeugen. Schon leichte Zugluft am Arbeitsplatz kann daher genügen, um Nacken- oder Schultermuskeln dauerhaft anzuspannen. Chronische Kältereize führen zu einer erhöhten Grundspannung und begünstigen Myogelosen, das sind kleine, schmerzhafte Verhärtungen im Muskelgewebe (s. S. 119). Wärme wirkt dagegen entspannend. Sie steigert die Durchblutung, verbessert die Elastizität der Muskelfasern und erleichtert die Stoffwechselprozesse. Deshalb empfinden viele Patienten Wärmeanwendungen als schmerzlindernd. Auch auf nervaler Ebene wirkt Wärme regulierend, da sie über Thermorezeptoren hemmende Reize ins Rückenmark einspeist und Schmerzempfindungen dämpft.
Doch nicht nur die Temperatur, auch die gesamte Umgebung spielt eine Rolle. Ein schlecht eingestellter Arbeitsplatz mit falscher Sitzhöhe oder Monitorposition führt zu einseitiger Belastung. Lärm oder Dauerstress durch ein hektisches Umfeld aktivieren unbewusst den Sympathikus und steigern die Muskelspannung. Studien aus der Arbeitsmedizin zeigen, dass Faktoren wie Vibrationen, monotone Belastungen oder Lärmpegel signifikant mit muskulären Beschwerden korrelieren. Damit sollte die Botschaft klar sein: Nicht nur Training und Haltung, auch die äußeren Rahmenbedingungen bestimmen, ob Muskulatur entoder verspannt reagiert. Schon kleine Anpassungen – ein ergonomischer Arbeitsplatz, Vermeidung von Zugluft oder bewusste Pausen – können eine große Wirkung entfalten.

NEUROLOGISCHE UND SENSORISCHE FAKTOREN

Schmerzen und Muskelspannung sind über Reflexe eng miteinander verbunden. Wenn der Körper Schmerz registriert, aktiviert er automatisch eine Schutzspannung. Um das betroffene Gelenk oder Gewebe zu stabilisieren, spannen sich die Muskeln in der betroffenen Region an. Kurzfristig ist diese Reaktion unseres Körpers absolut sinnvoll, langfristig führt sie zu einer Überlastung, während gleichzeitig die Durchblutung sinkt, der Stoffwechsel sich verlangsamt und die Schmerzrezeptoren empfindlicher werden. Dieser Mechanismus erklärt, warum akute Schmerzen in chronische Beschwerden übergehen können: Der ursprüngliche Reiz klingt ab, die muskuläre Schutzspannung bleibt aber bestehen und erzeugt selbst neue Schmerzen. So entsteht der Teufelskreis aus Schmerz, Verspannung und noch mehr Schmerz. Auch Nervenreizungen, etwa durch Bandscheibenvorfälle, Engpässe oder entzündliche Prozesse, beeinflussen den Muskeltonus. Sie können zu Spastiken, Krämpfen oder umgekehrt zu

Schwäche führen. In der Neurologie spricht man von einer „neuromuskulären Dysbalance“. Zusätzlich spielen sensorische Faktoren wie zum Beispiel die Propriozeption (s. S. 15) eine Rolle. Wenn die Wahrnehmung des Körpers von Gelenkstellung und Muskelspannung gestört ist – etwa nach Verletzungen –, reagiert die Muskulatur oft mit übermäßiger Spannung, um Stabilität zu erzwingen. Daher ist in der Schmerztherapie nicht nur die Behandlung der Ursache entscheidend, sondern auch die Wiederherstellung einer normalen neuromuskulären Balance durch gezielte Übungen und Regulationstechniken.

BEWUSSTSEIN UND GEWOHNHEIT

Ein oft unterschätzter Faktor sind unsere unbewussten Gewohnheiten. Viele Menschen tragen eine chronische Grundspannung, ohne es zu merken. Typische Beispiele sind hochgezogene Schultern beim Arbeiten, ein verkrampftes Lenkradhalten beim Autofahren oder ständiges Zusammenpressen des Kiefers. Diese Muster sind erlernt und haben sich über Jahre ins motorische Programm des Gehirns eingeschrieben. Auf neurophysiologischer Ebene spricht man von einer „kortikalen Repräsentation“. Bewegungen und Haltungen, die häufig wiederholt werden, verankern sich in den neuronalen Netzwerken. Der Körper führt sie automatisch aus – auch dann, wenn sie ungesund sind. So entsteht ein chronischer Überspannungszustand, der den Muskeln keine echte Erholung mehr erlaubt. Hinzu kommt, dass diese Spannungsmuster oft durch äußere Faktoren verstärkt werden: Stress, schlechte Körperhaltung oder monotone Tätigkeiten. Über die Zeit normalisiert sich das Gehirn diesen Zustand – bis hin zur Wahrnehmung: Dann empfinden die Betroffenen diese Verspannung als „normal“. Der Weg hinaus aus diesem Teufelskreis führt über Bewusstheit. Erst wenn wir lernen, unsere Muster zu erkennen, können wir sie aktiv durchbrechen. Achtsamkeit, Bewegungspausen oder gezielte Entspannungsübungen wirken wie ein Reset für die Muskulatur. Damit Gewohnheiten nicht unbemerkt zum Schmerzfaktor werden, ist Aufmerksamkeit für den eigenen Körper unerlässlich. Denn am Ende zeigt sich, dass Muskelspannung und Schmerz in der Regel nicht durch ein einzelnes Problem entstehen, sondern durch ein Netzwerk von Faktoren, die sich gegenseitig verstärken.

ZUSAMMENHÄNGE VERSTEHEN UND HANDELN

Haltung, Psyche, Atmung, Schlaf, Ernährung, Temperatur, Umgebung, neurologische Prozesse und Gewohnheiten wirken also immer miteinander und beeinflussen sich auch gegenseitig.
Die gute Nachricht ist: Wer dieses Zusammenspiel versteht, kann an vielen kleinen Stellschrauben drehen. Denn schon bewusste Bewegungspausen, achtsames Atmen, erholsamer Schlaf oder ein besseres Körperbewusstsein reichen oft aus, um den Kreislauf aus Verspannung und Schmerz zu unterbrechen. Übungen für Ihre Bewegungspausen im Alltag finden Sie übrigens ab Seite 142.

KAPITEL

2

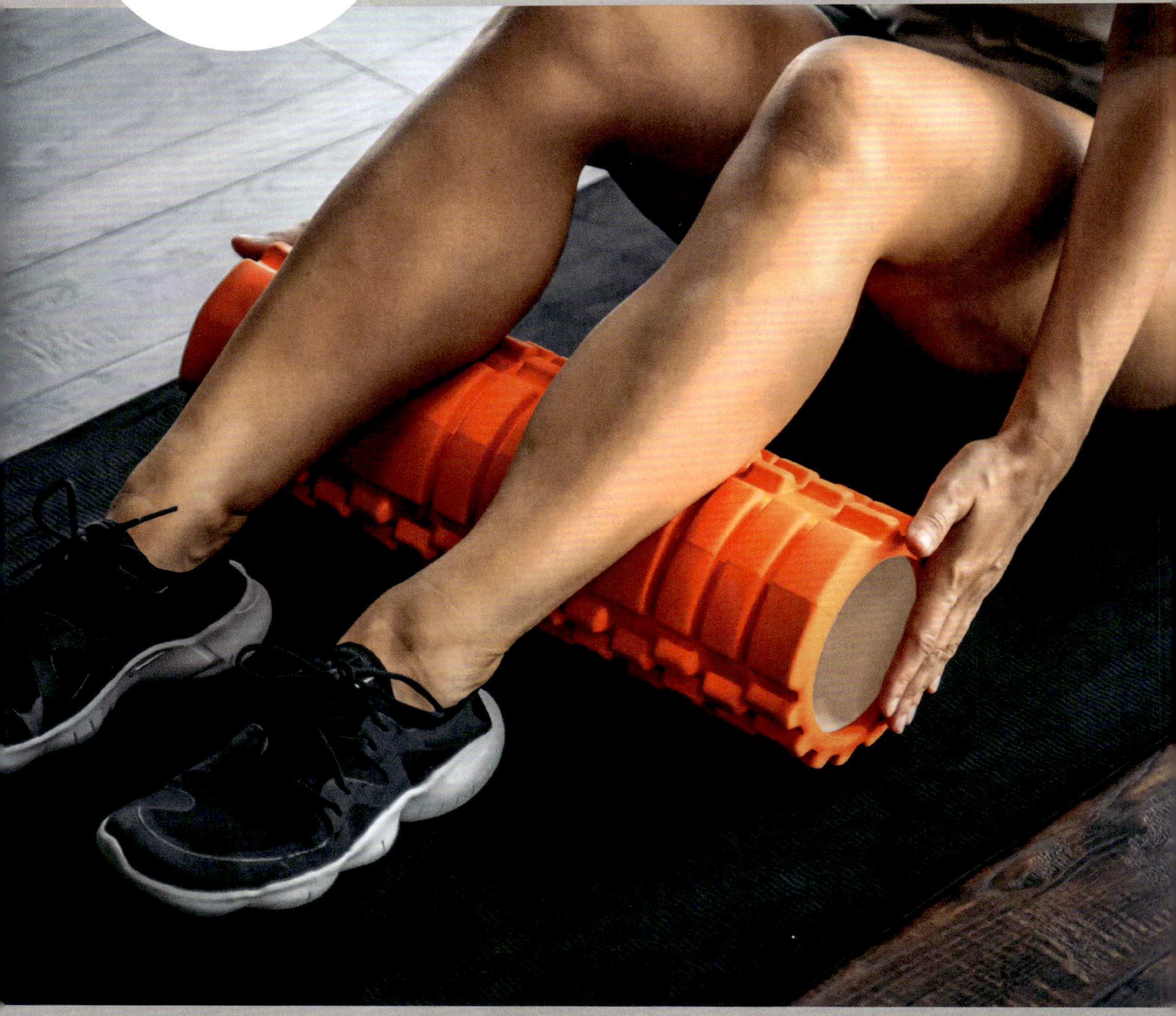

FASZINATION FASZIEN

Kaum ein Begriff hat in den letzten Jahren in Fitness-studios, Ratgeberliteratur und auf Social Media eine so rasante Karriere gemacht wie die „Faszie“. Was also hat es eigentlich mit den berühmten Fasern auf sich, die Teil unseres Bewegungsapparates sind, und warum sind sie in den letzten Jahren so ins Rampenlicht gerückt? Diesen Fragen gehen wir auf den Grund, beleuchten Hintergründe, entlarven Mythen und zeigen, wie man sich durch Wissen bei Schmerzen am Bewegungsapparat selbst helfen und prophylaktisch vorsorgen kann.

Aufbau, Struktur und Funktion der Faszien

Nachdem wir uns im ersten Kapitel eingehend mit dem Bewegungsapparat beschäftigt haben, wird es höchste Zeit, sich nun die Faszien und den um sie herum entstandenen Hype einmal genauer anzusehen und zu überprüfen, was an all den Behauptungen dazu wirklich dran ist. Werfen wir dazu nun einmal einen näheren Blick auf den Aufbau, die Anatomie und Struktur dieses neuerdings sehr populären Gewebes.

Wie wir im vorangegangenen Kapitel bereits festgestellt haben, sind Faszien Bindegewebsstrukturen, die Organe, Muskeln und andere Gewebe umhüllen. Sie sind formgebend, unterstützen die Stabilität des Körpers und ermöglichen Gleitbewegungen zwischen verschiedenen Gewebeschichten.
Der erste Fehler, den wir im Kopf haben, wenn wir uns in die Bubble der Faszienindustrie begeben, ist, dass man glauben könnte, jede Faszie ist aufgebaut wie die andere. Und genau hier ist die erste Wissenslücke – denn DIE Faszie gibt es nicht. Dafür existieren aber sehr viele verschiedene Faszien mit den unterschiedlichsten Aufgaben. DIE Faszie kann also schon einmal gar nicht der Übeltäter sein.
Der Körper des Menschen besteht zu über 60 Prozent aus Wasser und darüber hinaus aus vielen verschiedenen Zellen. Das Wasser gibt den Zellen und dem Körper sein Volumen und befindet sich sowohl in den Zellen und um die Zellen herum. Das gilt für die fest verorteten Zellen, wie zum Beispiel Muskel- und Knochenzellen, aber auch für die sich bewegenden Zellen, wie die Erythrozyten, die roten Blutkörperchen, im Blut. Unser Blut besteht somit ebenfalls zu etwa 60 Prozent aus Wasser und zu 40 Prozent aus festen, sogenannten korpuskulären, Bestandteilen, wie zum Beispiel den bereits erwähnten roten oder weißen Blutkörperchen und den Immunzellen.
An fast allen festen Zellen des Körpers ist in irgendeiner Form der „Baustoff" Kollagen beteiligt. Kollagen ist ein Strukturprotein und bildet das Grundgerüst unseres Knochengewebes, befindet sich in der Muskulatur und gibt auch vielen anderen Zellen ihre Struktur und Form. Während Knochen, Muskeln und Organe hierbei ihre definierte Form haben, wird der Körper außerdem durch Unmengen verschiedener anderer Zellen in Form

gehalten, ausstaffiert und umhüllt. Diese formgebenden und verbindenden Zellen nennt man allgemein Bindegewebe. Dieses kollagene Bindegewebe führt dazu, dass der Körper als Einheit funktionieren kann, kompakt ist und keine Struktur oder kein Organ durch zu viel Beweglichkeit „herumbaumelt" und zu Beschwerden führt. Ein besonders spezialisiertes Bindegewebe eben für diesen Zweck sind unsere Faszien.

Der Begriff Faszie kommt vom lateinischen Wort „fascia, -ae" und bedeutet „die Binde, der Verband, die Umhüllung" und beschreibt damit schon, welche Aufgabe den Faszien zukommt: Sie bestehen je nach Funktion unterschiedlich stark ausgeprägt aus straffem kollagenem Bindegewebe, welches das zu umgebende Gewebe in Form hält, stabilisiert, schützt und mit den benachbarten Zellen und Organen verbindet. Ohne diese stabilisierenden Verbindungen würden zum Beispiel die inneren Organe im Brust- und Bauchraum frei umherschwingen, was bei Bewegungen zu deren Schädigung führen würde. Neben diesen formstabilisierenden Funktionen umhüllen feste Faszien als eine Art Mantel die verschiedenen Muskeln auf dem sogenannten Epimysium, der äußeren Bindegewebsschicht, die einen Skelettmuskel umgibt. Sie verbinden also Muskeln miteinander und geben den einzelnen Muskeln ebenfalls Form und Stabilität. Durch ebendiese verbindende Funktion von Muskel zu Muskel übertragen unsere Faszien Kräfte von einem Körperbereich zum anderen und tragen so zu einer effizienten Bewegung bei. Als äußere Ummantelung von Muskeln bilden die Muskelfaszien somit die äußere Begrenzung der Muskelgruppen und stehen in direktem Kontakt zu benachbarten Geweben und Strukturen. Um hier im wahrsten Sinne des Wortes einen reibungslosen Verlauf garantieren zu können, haben die Faszien sowohl auf ihrer zum Muskel hin- als auch auf der zum Nachbargewebe weisenden Seite eine wichtige Funktion als Gleitschicht.
Da Faszien nie alleine existieren, sondern im wahrsten Sinne des Wortes als BINDE-Gewebe immer verschiedene Gewebearten miteinander verknüpfen, sollten die Faszien auch immer zusammen mit den ihnen anliegenden Gewebearten, ihrem Ort und ihrer Funktion genannt werden. Wenn man also über Muskelverletzungen oder -erkrankungen redet, beinhaltet das immer eine Miterkrankung oder -verletzung der umgebenden Faszien. Hierbei kann es sich um eine direkte Schädigung des Muskel-Faszien-Systems handeln, wie zum Beispiel bei einer Prellung oder einem Muskel-Faszien-Riss, oder um eine indirekte Schädigung der Faszien durch eine primäre Verletzung der Muskulatur und einer nachfolgenden Druckerhöhung auf die Faszie, zum Beispiel bei einer akuten oder chronischen Überlastung, wie bei einem Muskelfaserriss.

ARTEN VON FASZIEN

Anhand ihrer Lage im Körper lassen sich Faszien in die oberflächlichen Faszien, in die tiefen Faszien und in die viszeralen Faszien unterteilen.

Die **oberflächlichen Faszien**, die auch als kutane und subkutane Faszien bezeichnet werden, liegen im Unterhautgewebe und stabilisieren die Haut, geben Spannung und Form. Sie sitzen in und direkt unter der Haut und führen so zu einer engen Verspannung der Haut und dem darunterliegenden Gewebe, dem sogenannten subkutanen Fettgewebe. Hier befinden sich viele Rezeptoren und Nervenendigungen, die dem Körper wichtige Informationen über Druck, Temperatur, Lage im Raum und Schmerzen geben.
Die **tiefen Faszien** hingegen heißen auch Muskel- beziehungsweise Sehnenfaszien und umhüllen die Muskeln sowie Muskelgruppen, Sehnen und Gelenke. Sie stabilisieren und sorgen für effektive Kraftübertragung. Jeder, der schon einmal Fleisch zubereitet hat, kennt diese dünnen, weißlichen Fasern, die sich wie ein enger Seidenstrumpf um das Fleisch legen. Sie halten das Muskelgewebe zusammen, was man merkt, wenn man sie vor dem Kochen entfernt.
Die **Organfaszien**, also die viszeralen Faszien, umgeben Organe und Gefäße, fixieren diese im Körper und sorgen für Stabilität. Die großen Bauch- und Brustorgane, wie Leber, Lunge und Herz, sind unter anderem durch genau diese Faszien im Bauch- und Brustraum fixiert, sodass sie in allen Körperpositionen und unter besonderen Belastungen, wie zum Beispiel bei einem Sturz, nicht allzu sehr verschoben werden und jederzeit ihren Aufgaben nachkommen können. Erst bei so hohen physischen Belastungen wie zum Beispiel dem abrupten Bremsen aus hoher Geschwindigkeit bei einem Autounfall oder bei einem Sturz aus größerer Höhe kann diese Stabilität und feste Position nicht mehr gehalten werden und es kann zu Organschädigungen und Abrissen kommen.

Zu den drei Hauptgruppen kommen noch einige spezialisiertere Faszientypen hinzu, die wir nun vorstellen.
Die **intermuskulären Faszien** zum Beispiel trennen und verbinden verschiedene Muskelgruppen.
Des Weiteren gibt es auch **flächige Faszien**. Die Fascia lata beispielsweise stellt eine derbe Bindegewebshülle des Oberschenkels dar, die seitlich vom Tracus ilitibialis, einem starken Sehnenfaserstrang an der Außenseite des Oberschenkels, verstärkt wird. Diese Kombination wirkt wie eine Art Zuggurt, der die Biegung des Oberschenkelknochens reduziert und das Knie stabilisiert. Diese Faszie entspringt einem Muskel, der durch aktives Anspannen die Spannung der Faszie bewusst erhöhen kann. Hierdurch wird die Außenseite des Oberschenkels besonders fest und schützt die darunterliegende Muskulatur, die Nerven und Gefäße vor äußerer Gewalteinwirkung. Jeder, der mal einen Bodycheck beim Fußball, im Münsterland gerne „Pferdekuss" genannt, erlebt hat, weiß jetzt genau, welche Struktur hier gemeint ist. Und genau dafür sind die flächigen Faszien da: Sie sind fest und stark und dienen vor allem dem physischen Schutz. Aufgrund ihrer Nähe zum Ursprung der Hüftbeuger und -spreizer und den großen Schleimbeu-

teln ist die Fascia lata häufig im Rahmen einer Trochanter-Tendinitis, einer schmerzhaften Erkrankung der Sehnenansätze der Hüftmuskulatur, entzündet. Eine ähnlich große Aufmerksamkeit erfährt die Plantarfaszie der Fußsohle. Sie stabilisiert das Fußgewölbe vom Fersenbein bis zu den Zehen und dient außerdem als Stoßdämpfer. Als Folge von Fehlstatik, Fehlbelastung und Überlastung tritt sie häufig in Verbindung mit dem Krankheitsbild der Plantarfasziitis und der Fersenspornerkrankung in Erscheinung.
Eine weitere spannende Konstruktion einer flächigen Faszie befindet sich in unserem Rücken: Die Fascia thoracolumbalis, die sich rechts und links der Dornfortsätze im Bereich der unteren Brustwirbelsäule und der Lendenwirbelsäule aufspannt. Sie hat eine herausragende Bedeutung für die Rumpfstabilität und ist bei chronischen Rückenschmerzen zusammen mit der von ihr umgebenden Muskulatur immer mitbetroffen, denn sie bedeckt die aufliegende Rückenmuskulatur und dient als Ursprung für mehrere Muskeln.
Die **Nervenfaszien** umgeben das Gehirn samt Rückenmark sowie andere Nerven und sorgen hier für Halt, Struktur und Stabilität. Ähnlich wie unsere Organe brauchen auch die Nerven eine besondere Festigkeit, die sie Zug-, Scher- und Dehnungskräfte unbeschadet ertragen lässt. Erst bei größeren Druck- oder Zugkräften, die auf einen Nerv einwirken, können die Faszienstrukturen geschädigt werden und somit das Nervengewebe nicht mehr schützen.

MIKRO- UND MAKROSKOPISCHE FASZIENSTRUKTUR

Könnten wir mit bloßem Auge einen Blick unter unsere Haut werfen, würden wir Folgendes sehen: Während der muskuläre Anteil eines Muskels mit seinen Muskelfasern und Muskelfibrillen zum größten Teil aus Proteinen besteht, verändern sich die Zellen in Richtung Muskel-Sehnen-Übergang mehr und mehr zu faserartigen Zellen, die dann die Sehne des Muskels bilden. Die Muskelfaszie auf der Außenseite des Muskels folgt dieser Sehne und geht im Weiteren auf den nachfolgenden Sehnen-Muskel-Sehnen-Komplex über. Somit verbindet die Faszie die verschiedenen Muskeln, Gelenke und dadurch auch Körperteile miteinander, was bei koordinierten und gerichteten Bewegungen wichtig ist. Durch diese Verbindung, die anatomisch von der Kopfschwarte bis zur Fußsohle in einem ununterbrochenen Strang nachzuweisen ist, entsteht eine alle Körperregionen überschreitende Verbindung, die den Körper als Einheit agieren lässt. Somit ist es nicht verwunderlich, wenn zum Beispiel das Tragen von Fußeinlagen einen positiven Einfluss auf Verspannungen im Nacken oder auf Kopfschmerzen haben kann.
Wenn wir Faszien unter dem Mikroskop betrachten, bestehen sie zu einem großen Anteil aus dem eiweißhaltigen **Kollagen Typ I,** dem Protein **Elastin** und den sogenannten **Fibrozyten**, also Zellen, die an der Produktion von weiteren kollagenen Fasern beteiligt sind. Zwischen den Zellen liegt die sogenannte Grundsubstanz, die ebenfalls von Fibrozyten

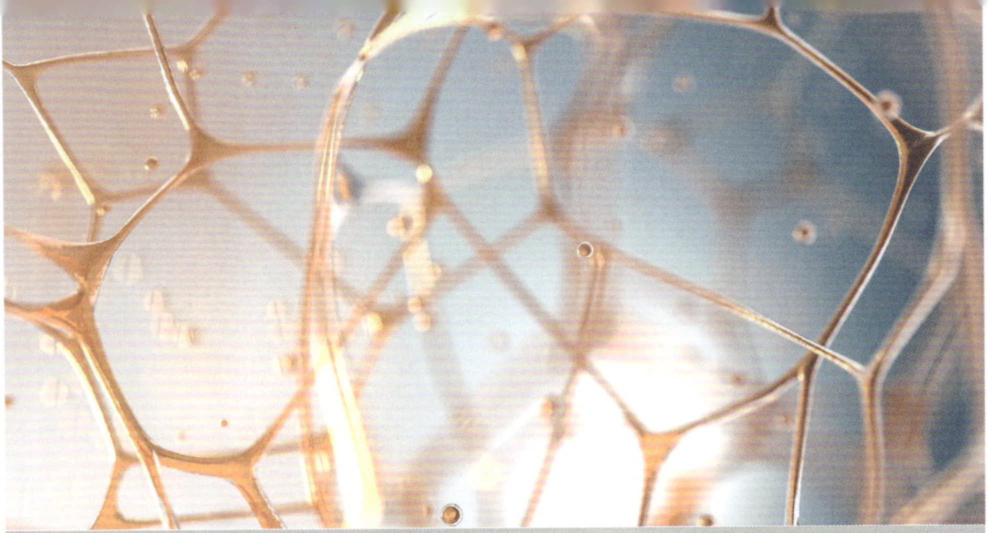

Organische Netzstruktur der Faszien

produziert wird. Des Weiteren finden sich auch vereinzelt Myofibroblasten in den Faszien. Dabei handelt es sich um Zellen, die die Eigenschaften von Fibroblasten und glatten Muskelzellen in sich vereinen: Das heißt, sie können Kollagen herstellen und sich zusammenziehen.
Das Typ-I-Kollagen ist sehr zugfest und in besonders hoher Konzentration in paralleler Faserausrichtung in den Sehnen des Körpers anzutreffen. Als Beispiel sei hier die stärkste Sehne des Körpers genannt: die Achillessehne mit mehr als einer Tonne Zugkraft.
Durch die Zusammensetzung der Muskelfaszien entsteht ein sehr festes Netz von Bindegewebe, das gleichzeitig elastische Momente beinhaltet. Während die Fasern von Sehnen, wie bereits beschrieben, eher parallel verlaufen, bilden die Muskelfaszien ein mehrschichtiges Netz mit auch quer zur Muskelzugrichtung angelegten Fasern. Durch die netzförmige Anordnung des Geflechtes entsteht eine gewisse, für die Funktion des Muskels wichtige Elastizität, ohne dabei jedoch zu dehnbar zu sein. So bietet die Muskelhülle genügend Beweglichkeit, schränkt die formgebende Stabilität aber nicht ein. Darüber hinaus schützt die stabile Faszie den Muskel auch vor äußeren Druckbelastungen, da die zugstabilen Fasern einen großen Teil der Druckenergie aufnehmen. Die Gefäßversorgung der Faszien erfolgt über das den Muskel umgebende (subkutane) Bindegewebe. Von der Muskelseite her wird nur ein geringer Anteil des Fasziengewebes versorgt.

Die **Grundsubstanz**, wegen ihrer Lokalisation zwischen den Zellen auch Interzellularsubstanz genannt, fungiert durch ihren Reichtum an dem Glycosaminglycan Hyaluronsäure unter anderem als Wasserspeicher. Diese Flüssigkeit in den verschiedenen Faszienschichten führt zu einem leichteren Gleiten der Faszienschichten gegeneinander und somit zu einer besseren Beweglichkeit des Muskels im Verhältnis zu seinem Nachbargewebe. Nimmt der Hyaluronsäuregehalt in der Interzellularsubstanz ab, rücken die Kollagenfasern näher aneinander und bilden Verbindungen zwischen den einzelnen Gewebeschichten. Das führt zu einer „Versteifung“ und damit Minderung der Gleitfähigkeit. Und genau hier sind wir wieder an einem entscheidenden Punkt angekommen: Ebendieser Zustand der Versteifung wird populärwissenschaftlich gerne als sogenanntes Verkleben der Faszien bezeichnet und damit zur Schmerzursache gemacht. Und wer jetzt denkt, dass es im Rahmen dieses Buches nur um Begrifflichkeiten ginge, irrt. Für die Annahme, dass diese „Versteifungen“ Schmerzursache sein können, gibt es keine wissenschaftlichen Belege! Was wir hingegen beweisen können, ist, dass es durch muskuläre Inaktivität entzündliche Reaktionen und auch durch Verletzungen zu lokalen Gewebsveränderungen im Bereich der Faszien kommen kann. In Kombination mit der begleitenden muskulären Schädigung und Schwäche kann es dann zu Beschwerden und Schmerzen kommen. Hier liegt die Therapie in der Wiederaufnahme von Bewegung und Belastung, um eine physiologische Aktivität der Muskulatur und ihrer begleitenden Gewebe wiederherzustellen. Dies ist unter anderem auch ein Grund dafür, weshalb die Phasen der Immobilität bei Verletzungen des Bewegungsapparats heutzutage im Vergleich zu vor 25 Jahren deutlich reduziert sind und Sportler nach Muskelverletzungen schon recht früh dosiertes Training wieder aufnehmen dürfen.

Neben der rein stabilisierenden Funktion der Faszien besitzen unsere Faszien durch ihren Baubestandteil Elastin ebenfalls elastische, dynamische Eigenschaften. Wer schon einmal einen Taucheranzug angehabt hat, weiß, wie gut es sich anfühlt, eine schützende zweite Haut um sich herum zu haben. Doch macht der Anzug erst richtig Sinn, wenn man sich auch in ihm bewegen kann. Diese Bewegungsfähigkeit des Stoffes entsteht durch die elastischen Elemente des Materials. Die elastischen Zellen der Faszien geben ihnen somit die Fähigkeit, sich nach Dehnungsbelastungen wieder automatisch in ihre ursprüngliche Form zurückzuziehen. In einigen Organen sind die Faszien sogar ganz besonders dehnbar, wie zum Beispiel die Faszien der Harnblase. Diese Organe werden regelmäßig stark ausgedehnt und müssen danach schnell wieder in ihre Ausgangsform zurückfinden.

Entsprechend ihrer Funktion und Aufgabe unterscheidet sich zudem die Zusammensetzung der jeweiligen Faszien. Ähnlich wie beim Taucheranzug ist es natürlich wichtig, dass die oberflächlichen Faszien der Haut vermehrt elastische Zellen enthalten, um somit dehnbarer und flexibler zu sein. Die tiefen Faszien, wie zum Beispiel die Organfaszien, haben mehr stabilisierende und schützende Funktionen, weshalb hier der Kollagenanteil deutlich höher ist und die Faszien weniger dehnbar sind.

Neben diesen passiven und elastischen Strukturen besitzen Faszien ebenfalls aktiv kontraktile Elemente. Mikroskopisch konnten in einigen Faszientypen sogenannte Myofibroblasten nachgewiesen werden. Sie können sich, ähnlich einer Muskelzelle, zu einem gewissen Grad zusammenziehen. Psychische Faktoren, wie zum Beispiel Angst, Stress, Anspannung oder auch Freude können diese Myofibroblasten aktivieren und somit den Tonus des myofaszialen Systems anpassen. In Stresssituationen führt dies unbewusst zu einer Tonuserhöhung der Faszien, was ebenfalls Einfluss auf den Muskeltonus hat. Es entwickelt sich eine gewisse Vorspannung des Muskel-Faszien-Systems, die bei anschließender Aktivierung des Muskels zu einer besseren Kraftentwicklung und Effizienz führt. Gut verständlich ist dieses Szenario wieder einmal bei dem Gedanken an unseren Urmenschen, der vor einem wilden Tier flüchten musste. Durch die Angst wurde Adrenalin ausgeschüttet, das neben Atmung und Herzfunktion unter anderem auch den Muskel-Faszien-Tonus erhöhte. Die daraus resultierende Vorspannung der Muskulatur ließ den Urmenschen schneller zu seiner sicheren Höhle laufen als bei jedem Urmenschen-Wettrennen ohne Angst und Stress. Derselbe Mechanismus funktioniert auch in unserem modernen Leben noch.

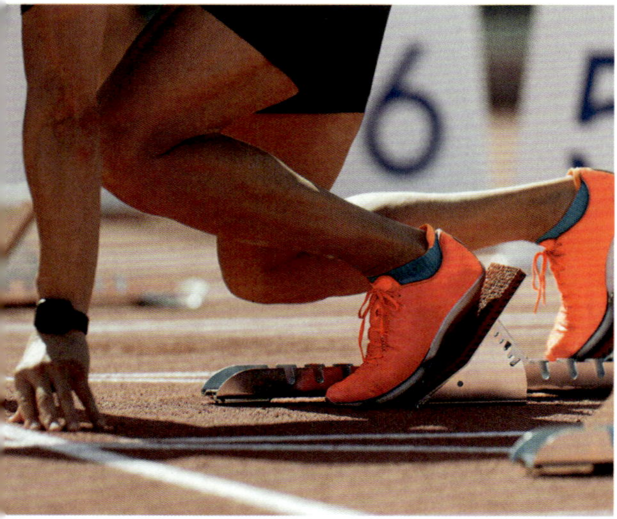

Die Faszien reagieren darüber hinaus auch noch auf viele andere körperliche Reize. Das macht sie zu einem sehr sensiblen und hilfreichen Gewebe, wenn es um die Kraftverteilung, die Bewegungskoordination und Stabilität des Körpers geht. In der Muskulatur haben Muskelfaszien neben ihrem rein mechanischen, stabilisierenden Effekt vor allem durch ihre **kontraktilen Elemente** auch eine wichtige Aufgabe in Bezug auf die genaue Dosierung der Muskelanspannung. Um eine Einordnung zu haben, wie groß die Fähigkeit von Faszien, sich zusammenzuziehen, wirklich ist, ist es hilfreich, sie im Vergleich zu anderen kontraktierbaren Zellen zu sehen. Die Skelettmuskulatur, auch quergestreifte Muskulatur genannt, enthält entsprechend ihrer Funktion über 80 Prozent kontraktile Elemente. Vergleichbar hoch ist der Anteil bei der Herzmuskulatur, die wegen ihres pausenlosen Einsatzes einen Sonderstatus der Muskulatur darstellt. Außerdem gibt es die glatte Muskulatur, die sich in arteriellen Blutgefäßen und in der Darmmuskulatur befindet. Sie hat einen Anteil an kontraktilen Elementen von 30 bis 50 Prozent am Gesamtgewebe, der damit geringer ist als der der quergestreiften Muskulatur. In Sehnen und Bändern hingegen gibt es nur knapp fünf Prozent kontraktile Elemente, weshalb diese

Strukturen kein relevantes Zusammenziehen ausführen können. Ähnlich unterrepräsentiert ist die Dichte kontraktiler Elemente in den Faszien. Mit zwei Prozent ist die Kontraktilität im Vergleich zur quergestreiften Muskulatur kaum relevant.

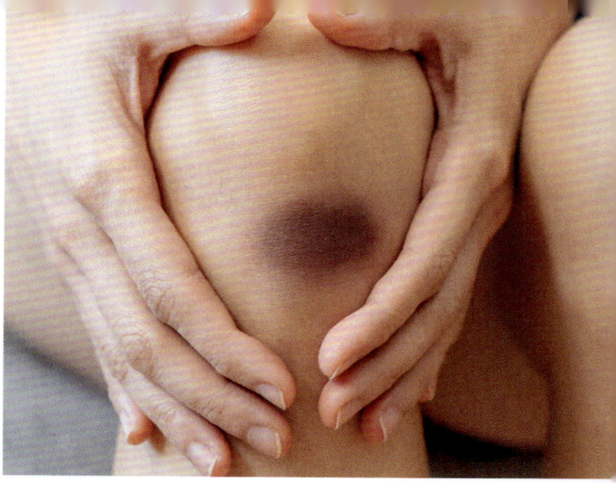

Womit Faszien allerdings punkten können, ist die Dichte ihrer **Rezeptoren**. Einigen Literaturquellen zufolge sollen Faszien sogar bis zu sechsmal mehr Rezeptoren enthalten als die Muskulatur selbst. Diese Rezeptordichte ist wahrscheinlich etwas hochgegriffen, zeigt aber, dass die Faszien ein höchst sensibles Gewebe sind. Die Vielzahl an Rezeptoren umfasst zum Beispiel Druckrezeptoren, die Veränderungen des physischen Druckes, der auf das Muskel-Faszien-System einwirkt, registrieren können. Dies betrifft auch den erhöhten Druck durch Hämatome oder Ödeme, also lokale Wasseransammlungen als Folge von Verletzungen. Diese sogenannten Mechanorezeptoren nehmen neben Druck auch Zugkräfte, Spannungen und Schwingungsreize wahr.
Was wir ebenfalls wissen, ist, dass freie Nervenendigungen in den Faszien Schmerzreize anzeigen. Obendrein können Chemorezeptoren Veränderungen des chemischen Milieus feststellen, wie sie bei Entzündungen auftreten. Insbesondere in Gelenknähe besteht eine erhöhte Dichte dieser sensorischen Nervenendigungen. Verschiedene Wassertemperaturen werden zum Beispiel so wahrgenommen. Wird diese neuronale Impulsweiterleitung gestört, leidet darunter auch die Selbstwahrnehmung des Körpers (Propriozeption, s. S. 15).

Daher gilt es neben der Muskulatur auch diese sensiblen „Antennen" zu trainieren. Im Vergleich zu den umgebenden Gewebearten kann man die Rezeptor- und Schmerzfaserdichte der Faszien irgendwo zwischen denen der Haut und der der Muskulatur einordnen. Ihrer Funktion als Schutzhülle entsprechend sind in der Haut die Nozizeptoren in sehr hoher Dichte und mit einem sehr niedrigen Schwellenwert vorhanden. Nozizeptoren sind die sensorischen Nervenendigungen, die elektrische Signale erzeugen, wenn das Gewebe zum Beispiel durch Hitze oder Druck geschädigt wird – sie sind also sehr schmerzsensibel. Im Bereich der Muskulatur sind diese freien Nervenendigungen zur Schmerzwahrnehmung recht wenig repräsentiert. Muskelschmerz wird also vor allem durch die den Muskel umgebenden Hüllen inklusive der Faszien festgestellt. Die Sehnen, in die die Muskeln münden, haben eher im Ansatzbereich Nozizeptoren, was bei Entzündungen in diesen Abschnitten zu Schmerzen führt.
Das myofasziale System ist somit nicht nur ein mechanisch ausführendes Organ, sondern auch ein differenziertes Zellsystem

mit Wahrnehmungseigenschaften. Da sich die Faszienkontraktionen in Stärke und Dauer deutlich von denen der kontrahierbaren Muskulatur unterscheiden, ist sich die Wissenschaft noch nicht ganz über die genaue Funktion und Aufgabe dieser Zellen im Klaren. Insbesondere die Verbindungen mit myofaszialen Beschwerden ist noch nicht abschließend geklärt. Zu diesem Thema haben wir ab Seite 44 noch einen spannenden Gastbeitrag von Chefarzt Prof. Dr. med. Tobias Schulte von der Orthopädischen Universitätsklinik der Ruhruniversität Bochum für Sie, der sich zu diesem Thema noch einmal aus Sicht eines orthopädischen Chirurgen äußert.

FASZIENVERKLEBUNGEN – GIBT ES SIE WIRKLICH?

Auch wenn wir bereits dargelegt haben, dass Faszien zwar verhärten, aber nicht verkleben, möchten wir zu dieser Frage noch einmal zurück und weiter in die Tiefe gehen und ein kleines Gedankenspiel mit Ihnen spielen: Nehmen wir mal an, der Begriff der „verklebten Faszie" wäre histopathologisch bewiesen. Wäre es dann möglich, diese „Verklebung" zu ertasten? Um diese Frage zu beantworten, müssen wir drei Aspekte beachten:

1. die Anatomie der Faszie
2. die taktile Auflösung unseres menschlichen Tastsinns
3. die praktische Relevanz in der manuellen Diagnostik

Die Anatomie der Faszien haben wir bereits ausgiebig besprochen. Die oberflächlichen Faszienschichten haben eine Dicke von einem bis drei Millimetern, teilweise auch weniger. Sie sind eingebettet zwischen Haut, Subkutangewebe und den tiefer liegenden Muskeln. Ihre histologische Struktur besteht aus Kollagenfasern, Elastin und Grundsubstanz. Diese geringe Dicke macht deutlich: Bereits ein dünnes, subkutanes Fettpolster überdeckt die Faszie vollständig. Selbst bei sehr schlanken Menschen ist die Faszie durch Haut und Fett nicht isoliert tastbar. Und das, obwohl die Sensibilität der menschlichen Hand erstaunlich hoch ist. Studien zur Zwei-Punkt-Diskrimination zeigen: An den Fingerkuppen können wir zwei Reize unterscheiden, wenn sie ein bis zwei Millimeter voneinander entfernt sind. An der Handinnenfläche liegt die Schwelle hingegen bei etwa acht bis zwölf Millimeter und am Rücken sogar bei 30 bis 40 Millimeter.

Diese Werte beziehen sich allerdings auf punktuelle Reize auf der Haut, nicht auf die Fähigkeit, durch Gewebe hindurch strukturelle Unterschiede zu ertasten. Für die taktile Erkennung von Texturen und Schichtdicken gilt: Geübte Untersucher, wie zum Beispiel Physiotherapeuten oder Orthopäden, können Unterschiede in der Härte oder Spannung oft wahrnehmen – allerdings nicht im Bereich weniger Millimeter Schichtdicke, sondern erst dann, wenn größere funktionelle Veränderungen auftreten, wie ein veränderter Muskeltonus, Verspannungen oder Flüssigkeitsverschiebungen. Eine Faszie mit einer Dicke von weniger als drei Millimetern, die zudem unter Haut und Fettgewebe liegt, kann mit den Händen nicht ertastet werden. Selbst wenn es also so etwas wie eine Verklebung gäbe, wäre sie als eigenständige

Struktur nicht isoliert ertastbar. Was kann der geübte Untersucher bei der manuellen Untersuchung also tatsächlich ertasten?

- Spannungszustände der Muskulatur, wie zum Beispiel Tonuserhöhung, Triggerpunkte und Myogelosen (s. S. 118 ff.).
- Unterschiede im Gewebewiderstand (weich versus hart, ödematös versus straff)
- Verschieblichkeit von Haut und Unterhaut gegenüber tieferen Schichten.

Wenn Therapeuten also behaupten, eine „verklebte Faszie" ertastet zu haben, beschreiben sie in Wahrheit veränderte Muskelspannung, verminderte Gleitfähigkeit der Haut gegenüber tieferen Strukturen oder lokale Verhärtungen im Muskelgewebe. Die taktil wahrnehmbaren Unterschiede liegen in tiefer liegenden funktionellen Veränderungen, nicht in einer „Verklebung" der Faszie selbst.

ZWEI BLICKWINKEL AUF DIE FASZIE

Die Diskussion um die Bedeutung der Faszie im menschlichen Bewegungsapparat zeigt sehr deutlich, wie unterschiedlich wissenschaftliche Disziplinen ein und dasselbe Gewebe betrachten können.
Während die **Sportwissenschaft** der Faszie eine zentrale Rolle zuschreibt, bleibt die medizinische Forschung insgesamt deutlich zurückhaltender. Diese Differenz in der Wahrnehmung erklärt, warum die öffentliche Debatte um die Faszie häufig so widersprüchlich wirkt. In der Sportwissenschaft hat die Faszie in den letzten zwei Jahrzehnten einen regelrechten Aufschwung erfahren. Studien aus diesem Bereich betonen immer wieder, dass Faszien ein aktives und dynamisches Gewebe seien, das maßgeblich an Beweglichkeit, Kraftübertragung und sogar an der Koordination beteiligt sei. Besonders hervorgehoben wird die Vorstellung, dass Muskeln nicht isoliert arbeiten, sondern über fasziale „Ketten" miteinander verbunden sind. So wird beispielsweise argumentiert, dass eine Einschränkung der faszialen Elastizität im Oberschenkel zu veränderten Bewegungsmustern bis hinauf in den Rücken oder Kopf führen könne. Sportwissenschaftliche Forschungsarbeiten greifen diese Annahmen auf und untersuchen häufig Bewegungsabläufe, Sprung- und Laufleistungen oder die Effekte von Dehnungsprogrammen auf die Leistungsfähigkeit. Die Ergebnisse werden dann so interpretiert, dass nicht nur die Muskulatur, sondern auch die Faszie selbst trainiert und verbessert werden könne. In der Trainingspraxis hat dies zur Entwicklung von Konzepten wie „Faszientraining", geführt, die in vielen Fitness- und Präventionsprogrammen einen festen Platz eingenommen haben.
Die **medizinische Forschung** betrachtet das Thema hingegen deutlich nüchterner. Hier gilt die Faszie in erster Linie als eine bindegewebige Hüllstruktur, deren Hauptaufgabe im Schutz, in der Stabilität und in der Formgebung liegt. Zwar werden ihr sensorische Eigenschaften zugesprochen, doch bleibt ihr Einfluss auf Bewegungsabläufe und das Schmerzgeschehen in klinischen Studien insgesamt gering. Vor allem im Bereich der Pathophysiologie – also bei der Frage, welche Rolle Faszien bei Krank-

heiten oder Schmerzen tatsächlich spielen – konnte bislang kein eindeutiger Nachweis erbracht werden, dass Veränderungen der Faszie eine primäre Ursache darstellen. Viele Mediziner sehen die Faszie daher eher als passives Gewebe, das höchstens sekundär an Funktionsstörungen beteiligt ist. Eine besondere Rolle in der Debatte nehmen einzelne Personen ein, die sowohl medizinische als auch sportwissenschaftliche Argumente aufgreifen und die Faszie in populären Publikationen als hochaktives Organ beschreiben und damit ein breites Publikum erreichen. Sie vertreten die These, dass Faszien trainierbar sind und wesentlich zum Wohlbefinden beitragen. Diese Sichtweise ist innerhalb der Medizin jedoch nicht mehrheitsfähig. Sie spiegelt eher den Versuch wider, die Brücke zwischen sportwissenschaftlichen Trainingsansätzen und klinischer Forschung zu schlagen.

Dass beide Disziplinen unterschiedliche Schwerpunkte haben, erklärt die voneinander abweichenden Sichtweisen: Sportwissenschaft misst eher funktionale Verbesserungen, wie Beweglichkeit oder Leistung, während die Medizin auf klinische Evidenz in Bezug auf Erkrankungen und Schmerzursachen fokussiert ist. Aus dieser Gegenüberstellung ergibt sich ein einfaches Bild: Die Sportwissenschaft betont die Rolle der Faszie, weil sie funktionelle Zusammenhänge in Bewegung, Koordination und Leistungsfähigkeit untersucht. Die Medizin bewertet die Faszie kritisch, da bislang keine eindeutigen pathophysiologischen Belege für ihre zentrale Rolle vorliegen. Diese Diskrepanz bedeutet allerdings nicht, dass eine Seite falsch liegt. Vielmehr zeigt sie, dass unterschiedliche Forschungsfragen auch zu unterschiedlichen Antworten führen. Während es für den Sport sinnvoll sein mag, die Faszie als „Trainingsziel“ zu begreifen, bleibt sie für die Medizin bislang ein sekundäres Gewebe ohne die behauptete zentrale Bedeutung. Die Diskussion um die Faszie ist damit vor allem eine Frage der Perspektive. Die laute öffentliche Wahrnehmung der Faszie erklärt sich dadurch, dass sportwissenschaftliche Stimmen medienwirksamer auftreten, während die medizinische Sicht oft im nüchternen Hintergrund bleibt. Wer sich ein objektives Urteil bilden möchte, muss beide Blickwinkel kennen und verstehen, dass die Wahrheit in der Wissenschaft selten so eindimensional ist, wie es in populären Büchern und Vorträgen oft dargestellt wird.

Unser Fazit: Faszien sind ein faszinierendes Gewebe, das sollte uns spätestens an dieser Stelle klar sein, aber sie sind ebenso ein oft überschätztes Gewebe. Denn sie sind weder die alleinige Ursache von Schmerzen noch ein Wundermittel für die Therapie. Vielmehr sind sie Teil eines komplexen Bewegungs- und Belastungssystems, das durch gezielte Bewegung, Entspannung und eine gesunde Lebensweise in Balance gehalten werden kann.
Durch ihren unterschiedlichen Aufbau und ihre unterschiedliche Funktion können Faszien niemals generell beurteilt werden, sondern müssen immer im konkreten Zusammenhang mit ihrer Aufgabe und ihrer Wirkung betrachtet werden.

Die Bedeutung der Faszien in der Kontroverse

In der populären Gesundheitswelt sowie in einigen Bereichen der alternativen Medizin wird in den letzten Jahren den Faszien eine überhöhte Bedeutung zugeschrieben. In Verbindung mit den gleichzeitig dargereichten Therapiemethoden und therapeutischen Hilfsmitteln haben sich so einige pseudowissenschaftliche Narrative verfestigt, die sich trotz ihrer sehr dünnen Fundamente nur schwer aus dem allgemeinen Sprachgebrauch entfernen lassen.

In der klassischen Schulmedizin wird der aktuelle Stand der Forschung gelehrt und als Grundlage für Therapien gesetzt. Und natürlich hat sich der Stand der Wissenschaft und Forschung insbesondere in den letzten Jahren und Jahrzehnten in einer enormen Geschwindigkeit verändert. Alte Dogmen werden und wurden hierbei verworfen und durch neuere Erkenntnisse ersetzt, was häufig zu neuen oder deutlich veränderten, angepassten Therapien führt. Grundlage hierfür ist insbesondere die Verbesserung der bildgebenden Diagnostik – dank ihr können nämlich heute alte Sichtweisen bestätigt oder verworfen werden.

MYTHEN UND WISSENSCHAFTLICHE REALITÄT

Der Blick in die Fachliteratur bestätigt: Es gibt keine guten Studien oder Arbeiten, die den Tatbestand der „verklebten" Faszien sicher nachweisen können.

Insgesamt ist die Studienlage rund um das Thema Faszien sehr dünn und spärlich. Das wissenschaftliche Fundament der Kernthese über „Faszienverklebungen" beschränkt sich auf einige wenige Protagonisten und ihre Arbeiten. Dabei erkennt der aufmerksame Leser, dass sich immer wieder auf eine Studie bezogen wird und sich die Autoren gerne selbst zitieren. Statt wissenschaftlicher Forschungsarbeiten wird hauptsächlich auf populärwissenschaftliche Literatur Bezug genommen, die sich auf anwenderbezogene Erkenntnisse und praxisorientierte Erfahrungen beziehen.
Gerne zitiert wird hier der Humanbiologe und Diplom-Psychologe Prof. Robert Schleip, der sich mit den Faszien und ihren Erkrankungen befasst. In seinen Arbeiten unternimmt er verschiedene Versuche, die Begriffe „Faszienverklebung" oder „Faszienverfilzung" wissenschaftlich zu belegen. Tatsache ist allerdings, dass es

keinen etablierten, allgemein wissenschaftlichen Konsens gibt, der den Nachweis von Faszienverklebungen oder -verfilzungen durch moderne bildgebende Diagnostik, wie zum Beispiel durch das MRT und das Rasterelektronenmikroskop, bestätigt. Auch durch die mikroskopische Untersuchung der Zellen lassen sich solche Veränderungen nicht nachweisen.
Vernarbungen, Verdickungen und Verwachsungen nach mechanischer Schädigung oder Entzündung hingegen sind mikroskopisch nachweisbar und bestätigt. Ebenfalls in der aktuellen Lehrmeinung der Medizin nicht etabliert ist die Ursachenerklärung der „Faszienverklebung". Hier wird häufig körperliche Inaktivität als Grund für die behaupteten Zellveränderungen und den daraus resultierenden Schmerzen angegeben. Auch für diese Behauptung gibt es keine wissenschaftlichen Belege. Von der aktuellen Wissenschaft werden noch andere Mechanismen diskutiert, die für Schmerzen und Bewegungseinschränkungen verantwortlich sein könnten:

- Fasziale Verdickungen, Vernarbungen und Versteifungen können bei chronischem Bewegungsmangel und/oder wiederholten Fehlbelastungen zu einer erhöhten Kollagenproduktion führen, was wiederum die Faszien verdickt und ihre Elastizität vermindert. Durch diese strukturelle Veränderung kann die Geschmeidigkeit dieser sonst hauchdünnen Weichteilstruktur gemindert werden und somit die Gleitfähigkeit zwischen den Gewebeschichten beeinträchtigen und damit Bewegungen und Beweglichkeit erschweren.
- Veränderungen der Grundsubstanz: Die viskoelastischen Eigenschaften der Faszien werden maßgeblich durch die Grundsubstanz bestimmt. Ein Mangel an Bewegung kann die Zusammensetzung dieser Matrix verändern, wodurch die Faszien ebenfalls an Elastizität und Geschmeidigkeit verlieren können.

Wenn man sich die Quellen ansieht, auf die sich die erwähnten Studien beziehen, so handelt es sich häufig um Institutionen und (pseudo-)wissenschaftliche Strömungen, die gleichzeitig die Therapie der selbst postulierten Verklebungen anbieten.
Anstatt die Faszien in ihrer Einheit mit Muskeln und Sehnen zu behandeln, werden Faszienrollen und Nahrungsergänzungsmittel als Problemlösung angepriesen. Diese Therapien sind ebenfalls wissenschaftlich nicht haltbar und in der evidenzbasierten Literatur, also auf Basis empirisch zusammengetragener und bewerteter wissenschaftlicher Erkenntnisse, nicht zu finden.

FASZIEN UND MUSKELN BILDEN EINE THERAPIEEINHEIT

Wer sich mit der Thematik der „Faszientherapie" medizinisch auseinandersetzt, hat schnell ein medizinisches Grundwissen aufgebaut. Mit diesem Background wird ebenfalls klar: Anstatt die Faszien losgelöst vom Muskelgewebe zu sehen, besteht die Therapie im Aufbau der Muskel-Faszien-Einheit und Wiederherstellung der muskulären Balance. Hier-

durch wird das myofasziale System wieder funktionsfähig, erhält die notwendige Elastizität zurück und normalisiert seinen Tonus. Es leuchtet also ein, dass eine mechanische Manipulation im Sinne einer Massage, sei sie manuell, über eine Rolle oder einen Ball, niemals alleine die Faszie behandeln kann. Es wird immer die Muskulatur mit der lokalen Faszie als Einheit behandelt. Und genau diese Form von Dehnung, Massage und Streckung des Muskel-Faszien-Systems ist bereits seit Hippokrates und damit seit fast 2500 Jahren bekannt. Seit vielen Jahren erfolgt diese Behandlung als sogenanntes Muskellängentraining mit direktem Einfluss auf das gesamte myofasziale System.
Häufig geäußert wird von Anhängern der Faszienverklebungs- und -verfilzungsmythen, dass die so veränderten Faszien durch den Gebrauch einer sogenannten Faszienrolle wieder geglättet und in den Ursprungszustand zurückversetzt werden können. Ursache für Bewegungseinschränkungen ist eine vor allem funktionell verkürzte Muskulatur. Mit ihr zusammen verkürzt sich zu gleichen Teilen die sie umgebende Faszie. Die bereits beschriebenen Ursachen sind chronische Fehlhaltung, psychischer und physischer Stress und Schmerzen. Faszien alleine können diese Veränderungen nicht bewirken, auch wenn sie durch ihre vielen Rezeptoren sehr empfänglich für psychische und physische Reize sind. Werden diese Ursachen im Rahmen der Behandlung nicht zielgerichtet und vor allem dauerhaft adressiert, wird es sehr schwierig, langfristig einen ausgeglichenen Zustand und somit Beschwerdefreiheit zu erreichen. Das bedeutet im Umkehrschluss: Auch bei der sogenannten Faszientherapie oder Fasziendehnung wird nicht das Fasziengewebe alleine gedehnt. Durch die Dehnungstherapie erfolgt ein Einwirken auf das gesamte myofasziale System samt der versorgenden Nerven und Gefäße. Ein mechanisch messbarer Längenunterschied im Sinne einer strukturellen Verlängerung geschieht nur zu sehr kleinen Teilen und benötigt längere Zeit. Hauptsächlich verantwortlich für die Beschwerdelinderung durch das Dehnungstraining der Muskulatur ist eine Funktionsverbesserung der muskulären Bewegungselemente durch neuronale Anpassungsmechanismen. Bei jedem Muskellängentraining werden also zwangsläufig die umgebenden Faszien mit gedehnt und bearbeitet.

MEHR WISSENSCHAFT, WENIGER TRENDS

Wir wissen, dass die Faszien sehr eng mit den Muskeln verbunden sind und als funktionelle Einheit agieren. Daher muss die früher geäußerte Vermutung, dass es sich bei den Faszien um reines Umhüllungsmaterial handelt, vollständig verworfen werden. Durch die nachgewiesene Reichhaltigkeit an Nervenzellen, Rezeptoren und kontraktilen Elementen kommt den Faszien in ihrem Zusammenspiel mit Muskeln und dem umgebenden Gewebe eine deutlich wichtigere Aufgabe zu. Oder anders gesagt: Die moderne Medizin spricht den Faszien ihre wichtige Rolle im Körper keineswegs ab – ganz im Gegenteil!

FASZIEN AUS DER SICHT DES ORTHOPÄDISCHEN CHIRURGEN

Gastbeitrag von Univ.-Prof. Dr. med. Tobias L. Schulte, Bochum

Faszien sind relativ derbe Bindegewebshüllen, die in der Regel Muskeln, Muskelgruppen oder anatomische Regionen ummanteln. Je nachdem, wo sie sich im Körper befinden, sind die Faszien unterschiedlich stabil und stark. Eine wesentliche Bedeutung von Faszien liegt in der Schaffung von Stabilität, sei es eines Muskels, einer Muskelgruppe oder einer ganzen Region. Diese Stabilität wird häufig unterschätzt und als selbstverständlich hingenommen. Erst bei Schädigungen und Einschränkungen dieser Stabilität wird vielen die Bedeutung klar. Neben der stabilisierenden Funktion dienen Faszien als Gleitflächen und wichtiges Sinnesorgan mit zahlreichen Rezeptoren.

Für den Operateur sind Faszien nicht selten Strukturen, die bei einer Operation auf dem Weg zum Zielorgan kontrolliert eingeschnitten werden müssen, so zum Beispiel bei einer Wirbelsäulenoperation über einen Zugang vom Rücken her. Am Ende des Eingriffs erfolgt in der Regel ein sogenannter schichtweiser Wundverschluss. Das beinhaltet das stabile Vernähen des Schnittes in die Faszie ebenso wie das Setzen von Nähten im darüber liegenden subkutanen Fettgewebe und in der Haut. Dabei spielen die Fasziennähte eine sehr große Rolle. Muskulatur selbst ist weich und nicht so stabil durch Nähte verschließbar, dass diese Alltagsbelastungen standhalten würden. In der Regel werden somit die Muskelhüllen, also die Faszien vernäht. Diese Nähte geben der darunter liegenden Muskulatur wieder den gewohnten biomechanischen Halt. Die über der Faszie liegende Fettgewebsschicht ist meistens auch nur so stabil, dass lediglich adaptierende Nähte möglich sind. Stabile, mechanischen Belastungen standhaltende Fettgewebsnähte gibt es meist nicht. Die Haut ist wiederum fester und somit gut nähbar. Deshalb zählen die Fasziennähte zu den wichtigsten Nähten, wenn es darum geht, die vorher vorhandene biomechanische Stabilität einer Struktur wiederherzustellen. Erfolgt diese Naht nicht optimal, entsteht eine Faszienlücke. Dies führt je nach Lokation zu einem mehr oder weniger relevanten biomechanischen Stabilitätsverlust der operierten Bewegungseinheit. Die häufig unterschätzte organstabilisierende Funktion der Faszie ist dann nicht mehr optimal gegeben. Zusätzlich kann es bei Faszienlücken zu einem Hervordrücken von Muskelgewebe durch diese Lücke kommen. Dies kann zum Absterben von Zellen und im ungünstigsten Fall zu Wundheilungsstörungen führen.

Ein besonderes Beispiel der stabilisierenden Bedeutung von Faszien ist der Zugang vom Rücken her zur Übergangsregion zwischen Hals- und Brustwirbelsäule. Wenn in dieser Region operiert wurde, kann es bei nicht guten Fasziennähten bei banalen Alltagsbewegungen der Schultern zu derart großen Zugbelastungen der Fasziennähte kommen, dass diese sich lösen können. Im ungünstigsten Fall liegen dann zum Beispiel Wirbelsäulenimplantate direkt unter der Haut, die korrekt in die Wirbel eingebracht worden waren, da sie dann nicht mehr von Muskulatur und Faszie geschützt werden. Dies kann sogar dazu führen, dass Implantate durch die Haut durchbrechen und frei liegen.

Man kann sich die Bedeutung der Stabilität klarmachen, indem man ein enges Hemd anzieht und gleichzeitig dann beide Arme nach vorne streckt, um mit beiden Händen Dinge zu greifen. Dies führt zu deutlichen Zugbelastungen der Nähte des Hemdes am Rücken, was zum Einreißen von Nähten führen kann. Genauso kann man sich Fasziennähte am Rücken vorstellen.

Ein weiterer wichtiger Aspekt für den Chirurgen ist das filigrane Vernähen jeder einzelnen Muskelfaszie gemäß ihrer anatomischen Bestimmung. Liegen zum Beispiel zwei Muskeln direkt aneinander und ist jeder mit einer eigenen Faszie umhüllt, so fungieren die beiden Faszien bei Relativbewegungen der Muskeln gegeneinander als wirksame Gleitschicht. Werden am Ende einer Operation die Faszien nicht sauber getrennt voneinander vernäht und wird stattdessen eine Kombinationsnaht gesetzt, so ist die natürliche Gleitbewegung nicht mehr möglich, was zu sehr konkreten Funktionseinschränkungen führen kann. Als Beispiel kann hier der seitliche operative Zugang zur Brustwirbelsäule genannt werden. Wenn beim Wundverschluss die tiefe Faszie, die die tiefe Brustwandmuskulatur bedeckt, versehentlich mit der Faszie des für die Schulterhebung notwendigen Musculus latissimus vernäht wird, so hat der Patient anschließend erhebliche Probleme, den Arm seitlich anzuheben.

Die Stabilität von Faszien macht man sich bei bestimmten Operationen besonders zunutze. So kann zum Beispiel ein Teil der Oberschenkelfaszie entnommen und als Transplantat an anderen Stellen des Körpers implantiert werden, um beispielsweise ein Band zu ersetzen.

Die Bedeutung der Faszien als wichtige Gleitschichten zwischen benachbarten Muskellogen wird dann besonders klar, wenn zum Beispiel nach operativen Ein-

griffen Narben zwischen Faszien entstehen, welche deren Gleitfähigkeit gegeneinander massiv einschränken können. Der schonende Umgang mit Faszien während operativer Eingriffe ist somit wesentlich.
Viele Krankheitsbilder, wie Frakturen oder Gelenkverletzungen, sind unter Umständen sowohl konservativ als auch operativ therapierbar. Auch bei der Entscheidungsfindung, welcher Weg beschritten werden soll, spielen Faszien eine Rolle. Sehr lange konservative Immobilisationen können zu Kontrakturen und Vernarbungen von Faszien, Muskeln und Bändern führen, die anschließend nur noch aufwendig und zum Teil nur noch partiell gelöst werden können. Wenn also nach Abheilung der Verletzung eine gute Beweglichkeit der Region inklusive Gleitfähigkeit erhalten werden soll, so dürfen die Faszien dabei nicht aus den Augen gelassen werden.
Die derbe Hüllenfunktion von Faszien kann für den Operateur auch zur Platzierung von örtlichen Betäubungsmitteln hilfreich sein. So liegen Gefäß-Nerven-Bündel häufig zwischen den Faszien benachbarter Muskelgruppen. Die injizierten Betäubungsmittel können sich ohne ungewollte Nebenwirkungen entlang von Faszien kontrolliert ausbreiten.
Diese abgrenzende Hüllenfunktion hat auch in der Tumororthopädie eine große Bedeutung. Hier stellen die Faszien häufig für das Tumorwachstum eine natürliche Grenzschicht dar, die auch bei operativen Resektionsplanungen bedeutsam ist.
Eine weitere Situation, in der Faszien aus Sicht des Operateurs eine große Bedeutung haben, findet sich beim Krankheitsbild des sogenannten Kompartmentsyndroms. Dabei kommt es durch krankhafte Schwellung der Muskulatur, zum Beispiel durch Trauma, Knochenbruch, Infektion oder Blutung, zu einer Druckerhöhung innerhalb der Muskelloge, die durch die Faszie stabil eingehüllt ist. Da die Faszien eine begrenzte Flexibilität haben, führt die Zunahme des Druckes in einer solchen Muskelloge zu einer Schädigung von in der Loge befindlichen Zellen. Dies kann zum Absterben des gesamten Muskels führen. Das therapeutische Prinzip besteht in einer solchen Situation in einer operativen Fasziensspaltung, um den Druck im Inneren des Faszienschlauches zu entlasten. Eine solche Faszienspaltung stellt in der Regel einen Notfalleingriff dar, um die sonst absterbende Muskulatur zu retten.
In der Orthopädie wird die Bedeutung und Funktion von Faszien oft unterschätzt. Dabei spielen sie in vielen operativen Situationen eine wesentliche Rolle. Ein Ignorieren ihrer Bedeutung kann zu fatalen Folgen führen, wie ich oben ausführlich erläutert habe.
Somit ist die Verbreitung des Wissens über Faszien in jeder Form wünschenswert und wichtig.

Der inflationäre Gebrauch des Begriffs „Faszie" hat jedoch in der modernen Gesundheitswelt mehr Verwirrung als Nutzen gestiftet. Viele Konzepte, die als „faszial" bezeichnet werden, sind in Wahrheit allgemeine Beweglichkeits- oder Dehnungstechniken, deren Wirkung mit den Muskeln und dem Nervensystem zu tun hat – nicht aber mit den Faszien selbst. Statt sich von Modebegriffen leiten zu lassen, sollte das Augenmerk auf fundierten Methoden liegen, die tatsächlich physiologische Effekte nachweisen können. Nur so lassen sich langfristige Verbesserungen in Bewegung, Schmerzreduktion und Leistungsfähigkeit erzielen.
Es ist also durchaus bedenklich, dass gesetzliche Krankenkassen entsprechende Faszienprogramme auf ihrer Webseite promoten und finanzieren, anstatt in diesem Zusammenhang die moderne Medizin und die Finanzierungen für die Untersuchung durch einen Orthopäden gezielt zu fördern.

WIE ENTSTEHEN FUNKTIONELLE BESCHWERDEN?

Viele Menschen sind überzeugt, ihre Schmerzen, Bewegungseinschränkungen und Verspannungen seien darauf zurückzuführen, dass die Faszien in ihrem Körper „verklebt" seien – und dass sich diese Verklebungen mit der richtigen Übung oder mit einer Faszienrolle einfach lösen ließen. Kein Wunder, denn das Bild ist eingängig: Etwas klebt fest, also muss es gelöst werden. Wer verstehen will, wo Schmerzen im Bewegungsapparat tatsächlich ihren Ursprung haben, muss genauer hinschauen, und zwar nicht in die Faszie als vermeintlich verklebtes Gewebe, sondern in die komplexen Mechanismen von Muskeln, Nerven und Durchblutung. Betrachtet werden muss das Problem außerdem stets im Zusammenhang mit der Bewegungsroutine im Alltag, dem Lebenswandel und anderen Faktoren, wie zum Beispiel dem Alter oder möglichen Vorerkrankungen.
Wenn man zum Beispiel einen westeuropäischen, moderat aktiven Menschen der aktuellen Zeitperiode nimmt, dann kann man die Anzahl der sogenannten Schrittzyklen bei einem Lebensalter von 80 Jahren schätzen.
Ein Schrittzyklus beschreibt hierbei die komplette Bewegung eines Beines beim Gehen, vom ersten Bodenkontakt bis zum erneuten Kontakt desselben Fußes und wird in die Standphase (etwa 60 Prozent des Zyklus), in der der Fuß Bodenkontakt hat, und die Schwungphase (etwa 40 Prozent des Zyklus), in der sich das Bein in der Luft befindet, unterteilt. Solch ein gesamter Gangzyklus wird auch Doppelschritt genannt.
Wie viele Gangzyklen ein Mensch leistet und wie viel Strecke er dabei im Leben zurücklegt, hängt von verschiedenen Faktoren, wie Körpergröße und Alter, ab. Um jedoch eine grobe Vorstellung von der reinen Gehbelastung eines Menschen zu bekommen, kann man die Schrittzyklusanzahl und somit auch die Lebensgangdistanz berechnen und kommt auf etwa 160 Millionen Schritte, was bei einer gemittelten Schrittlänge von 75 Zentimetern eine Gangdistanz von 120.000 Kilometer im Zeitraum von 80 Jahren ergibt. Oder anders gesagt:

DIE GANGPHASEN

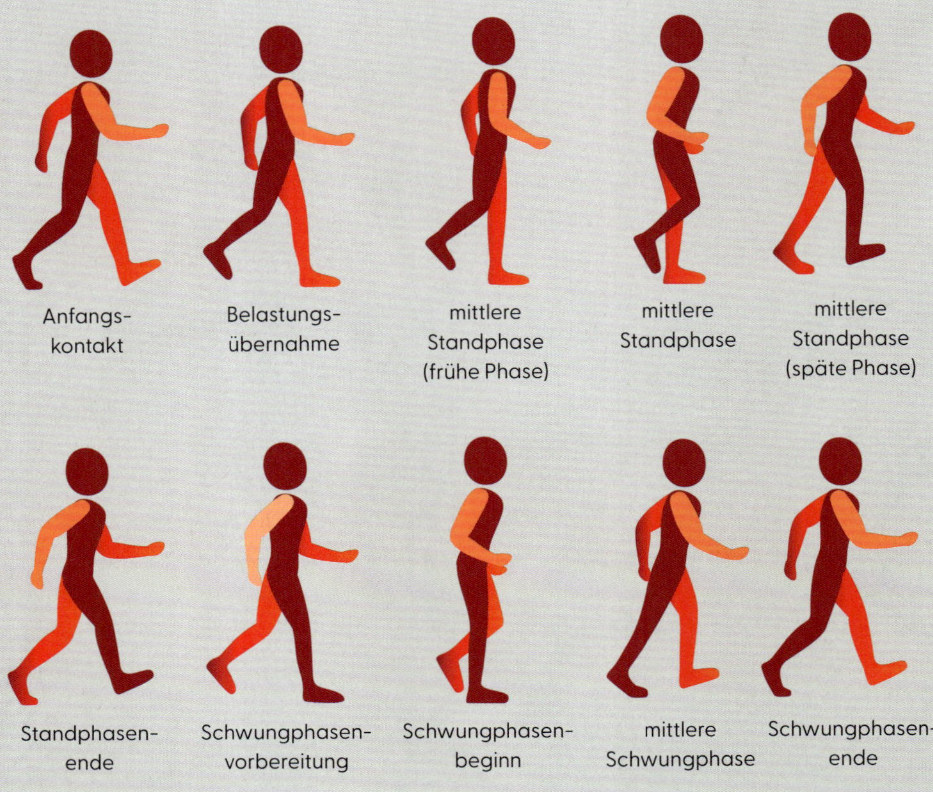
Anfangs-
kontakt
Belastungs-
übernahme
mittlere
Standphase
(frühe Phase)
mittlere
Standphase
mittlere
Standphase
(späte Phase)
Standphasen-
ende
Schwungphasen-
vorbereitung
Schwungphasen-
beginn
mittlere
Schwungphase
Schwungphasen-
ende

Diese Distanz entspricht drei Weltumrundungen zu Fuß. Verrückt, oder? Was genau hat diese Gehleistung nun aber mit unseren Faszien zu tun? Ganz einfach: Rein mechanisch gesehen bedeutet allein dieses Gehen eine wartungs- und ersatzteillose Belastung von Füßen, Knie- und Hüftgelenken samt dem dazugehörigen Knorpel, den Bandscheiben, Muskeln und Sehnen sowie natürlich dem Herz-Kreislauf-System. Hinzu kommt, dass diese Leistung nicht nur unter Optimalbedingungen erbracht wird, sondern teilweise in Fehl- und Zwangshaltungen, unter erhöhter Gewichtsbelastung und auf variierendem Untergrund sowie bergauf oder bergab. Natürlich ist dies für alle beteiligten Mechanismen belastend und daher ist es umso überraschender, dass der menschliche Bewegungsapparat so optimal und wartungsarm funktioniert. Allerdings nicht immer. Und genau diese Tatsache schafft Platz für Situationen, die viele von uns zum Orthopäden gehen lassen.

Neben Überlastungen und Materialermüdung von Knorpel, Sehnen und Bändern können auch die Muskeln Verschleiß und Verletzungen erleiden. Dabei können sowohl die Muskeln direkt vor Ort betroffen sein, zum Beispiel die knieführende Muskulatur des Ober- und Unterschenkels, als auch die belastungsferne Muskulatur des Halteapparates. Die belastungsferne Muskulatur bilden die Muskeln, die angespannt werden, um den gesamten Körper während der Bewegung in ergonomischer und optimaler Haltung zu positionieren und zu halten. Besonders diese Haltemuskulatur ist tagtäglich und dauerhaft im Einsatz, solange wir nicht liegen. Wenn diese Muskelgruppen also nicht ausreichend beübt und trainiert werden, was zum Beispiel bei vermehrtem Sitzen der Fall ist, steigt das Risiko, dass sie ihren Aufgaben nicht mehr gewachsen sind oder einseitig belastet werden. Dies wiederum führt zu Schmerzen und langfristig auch zu Fehlhaltungen und Funktionseinbußen. Da diese Beschwerden anfänglich keine strukturellen Veränderungen zeigen, also weder Risse, Brüche oder andere sichtbare Schädigungen aufweisen, spricht man in diesen Fällen von den sogenannten funktionellen Beschwerden. Wichtig zu wissen ist hier: Bei funktionellen Beschwerden ist es naturgemäß nicht möglich, eine einzelne Struktur für die Schmerzen oder Fehlfunktionen verantwortlich zu machen. Aus diesem Grund und weil die verschiedenen Strukturen des Bewegungsapparates in sehr enger anatomischer Beziehung zueinander stehen, ist es für den behandelnden Arzt nicht immer einfach zu erkennen, welche Struktur maßgeblich für die Beschwerden verantwortlich ist. Selbst wenn wir gerne immer diesen einen Übeltäter benannt haben wollen – in Bezug auf unseren Bewegungsapparat ist dies sehr oft leider nicht möglich.

VON DOPPELBLINDSTUDIEN UND DOPPELMORAL

In der heutigen Medizin, die zu nicht unerheblichem Teil von wirtschaftlichem Denken geprägt ist, werden Behandlungsleistungen erst von den gesetzlichen Krankenkassen übernommen, wenn ihre Wirksamkeit „evidance based" ist – also bewiesenermaßen funktioniert. Dafür bedarf es vieler verschiedener Untersuchungsstudien, die die Wirksamkeit der Behandlung zweifelsfrei beweisen, wie zum Beispiel Studien verschiedener Güteklassen, Doppelblindstudien, Langzeitstudien und vor allem Studien mit hoher Probandenzahl. Erst wenn diese Studien eine signifikante Wirksamkeit der Behandlungsmethode gegenüber der Placebogruppe nachweisen, kann über eine Übernahme durch das gesetzliche Krankenkassensystem nachgedacht werden. Das klingt nicht nur logisch, sondern auch durchaus vertrauenswürdig, oder?
So kommt es also auch, dass dieses System dazu führt, dass bestimmte Therapiemethoden nicht auf breiter Ebene über die Krankenkassen angeboten werden. Entweder weil die Studienlage ihre Wirksamkeit nicht eindeutig belegt oder aber auch weil die Studien-

lage noch nicht ausreichend ist. Große Studien sind nämlich tatsächlich sehr zeitaufwendig und kosten viel Geld. Dies wiederum führt häufig dazu, dass große Firmen als Geldgeber im Hintergrund stehen, die sich durch ein positives Studienergebnis finanzielle Gewinne versprechen.
Auf der anderen Seite stehen viele Behandlungsmethoden, die teils althergebracht sind und subjektiv gut helfen, auch wenn ihnen die offizielle, studienbelegte Wirksamkeit fehlt. Insbesondere im Bereich der Orthopädie, die sich mit dem menschlichen Bewegungsapparat beschäftigt, gibt es sehr viele Beispiele dafür: So sind die Akupunkturbehandlungen von chronischen Schmerzen im Bereich der Lendenwirbelsäule und von chronischen Arthrosebeschwerden der Knie eine Kassenleistung der gesetzlichen Krankenkassen, da sie in klinischen Studien als wirksam erachtet wurden. Die Akupunkturtherapie von Schmerzen im Nacken- und Brustwirbelsäulenbereich hingegen ist keine Leistung der gesetzlichen Krankenversicherungen, obwohl sie in den Händen des versierten Orthopäden zu vergleichbar guten Ergebnissen führt. Dieses einfache Beispiel verdeutlicht die Denkweise des gesetzlichen Gesundheitssystems, das bemüht ist, wirtschaftlich zu haushalten.
Im Verlauf der letzten 20 bis 30 Jahre ist die Anzahl der Anbieter medizinischer Therapieverfahren, die nicht von der gesetzlichen Krankenversicherung getragen werden, massiv angestiegen.
Hier handelt es sich um einen großen Markt, der teilweise deutlich von wirtschaftlichen Interessen getrieben ist.
Da die Leistungen nicht von den gesetzlichen Krankenkassen übernommen werden, sind medizinische Studien nicht zwingend vorgeschrieben. Wenn sie angeführt werden, dann dienen sie meistens zur Unterstreichung der Professionalität und sind häufig von geringer Anzahl und Qualität. Sie zeigen eine niedrige Probandenzahl auf, wodurch eine Überlegenheit gegenüber anderen Behandlungsmethoden nicht signifikant belegt werden kann. Wir alle kennen diese fraglichen Annoncen in Boulevardmagazinen oder auf Verkaufssendern im Fernsehen. Hierzu gehören auch immer wieder Nahrungsergänzungsmittel und Therapievorschläge zur schnellen und einfachen Gewichtsreduktion.
Während man sich bei Medikamenten, anerkannten Therapieformen, Spritzen und anderen invasiven Behandlungen vorher immer von einem Arzt oder Apotheker beraten lassen kann und sollte, stehen die Patienten in allen anderen Fällen vor einer Kaufentscheidung und sind damit eher Kunden als Patienten.
Und genau hier greift das Marketing interessierter Firmen ein. Denn da die harten Fakten, wie zum Beispiel gute Studienlagen, fehlen, müssen die mitgelieferten Alternativfakten für die Patienten besonders einleuchtend und plausibel klingen. Und genau um diesen Punkt geht es in diesem Buch.
Aus vornehmlich wirtschaftlichen Beweggründen wurde das Rad der Behandlungen funktioneller Beschwerden des Bewegungsapparates neu erfunden. Wissenschaftlich bei sehr schwacher

und dürftiger Studienlage, die auf dünnen Beinen steht, wurde ein Weichteilgewebe aus seinem anatomischen Kontext gerissen, mit vielen Mythen umrankt und alleinig für eine Vielzahl von Beschwerden verantwortlich gemacht. Wir hatten eben bereits festgehalten, dass für funktionelle Beschwerden nicht eine Struktur allein als Ursache verantwortlich gemacht werden kann. Nun soll es jedoch die Faszie sein, die schuld ist. Und das Beste ist: Passend zu dieser Aussage wurde ein „neues" Therapieverfahren etabliert, das den Betroffenen zum Patienten und Therapeuten in Personalunion vereinigt und somit einen externen Therapeuten überflüssig macht: die Faszienrolle. Es zwickt im Rücken? Einfach über die Rolle rollen. Der Oberschenkel schmerzt? Einfach über die Rolle rollen. So einfach soll es sein. Ist es aber nicht!

VERKLEBTE FASZIEN ALS URSPRUNG ALLEN ÜBELS

Das Bild von der „verklebten Faszie" wirkt fälschlicherweise zunächst greifbar, wenn man es erst einmal im Kopf hat. Wer Schmerzen oder Steifigkeit spürt, stellt sich vor, dass im Körper etwas blockiert oder zusammengeklebt sei, das gelöst werden müsse. Doch die Realität ist komplexer: Faszien besitzen keine Oberfläche, die wie ein Klebstoff funktioniert, und Beweglichkeit hängt grundsätzlich von Muskelspannung, Durchblutung, Nervenreizleitung und der Koordination zwischen den Geweben ab und nicht davon, ob Faszien „aneinanderkleben".

Das, was Patienten als „Verkleben" empfinden, sind in Wirklichkeit Verspannungen, Myogelosen (s. S. 119), ein fixierter Zustand der Muskulatur, der aufgrund von Überanstrengung oder Fehlbelastung entsteht, oder Triggerpunkte (s. S. 118), also funktionelle Probleme der Muskulatur. Stellen Sie sich zum besseren Verständnis folgendes Bild vor: Ein nasses Handtuch liegt auf dem Boden und wirft Falten. Es ist nicht verklebt, sondern lediglich in einer ungünstigen Position. Erst wenn man es ausschüttelt und bewegt, wird es wieder glatt. Genauso verhalten sich Muskeln und ihre Hüllen: Sie brauchen Bewegung, um wieder geschmeidig zu werden – nicht „Lösemittel". Aber woher kommt der Irrtum? Der Begriff „verklebte Faszie" ist ein Kind der Vereinfachung. Trainer, Therapeuten und Autoren suchten nach einer bildhaften Erklärung, die Laien schnell verstehen. Wenn jemand auf einer Faszienrolle liegt und nachher eine Besserung spürt, wirkt die Vorstellung plausibel: „Ich habe gerade Verklebungen gelöst." Hinzu kommt die Fitness- und Gesundheitsindustrie. Das Versprechen, man könne seine Probleme selbst „wegrollen", ist leicht verkäuflich. Ein griffiges Schlagwort wie „verklebte Faszie" eignet sich hervorragend, um Produkte und Programme zu vermarkten. Die eigentliche Wirkung von Rollen, Massagen und Bewegung ist jedoch eine andere: Sie verbessern die Durchblutung, regen den Stoffwechsel an, beeinflussen das Nervensystem und verändern die Muskelspannung. Das Resultat ist echte Schmerzlinderung und bessere Beweglichkeit – aber nicht durch das Lösen von „Klebstoff" im Gewebe. Statt in den Faszien zu suchen, lohnt sich der

Blick in die Muskulatur selbst. Dort liegen nämlich die eigentlichen und eben bereits teilweise erwähnten Ursachen für die meisten unspezifischen Schmerzen des Bewegungsapparates:

- Triggerpunkte: Dies sind hochsensible Punkte im Muskel, die schmerzhaft ausstrahlen können.
- Myogelosen: Hierbei handelt es sich um tastbare Muskelverhärtungen, die lokal Beschwerden verursachen.
- Durchblutungsstörungen: Sie werden häufig durch Energiemangel und Stoffwechselstau in Muskelfasern verursacht.
- Stressbedingte Spannung: Seelische Belastungen übertragen sich unmittelbar auf die Muskulatur.

Werden diese Ursachen nun durch Bewegung, Dehnung, Wärme, Massage und Entspannung behandelt, tritt in den meisten Fällen eine Verbesserung ein. Aber nicht, weil man etwas „entklebt“ hat, sondern weil man die Muskelspannung normalisiert und den Stoffwechsel verbessert hat. Das Bild der verklebten Faszie ist hier bereits komplett zerknittert und ebenso wackelig wie die dazugehörige Studienlage. Und obwohl all diese Fakten offenliegen, hält es sich nach wie vor vehement. Wie kommt es dazu? Dafür gibt es mehrere Gründe:

- Einfachheit: Jeder versteht, was „Verklebung“ bedeutet.
- Handlungsoption: Es gibt das Gefühl, selbst etwas tun zu können.
- Spürbarkeit: Wer mit der Rolle über einen schmerzhaften Punkt fährt, erlebt den Schmerz intensiv und nimmt ihn als Beweis für eine „Verklebung“.

Doch genau in diesen drei Punkten liegt die Gefahr: Die vereinfachte Erklärung führt dazu, dass Menschen die falschen Schlüsse ziehen. Sie glauben, das Gewebe sei „kaputt“ oder „blockiert“, und übersehen die tatsächlichen, behandelbaren Ursachen. Denn die positive Wirkung von Bewegung, Dehnung und Massagen ist unbestritten. Sie fördern temporär die Durchblutung, lockern die Muskulatur und aktivieren das Nervensystem. Entscheidend ist: Diese Effekte entstehen nicht, weil „Verklebungen“ gelöst werden, sondern weil die Physiologie des Muskels wieder ins Gleichgewicht gebracht wird. Durch Bewegung nimmt die Elastizität des Gewebes zu. Massagen und Rollen beeinflussen die Schmerzschwelle über das Nervensystem und Schmerzen reduzieren sich durch Verbesserung von Durchblutung und Stoffwechsel.

Faszien können sich nicht wie Klettverschlüsse verhaken oder verkleben. Schmerzen entstehen durch Verspannungen, Nervenirritationen und muskuläre Veränderungen. Und das ist keine Spitzfindigkeit, sondern entscheidend für das Verständnis von Rückenschmerzen, Nackenverspannungen und vielen anderen Beschwerden.

Wer die tatsächlichen Mechanismen versteht, kann gezielt handeln – und Schmerzen nachhaltig und nicht nur immer wieder für den kurzen Moment lindern. Bewegung, Variation, Muskelaufbau und gezielte Therapie helfen, weil der Körper wieder in Balance kommt. Wie genau das funktioniert, erfahren Sie in diesem Buch.

WIE SPRACHE REALITÄT SCHAFFT

Es gibt Begriffe, die sich in unser Denken schleichen und es unmerklich prägen. „Detox", „Schlacken" oder „Energieblockaden" sind Beispiele dafür. Keiner dieser Begriffe ist wissenschaftlich sauber definiert und doch haben sie eine ungeheure Suggestivkraft. Seit einigen Jahren reiht sich auch die „Faszie" in diese Liste ein. Noch vor zwanzig Jahren wusste kaum jemand, was eine Faszie ist. Sie wurde in Anatomiebüchern eher am Rande erwähnt. Heute ist der Begriff allgegenwärtig: Faszientraining in Fitnessstudios, Faszienkurse in Volkshochschulen, Faszienmassagen im Wellnesshotel. Kaum ein Gesundheitsmagazin, das nicht die „Wunderwelt der Faszien" beschwört. Das Erstaunliche daran: Nicht die wissenschaftliche Evidenz hat diesen Siegeszug ermöglicht, sondern die Sprache. Das Wort selbst hat Karriere gemacht. Sprache wirkt, wenn sie Bilder im Kopf erzeugt. „Faszie" – man spürt, dass es etwas Körperliches ist, aber es bleibt vage genug, um Raum für Projektionen zu lassen. Der Modebegriff „Faszie" lässt sich mit Versprechungen aufladen, ohne dass Laien ihn kritisch hinterfragen können. Das Faszinierende und Gefährliche an solchen Modewörtern ist, dass sie mit der Zeit eine eigene Realität erschaffen. Wer von Faszien spricht, glaubt irgendwann auch an ihre zentrale Bedeutung. Patienten kommen in die Praxis und fragen aktiv nach „Behandlungen durch Faszientherapien", Trainer verkaufen „Faszienübungen". Und plötzlich gilt es als selbstverständlich, dass die Faszie schuld an Beschwerden sein muss. Solche sprachlichen „Verkörperungen" hat es immer wieder gegeben. Und nicht zuletzt: Sprache verkauft. „Faszientraining" klingt dynamischer als „Dehnen". „Faszienmassage" wirkt exklusiver als „klassische Massage". So wird durch geschickte Wortwahl aus Althergebrachtem etwas scheinbar Neues – und genau das lässt sich teuer vermarkten. Die Faszie ist nicht deshalb so bedeutsam geworden, weil sie wissenschaftlich neue Erkenntnisse geliefert hätte, sondern weil Sprache sie groß gemacht hat – unabhängig von der Wahrheit. Es ist die Aufgabe der Medizin, sich von dieser Sprachmacht nicht täuschen zu lassen. Denn Gesundheit entsteht nicht durch Modewörter, sondern durch ehrliche Aufklärung und wirksame Bewegung.

Warum die Faszienerklärung so gut ankommt

Muskeln, Sehnen, Bänder, Faszien, Knochen und Gelenke – die Suche nach der einen Ursache und damit auch nach der einen Lösung für ein medizinisches Problem scheitert in der Regel bereits am Gedanken selbst. Vor allem, wenn wir über Beschwerden am Bewegungsapparat sprechen. Wer hier Veränderung bewirken will, muss ganzheitlich und komplex denken – ebenso komplex, wie unser Körper selbst ist.

Wenn ein Mensch zum Arzt geht, hat er in der Regel schon längere Zeit Probleme – insbesondere, wenn es sich um orthopädische Beschwerden des Bewegungsapparates handelt. Da zwickt es im unteren Rücken oder im Nacken, da macht das eine Knie nicht mehr so mit wie das andere oder aber der Oberschenkel meldet sich hier und da immer mal wieder auf unangenehmste Weise. Was in der Regel zaghaft beginnt, wird gern erst einmal ignoriert. Die Ausnahme sind natürlich frische Verletzungen oder ein akuter Hexenschuss – in diesen Fällen handeln die Patienten in der Regel aufgrund der akuten Schmerzsymptomatik und Bewegungseinschränkung sofort und suchen medizinische Hilfe. Wenn wir aber von den „Alltagswehwehchen" am Bewegungsapparat sprechen, werden diese häufig erst einmal mit dem Gedanken „Es ist von allein gekommen, es wird auch von allein wieder verschwinden" abgetan. Aus diesem Grund gibt es vor dem eigentlichen Arztbesuch meistens bereits eine Vorgeschichte mit Abwarten, Selbstmedikation und Selbstbehandlung. Heutzutage scheint dieser Zeitraum allerdings immer kürzer zu werden und die Betroffenen suchen immer schneller fachmedizinische Hilfe auf. Das Wichtige für die Betroffenen ist zunächst die Abklärung der Wertigkeit der Beschwerden und eine Antwort auf die Frage: Handelt es sich um etwas Gefährliches oder Ungefährliches?

Um diese Frage zu beantworten, geht man etwas tiefer in die Ursachenforschung und kommt unweigerlich auf den Betroffenen und sein Verhalten zu sprechen. Dies ist selbstverständlich keine Schuldzuweisung, sondern lediglich eine klar naturwissenschaftliche Analyse und Beurteilung. Der betroffene Mensch muss sich also fragen lassen, ob er seinen Körper richtig behandelt. Ist seine Sitz-

und Arbeitsposition richtig? Macht er genügend und vor allem den richtigen Sport? Wie sieht die tägliche Bewegungsroutine aus? Oder anders ausgedrückt: Ist die aktuelle Lebensführung in Bezug auf den Bewegungsapparat gut oder schädlich?
Auch wenn diese Fragen niemals bewertend gemeint sind, führt der ehrliche Blick in den Spiegel häufig zu negativen Empfindungen. Wer möchte sich mit 30, 40 oder 50 Jahren schon sagen lassen, dass gewisse Dinge schon lange falsch gemacht werden? Daher beantwortet nicht jeder diese Fragen ehrlich. Eine Mischung aus Scham und Selbstvorwürfen führt in einigen Fällen zu Abwehr und begünstigt die Suche nach Alternativen. Und genau an dieser Stelle kommt eine einfache Erklärung ohne spezielle Ursachenklärung wie gerufen: Die Faszien sind schuld! Sie sind verklebt. Warum? Das ist erst einmal nicht so wichtig. Wichtig ist erst einmal, dass der eigene Lebenswandel und man selbst damit auch nur bedingt zur Verantwortung gezogen werden können. Denn Faszien verkleben nun einmal – so der Gedanke – und die Therapie ist nicht weit. Es wird eine Faszienrolle angeschafft oder die Faszienmassage gebucht und dann geschieht das Beste: Der erste Effekt des Rollens und Massierens gibt dem Betroffenen auch scheinbar recht. Eine merkliche Besserung tritt ein, die Betroffenen empfinden Schmerzlinderung und damit steht fest: Das muss es sein! Leider hält dieser Erfolg nicht lange an und die Beschwerden kommen wieder. Denn wie so oft im Leben ist auch hier der einfache Weg nicht der richtige.

WER HEILT, VERDIENT

Es gibt allerdings eine unbequeme Wahrheit, die im Gesundheitswesen nur selten offen ausgesprochen wird: Nicht jede Behandlung, die Sie als Patient erhalten, dient in erster Linie Ihrer Gesundheit. Oft steht im Hintergrund ein anderes Interesse – das wirtschaftliche. Und genau das macht die Sache so brisant. Stellen Sie sich vor, Sie haben Rückenschmerzen und suchen Hilfe. Sie landen beim Physiotherapeuten, beim Osteopathen, beim Heilpraktiker oder gar bei einem selbst ernannten Faszienspezialisten. Sie bekommen eine Behandlung, die angenehm ist: Es wird massiert, gedrückt, bewegt. Vielleicht tut es sogar richtig gut. Für den Moment fühlen Sie sich leichter, beweglicher, wohler. Der Schmerz ist weniger spürbar und Sie gehen endlich mit dem Gefühl nach Hause: „Das hat mir geholfen."
Doch dieses Wohlgefühl hält oft nicht lange. Schon wenige Tage später kehrt der Schmerz zurück, und was liegt näher, als erneut einen Termin zu vereinbaren? Genau darin liegt die Gefahr. Denn mit jeder neuen Behandlung bleibt Ihr Körper im gleichen Muster gefangen. Sie spüren kurzfristige Linderung, aber langfristig verändert sich nichts. Für den Therapeuten bedeutet das jedoch etwas anderes: ein regelmäßiger Patient, der zuverlässig Umsatz bringt. Es ist kein Geheimnis, dass im Gesundheitswesen wiederkehrende Patienten eine sichere Einnahmequelle sind. Wer jedes Mal die gleiche manuelle Behandlung erhält, wird von diesem Ritual abhängig gemacht. Besonders heikel wird es, wenn man bedenkt, dass manche

Therapien den Patienten sogar „krank halten“ können. Nicht weil der Therapeut böswillig ist, sondern weil das System es belohnt, wenn Symptome bleiben. Ein dauerhafter Schmerzpatient sichert mehr Behandlungen als ein schnell genesener Mensch. Und so kommt es, dass kurzfristige Erleichterung als Erfolg verkauft wird, während die eigentliche Ursache oft unangetastet bleibt.

Doch die Problematik beschränkt sich nicht nur auf Therapeuten. Auch in der ärztlichen Welt gibt es wirtschaftliche Schieflagen. Ein konservativer Behandlungsansatz, also die Therapie mit gezielter Bewegung, Training und Aufklärung, bringt dem Arzt in vielen Fällen nur eine geringe Vergütung. Eine Operation hingegen ist deutlich besser bezahlt. Es wäre naiv zu glauben, dass solche Unterschiede in der Bezahlung keine Rolle spielen. Natürlich gibt es Ärzte, die rein nach bestem Wissen und Gewissen handeln. Aber es gibt auch diejenigen, die schneller zum Skalpell greifen, weil es lukrativer ist. Für den Patienten bedeutet das nicht selten: Ein großer Eingriff wird durchgeführt, obwohl eine kleinere Maßnahme ausreichend gewesen wäre.

Doch warum fühlen sich Patienten nach manuellen Therapien oft so wohl, dass sie trotz ausbleibenden Langzeiteffekts wieder hingehen? Hier kommt die Biochemie ins Spiel. Körperliche Nähe, Berührung und Aufmerksamkeit führen nachweislich dazu, dass unser Körper Oxytocin ausschüttet. Dieses sogenannte Kuschelhormon wirkt beruhigend, stresslösend und vermittelt ein Gefühl von Geborgenheit. Studien zeigen, dass Umarmungen, liebevolle Berührungen, aber auch therapeutische Massagen den Oxytocinspiegel steigen lassen können. Für Sie als Patient bedeutet das: Allein die Tatsache, dass jemand sich lange mit Ihnen beschäftigt, Sie berührt und Ihnen zuhört, erzeugt ein messbares Wohlgefühl. Das ist angenehm, aber es ist kein Beweis dafür, dass die Ursache Ihrer Beschwerden gelöst wird.

Damit wollen wir nicht sagen, dass jede manuelle Behandlung nutzlos ist. Im Gegenteil! Sie kann ein wertvoller Bestandteil einer Therapie sein und kann Schmerzen lindern, Bewegungen erleichtern und Vertrauen schaffen. Aber sie ist eben kein Allheilmittel. Und sie darf niemals dazu führen, dass Patienten im Kreislauf von Termin zu Termin gefangen bleiben, ohne echte Fortschritte zu machen. Das Entscheidende ist, dass Sie als Patient verstehen: Kurzfristige Erleichterung ist nicht gleichbedeutend mit Heilung. Wenn Sie nach jeder Sitzung wieder zurückfallen, wenn der Schmerz wie ein Pendel immer wiederkehrt, dann läuft etwas falsch.

Eine sinnvolle Therapie muss langfristig wirken. Sie sollte Sie in die Lage versetzen, selbst aktiv Einfluss auf Ihren Körper zu nehmen – und nicht in ewiger Abhängigkeit von Behandlungen zu bleiben.

Und auch wenn die wirtschaftlichen Interessen hinter vielen Therapien real sind, bedeutet es nicht, dass jeder Therapeut oder Arzt aus Profitgier handelt. Aber es bedeutet, dass Sie aufmerksam sein sollten. Fragen Sie sich: Hilft mir diese Behandlung wirklich auf Dauer oder verschafft sie nur einen kurzen Wohlfühlmoment? Bekomme ich Werkzeuge an die Hand, um selbst etwas zu ändern

oder werde ich in der Rolle des passiven Patienten festgehalten?
Am Ende geht es darum, Verantwortung zurückzuholen – zu sich selbst und zum eigenen Körper. Denn echte Heilung geschieht nicht durch Abhängigkeit, sondern durch Eigenständigkeit. Lassen Sie sich nicht von kurzfristigen Wohlfühleffekten blenden. Ihr Körper verdient mehr: eine Therapie, die langfristig trägt, die auf nachhaltiger Veränderung basiert und nicht auf wiederkehrenden Ritualen.

DIE OBERFLÄCHLICHE ORTHOPÄDIE

Es gibt aber auch noch ein weiteres Problem. Stellen wir uns eine typische Situation vor: Ein Patient betritt die orthopädische Praxis mit Rückenschmerzen. Er hat vielleicht wochenlang gelitten, nachts kaum geschlafen, tagsüber seine Arbeit nur unter Qualen verrichtet. Erwartungsvoll setzt er sich vor den Arzt. Der Arzt fragt knapp: „Wo tut's weh?" Der Patient deutet auf den unteren Rücken. Es folgt ein kurzes Abklopfen mit zwei Fingern – ungefähr so, wie man auf eine Melone klopft, um ihre Reife zu prüfen. Dann lehnt sich der Arzt zurück, nickt bedeutungsvoll und sagt: „Wir machen ein Röntgenbild, sicherheitshalber auch ein MRT." Dauer der Untersuchung: keine drei Minuten. Ergebnis für den Patienten: keine echte Erklärung, nur die Aussicht auf eine teure Bildgebung. Diese „Minimaluntersuchung" ist kein Einzelfall, sondern für viele Menschen trauriger Alltag. Sie vermittelt dem Patienten, dass sein Körper nicht befragt, sondern fotografiert werden soll. Dabei wird vergessen: Röntgen und MRT sind Hilfsmittel und kein Ersatz für das ärztliche Gespräch und die körperliche Untersuchung.
Vielen Ärzten sind die Folgen einer solchen oberflächlichen Behandlung nicht bewusst:

- Es kommt zum Verlust an Vertrauen, denn der Patient fühlt sich nicht ernst genommen. Statt eines Arztes, der zuhört, nachfragt und erklärt, begegnet er einem „Techniker", der nur Bilder anfordert.
- Es kommt zu Fehlinterpretationen durch Bildgebung: Studien zeigen, dass viele Menschen in Röntgen- oder MRT-Aufnahmen Befunde aufweisen, die keinerlei Beschwerden verursachen. Bandscheibenvorfälle, kleine Arthrosen oder Wirbelkanalverengungen finden sich bei einem großen Teil der beschwerdefreien Bevölkerung. Wenn man jedoch jedes Bild als Begründung für den Schmerz interpretiert, entstehen falsche Diagnosen und oft unnötige Therapien.
- Die wahren Ursachen werden übersehen: Myogelosen, Triggerpunkte, Fehlhaltungen oder funktionelle Einschränkungen und Dysbalancen sind in Bildern nicht sichtbar. Sie zeigen sich nur in der Anamnese und bei gezielter Untersuchung. Wer den Patienten nicht sorgfältig begutachtet, übersieht genau diese häufigen Ursachen.
- Die unnötige oder vorzeitige Strahlenbelastung: Ein Röntgenbild ist nicht harmlos. Natürlich ist die Strahlendosis heute deutlich gerin-

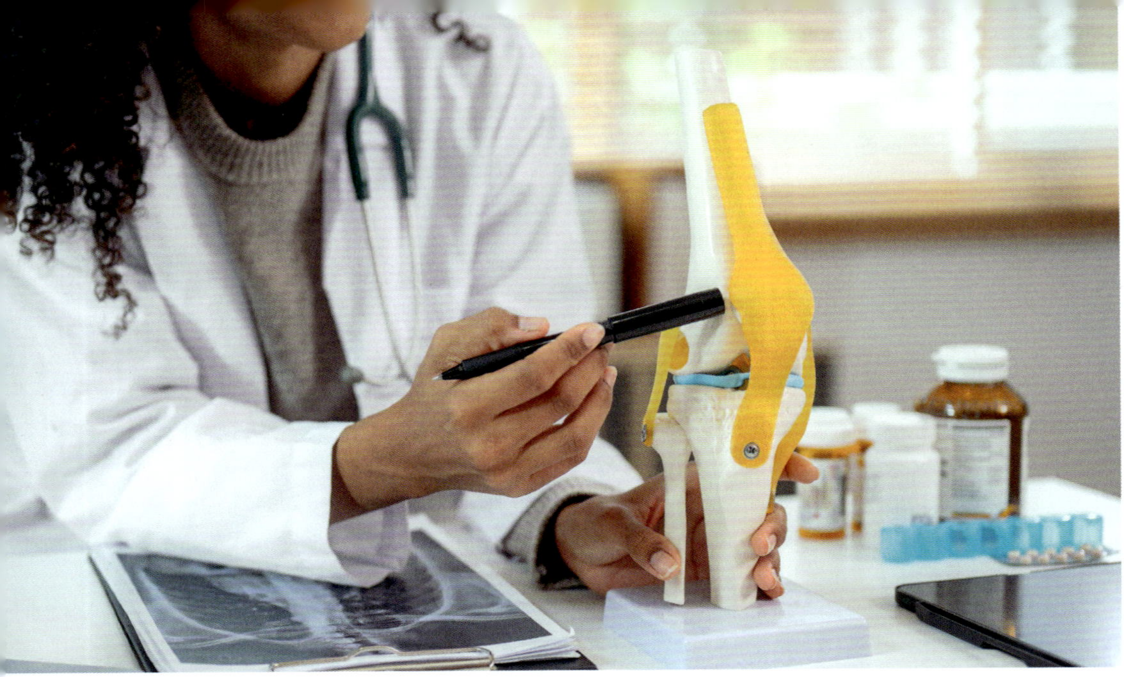

ger als vor Jahrzehnten, aber sie ist vorhanden – und kumuliert über die Jahre. Besonders junge Patienten sollten nicht leichtfertig geröntgt werden. Jeder unnötige Strahlungsimpuls ist einer zu viel.

- Die ökonomische Belastung: MRT und CT sind teuer. Ihre reflexhafte Anforderung belastet die Solidargemeinschaft und verlängert Wartezeiten für die Patienten, die diese Diagnostik wirklich benötigen.

Das Schlimmste bei diesem Vorgehen ist: Diese schlechte Praxis bringt die gesamte Schulmedizin in Verruf. Wenn Patienten erleben, dass sie nur kurz „abgefertigt" werden, entsteht das Bild einer kalten, technikverliebten Medizin, die den Menschen hinter den Beschwerden nicht mehr sieht. Und das Ergebnis liegt klar auf der Hand: Patienten suchen nach Alternativen – und landen bei Heilpraktikern oder zweifelhaften Therapien, die zwar wissenschaftlich unhaltbar, aber wenigstens persönlich und empathisch wirken. Nicht selten hören Patienten dann Sätze wie: „Ihr Arzt hat Sie nicht richtig untersucht, das liegt bestimmt an verklebten Faszien oder gestauten Energien." Und plötzlich wirkt die Pseudomedizin vertrauenswürdiger als die Schulmedizin.

Das Problem ist nicht die Schulmedizin selbst – sie ist hochkompetent, evidenzbasiert und unverzichtbar. Das Problem ist eine schlechte Umsetzung durch Ärzte, die ihre Werkzeuge nicht voll nutzen.

Schauen wir uns das Problem also noch einmal etwas genauer an: Welchen Grund kann es haben, dass Ärzte so schnell zur Bildgebung greifen?

- Zeitdruck: Drei Minuten Abklärung mit einem Klick sind bequemer als etwa zehn Minuten Anamnese und Untersuchung.
- Absicherung: Bilder wirken objektiv. Ein Arzt kann sich leichter rechtfertigen, wenn er ein MRT in der Hand hat, auch wenn die klinische Unter-

suchung viel aussagekräftiger gewesen wäre.

- Patientenerwartung: Viele Patienten erwarten ein Bild. „Nur ein Röntgenbild zeigt doch, was los ist." Ärzte geben diesem Wunsch nach, statt zu erklären, dass nicht alles, was sichtbar ist, auch relevant ist.
- In den letzten Jahren ist vielen Patienten ein Röntgenbild nicht mehr genug. Ein MRT muss es sein. Denn da, so geht die Mär, sähe man ja alles drauf. Viele Patienten folgen dem Irrglauben, dass jeder Schmerz auf Röntgen- oder MRT-Bildern visualisierbar sei.
- Unzureichende Vergütung in der Kassenmedizin: Die Behandlungspauschale ist nicht zeitabhängig. Von daher wird diese fällig, ob nach 2 oder 20 Minuten. Gleichzeitig beträgt diese nur etwa 23 Euro vor Steuer. Daher führt das Schnell-schnell-Verfahren in derselben Zeit zu einem höheren Umsatz, als wenn der Arzt sich Zeit nimmt.

Doch ein guter Orthopäde weiß: Die Bildgebung ist ein Werkzeug, kein Ersatz für die klinische Kunst. Wenn zum Beispiel eine Patientin mit akuten Rückenschmerzen sofort geröntgt wird und das Bild eine kleine Arthrose zeigt, steht die Diagnose. Die eigentliche Ursache – eine verspannte Rückenmuskulatur – bleibt im Röntgen unentdeckt. Die Patientin erhält Schmerzmittel, keine Bewegungstherapie und die Beschwerden kehren zurück.
Es ist bemerkenswert, wie groß der Unterschied zwischen guter und schlechter Untersuchung ist und wie wenig Zeit das eigentlich ausmacht. Eine gute Anamnese und Untersuchung, die zügig durchgeführt wird, braucht vielleicht sieben bis zehn Minuten. Eine schlechte Abfertigung dauert keine drei Minuten. Der Unterschied beträgt also sieben Minuten, die über korrekte Diagnose, passende Therapie und das Vertrauen des Patienten entscheiden können. Mit anderen Worten: Wer sich diese Minuten spart, verliert am Ende viel mehr – die Glaubwürdigkeit seines Fachs. Für uns zeigt sich in den letzten zehn Jahren immer mehr, dass die oberflächliche orthopädische Untersuchung keine Lappalie ist, sondern ein ernstes Problem. Sie schadet den Patienten, sie überlastet das Gesundheitssystem und gefährdet die Glaubwürdigkeit der Medizin. Ein Orthopäde, der nur auf den Rücken klopft und sofort zum Röntgen überweist, verpasst den Kern seiner Aufgabe, den Menschen zu untersuchen, zu verstehen und in seiner Gesamtheit zu behandeln.
Wir brauchen also keine Abkehr von der Schulmedizin, sondern ihre ehrliche und gründliche Anwendung. Wer den Wert einer sorgfältigen Anamnese, einer präzisen Untersuchung und einer gezielten Bildgebung kennt, schützt nicht nur seine Patienten, sondern auch den Ruf der Medizin. Denn schlechte Orthopädie ist nicht nur schlechte Medizin – sie ist Verrat an einem Fach, das eigentlich alle Werkzeuge besitzt, um Menschen wirksam und nachhaltig zu helfen.

DER WEG FÜHRT IN DIE PSEUDOMEDIZIN

Viele Patienten verlassen nach einer oberflächlichen orthopädischen Untersuchung die Praxis mit dem Gefühl: „Der Arzt hat mich gar nicht richtig angeschaut.“ Wenn dann noch das Rezept für Schmerzmittel oder die schnelle Überweisung ins MRT folgt, wächst der Frust. Der Patient fühlt sich nicht ernst genommen, sein Schmerz bleibt unsichtbar und er sucht nach Alternativen. So landen viele Menschen bei Osteopathen, Heilpraktikern, Chiropraktikern oder selbst ernannten Faszienspezialisten. Auffällig dabei ist: Patienten sind bereit, für diese Behandlungen privat Geld auszugeben – oft nicht wenig. Während der Orthopäde für die Untersuchung eines gesetzlich versicherten Patienten von der Krankenkasse im Durchschnitt wie gesagt nur 23 Euro erhält, bezahlen Patienten für alternative Angebote:

- Osteopathie: 80 bis 120 Euro pro Sitzung
- Chiropraktik: 50 bis 90 Euro pro Sitzung
- Heilpraktiker: 60 bis 100 Euro pro Sitzung
- Faszienmassage oder -therapie: 50 bis 80 Euro pro Sitzung

Und das oft aus eigener Tasche, ohne Erstattung durch die Krankenkasse – und zwar aus einem einfachen Grund: Der Patient bekommt dort etwas, was er in der Kassenorthopädie allzu oft vermisst: Zeit, Berührung und Zuwendung. Der entscheidende Punkt ist nicht, dass die Pseudomedizin wissenschaftlich überlegen wäre, im Gegenteil. Viele ihrer Theorien sind nachweislich falsch oder unbewiesen. Aber sie verkauft dem Patienten etwas, das in unserem System knapp geworden ist. Der Osteopath hört eine halbe Stunde zu, tastet ausführlich, erklärt in Bildern. Der Heilpraktiker fragt nach Schlaf, Ernährung, Kindheit. Der Chiropraktiker untersucht jeden Wirbel mit den Händen. Der Faszienspezialist nimmt sich Zeit, den Körper mit Griffen zu „befreien“. Das alles vermittelt dem Patienten das Gefühl des Ernstgenommenwerdens und des Kümmerns. Und genau diese Zeit ist der teuerste Bestandteil, nicht die Methode selbst. Der Patient kauft also nicht die Therapie, sondern Aufmerksamkeit.

Er kauft eine Form von „ärztlicher Zuwendung“, die das Solidarsystem der gesetzlichen Krankenversicherung so nicht vorsieht, weil die Bezahlung für Ärzte zu gering ist, um 30 Minuten oder länger pro Patienten aufzuwenden. Aber gerade Zuwendung wirkt. Hier lohnt sich ein Blick auf die Wissenschaft: Wie bereits erwähnt, zeigen zahlreiche Studien, dass allein Zuwendung, Empathie und Berührung messbar schmerzlindernde Effekte haben, wie …

- der Placeboeffekt: Schon die Erwartung, dass eine Behandlung hilft, reduziert Schmerzen über zentrale Mechanismen im Gehirn.
- die Kontextfaktoren: Die warme Stimme des Therapeuten, die beruhigende Atmosphäre, das Gefühl von Aufmerksamkeit steigern die Wirksamkeit – unabhängig von der Methode.
- Berührung: Körperlicher Kontakt aktiviert das parasympathische Nervensystem, reduziert Stresshormone und senkt die Muskelspannung. Schon eine einfache Massage oder das Auflegen der Hand kann Beschwerden lindern.

Das erklärt, warum Patienten nach einer osteopathischen Sitzung oder einer Faszienmassage sagen: „Es geht mir besser“, obwohl kein wissenschaftlich belegter Mechanismus für die behaupteten „Verklebungen“ oder „Blockaden“ existiert. Man könnte in Versuchung kommen und sagen „Wer heilt, hat recht!“, aber da gibt es ein Problem. Und dieses Problem ist nicht, dass der Patient sich kurzfristig besser fühlt. Das Problem ist, dass diese Wirkung nicht nachhaltig ist: Nach einigen Tagen oder Wochen kehrt der Schmerz zurück. Der Patient bucht die nächste Sitzung und wieder sind 80, 100 oder 120 Euro weg. Über Monate oder Jahre entsteht so eine Abhängigkeit: Der Patient glaubt, er brauche regelmäßig diese Behandlung, sonst verschlimmern sich die Beschwerden. Noch gefährlicher ist, dass Pseudomedizin nicht nur teuer, sondern auch riskant sein kann: Chiropraktische Manipulationen an der Halswirbelsäule sind zum Beispiel mit Schlaganfällen und Gefäßverletzungen in Verbindung gebracht worden. Daher sollten diese Anwendungen nur nach sorgfältiger Untersuchung und bildgebender Diagnostik erfolgen. Heilpraktiker verzichten oft darauf, wodurch Krankheiten wie Tumoren oder rheumatische Erkrankungen übersehen werden können. Osteopathische oder „fasziale“ Erklärungen wie „Verklebungen“ sind wissenschaftlich nicht haltbar – sie verschleiern die eigentliche Ursache von Schmerzen. Im schlimmsten Fall verliert der Patient nicht nur Zeit und Geld, sondern seine Gesundheit. Dennoch boomt die Pseudomedizin – und die Faszination dafür hat mehrere Gründe:

- ▶▶▶ Einfachheit: Komplexe Schmerzen werden auf eine simple Erklärung reduziert: „Ihre Faszien sind verklebt“, „Ihr Becken ist blockiert“.
- ▶▶▶ Handlungsoption: Der Patient fühlt: „Ich kann etwas tun. Ich kann diese Verklebung lösen lassen.“
- ▶▶▶ Empathie: Die Therapeuten hören zu, fragen nach dem Leben, berühren. Dies alles sind Dinge, die viele in der Kassenmedizin vermissen.
- ▶▶▶ Individuelle Zuwendung: Während in der Orthopädie oft nicht mehr als fünf Minuten zur Verfügung stehen, verbringt der Osteopath 45 Minuten mit dem Patienten.

Besonders bedenklich ist, dass einige gesetzliche Krankenkassen osteopathische Behandlungen inzwischen anteilig bezuschussen – obwohl deren Wirksamkeit nicht evidenzbasiert nachgewiesen ist. Warum das so ist, wissen wir nicht. Auf manchen Homepages wird Osteopathie oder „Faszientherapie“ sogar empfohlen. Das ist ein fatales Signal: Statt die evidenzbasierte Medizin zu stärken, werden pseudomedizinische Angebote legitimiert. Patienten interpretieren dies als „offizielles Gütesiegel“ und glauben, die Wirksamkeit sei damit wissenschaftlich bestätigt – was nicht der Fall ist. So entsteht für den Patienten ein paradoxes Bild: In der Kassenmedizin erhält der Orthopäde 23 Euro und damit ein Anreizsystem, möglichst schnell und damit oft nur oberflächlich zu arbeiten. In der Pseudomedizin hingegen zahlt der Patient 80 bis 120 Euro selbst und bekommt dafür Zeit und Zuwendung, wenn auch ohne wissenschaftliche Grundlage. Das Ergebnis:

Patienten wandern ab, die seriöse Schulmedizin verliert Vertrauen und das Gesundheitswesen subventioniert indirekt unwirksame Therapien. Lösungsmöglichkeiten für diese Entwicklung gibt es – nur packt sie keiner an:

- Mehr Zeit für Ärzte: Die Vergütungssysteme müssen so angepasst werden, dass Orthopäden sich wieder ausreichend Zeit für Anamnese und Untersuchung nehmen können.
- Klare Kommunikation: Ärzte müssen Patienten erklären, dass Zuwendung wichtig ist – aber nicht gleichbedeutend mit unwissenschaftlichen Methoden.
- Keine Förderung der Pseudomedizin: Krankenkassen sollten aufhören, Osteopathie oder ähnliche Verfahren finanziell zu unterstützen. Stattdessen sollte evidenzbasierte Bewegungstherapie, Physiotherapie und Prävention gestärkt werden.
- Aufklärung der Patienten: Patienten müssen verstehen: Das, was sie beim Osteopathen kaufen, ist Zeit und Zuwendung und nicht die Lösung ihrer Beschwerden.

Der Weg in die Pseudomedizin ist für uns strukturiert denkende und handelnde Orthopäden nachvollziehbar, aber gefährlich. Patienten suchen nach Aufmerksamkeit und Fürsorge, die sie in der Kassenorthopädie oft vermissen. Dafür sind sie bereit, viel Geld zu bezahlen, und finanzieren so Behandlungen, die wissenschaftlich nicht wirksam, oft nicht nachhaltig und manchmal sogar riskant sind. Das Problem liegt dabei nicht in der Schulmedizin selbst. Das Problem ist, dass Ärzte durch ein unzureichendes Vergütungssystem in die Rolle gedrängt werden, zu schnell und zu oberflächlich zu arbeiten. Die Lösung kann daher nicht heißen, Patienten in die Pseudomedizin ziehen zu lassen. Die Lösung heißt: Schulmedizin stärken, Zeit für Zuwendung schaffen, Patienten ehrlich und verständlich aufklären. Denn echte Hilfe entsteht dort, wo Wissenschaft und Menschlichkeit zusammenkommen – nicht in der Illusion von verklebten Faszien oder blockierten Energien.

EINSEITIGKEIT BIRGT DIE GEFAHR DER FEHLDIAGNOSE

Schmerzen am Bewegungsapparat sind selten monokausal. Sie entstehen durch ein komplexes Zusammenspiel aus Muskulatur, Gelenken, Nerven, Haltung, Stoffwechsel und nicht zuletzt dem Gehirn. Wer hier zu früh ruft: „Das sind die Faszien!", macht es sich nicht nur zu einfach, er gefährdet seine Patienten. Wenn ein Patient mit anhaltenden Rückenschmerzen vorstellig wird, kann dies eine Vielzahl an Ursachen haben:

- muskuläre Dysbalancen
- Blockierungen im Kreuzdarmbeingelenk (Iliosakralgelenk) oder den kleinen Wirbelkörpergelenken (Facettengelenken)
- Bandscheibenvorwölbungen oder -vorfälle
- Arthrose in den kleinen Wirbelgelenken
- entzündliche Erkrankungen

Wird all das ignoriert, weil der Therapeut nur die Faszie „behandeln" möchte, dann wird wertvolle Zeit verspielt. Eine Arthrose schreitet weiter voran, ein Bandscheiben-

vorfall wird chronisch, ein entzündliches Leiden bleibt unbehandelt. Der Patient fühlt sich vielleicht kurzfristig besser, doch das Problem wächst im Hintergrund weiter. Das eigentliche Risiko liegt darin, dass Patienten ein falsches Krankheitsmodell verinnerlichen. Wer einmal gehört hat, seine Schmerzen kämen von „verklebten Faszien", glaubt dies oft hartnäckig – selbst wenn ärztliche Befunde eine ganz andere Sprache sprechen. So werden Diagnosen wie Osteoporose, rheumatische Erkrankungen oder gar Tumoren verspätet erkannt, weil der Patient lange auf Rollen, Massagen und Spezialkurse setzt. Natürlich ist es verführerisch, eine schnelle Antwort zu haben. „Ihre Faszien sind schuld" klingt einfach, plastisch und irgendwie nachvollziehbar. Doch gerade in der Medizin sind einfache Antworten oft falsch. Beschwerden am Bewegungsapparat sind multifaktoriell – und genau deshalb so schwierig. Wer einen Teil des Systems überhöht, blendet den Rest aus. Auch Behandler laufen Gefahr, durch den Faszienhype den Blick für das Wesentliche zu verlieren. Ein Arzt, der sich fälschlicherweise nur noch auf eine bildgebende Diagnostik versteift, anstatt auf funktionelle Anatomie, muskuläre Zusammenhänge und Bewegungsketten zu achten, und ein Physiotherapeut, der seinen Fokus nur noch auf ein einziges Gewebe reduziert und sein Handeln durch Tastbefunde und suggestive Tests, wie „Die Faszie fühlt sich verhärtet an", begründet, verschaffen den Patientinnen und Patienten eine Therapie, die die wahren Ursachen nicht adressiert. Schauen wir uns hierzu noch ein kurzes Beispiel aus der Praxis an: Ein 45-jähriger Mann mit seit Wochen zunehmenden Rückenschmerzen sucht Hilfe. Statt einer gründlichen Untersuchung erhält er eine Erklärung: „Das sind verklebte Faszien."
Er rollt, massiert, dehnt und fühlt sich kurzzeitig besser. Monate später kommt er zum Orthopäden: Die Schmerzen sind schlimmer geworden, hinzu kommen Taubheitsgefühle im Bein. Die Diagnose: ein fortgeschrittener Bandscheibenvorfall, der längst hätte behandelt werden müssen. Hier ist wertvolle Zeit verloren gegangen. Zeit, in der konservative Therapien vielleicht noch hätten helfen können.
Die Fixierung auf die Faszie birgt die Gefahr, dass schwerwiegende Diagnosen übersehen oder zu spät gestellt werden. Patienten erhalten falsche Krankheitsmodelle, Therapeuten verlieren den Blick für das Ganze. In der Medizin ist es immer gefährlich, wenn ein Gewebe oder eine Struktur zum Sündenbock für alles erklärt wird. Denn am Ende zahlt der Patient den Preis – mit seiner Gesundheit.

DIE KUNST DER ORTHOPÄDISCHEN UNTERSUCHUNG

Um solche Fehldiagnosen zu verhindern, muss eine gute, zweckmäßige und vollständige Untersuchung vollkommen anders ablaufen, als wir es vorhin beschrieben haben. So nimmt sich ein guter Orthopäde Zeit, er hört zu, er schaut hin, er tastet nach und er denkt immer in Zusammenhängen. Denn der Rücken, der Nacken oder das Knie sind nicht isolierte Bausteine, sondern Teil eines komplexen Systems, in dem Haltung, Bewegung und Lebensumstände untrennbar miteinander verwoben sind. Daher werden wir im

Folgenden beschreiben, wie eine sorgfältige orthopädische Untersuchung aufgebaut sein sollte. Sie ist nicht nur das Abhaken von Standardtests, sondern eine Kunst, die Erfahrung, Fingerspitzengefühl und klinisches Wissen vereint. Die eigentliche Diagnostik beginnt nicht mit den Händen, sondern mit den Ohren. Eine gründliche Anamnese ist der Schlüssel zu jeder orthopädischen Untersuchung. Hier erzählt der Patient seine Geschichte und in dieser Geschichte liegt schon ein Teil der späteren Diagnose. Ein guter Orthopäde fragt nicht nur: „Wo tut es weh?“, sondern auch:

- „Seit wann bestehen die Beschwerden?“
- „Gab es einen auslösenden Moment oder kamen die Schmerzen schleichend?“
- „Wie äußern sie sich: dumpf, stechend, ziehend, ausstrahlend?“
- „Gibt es Faktoren, die die Schmerzen verschlimmern oder lindern?“
- „Bestehen nächtliche Beschwerden oder Morgensteifigkeit?“
- „Wie wirken sich die Schmerzen auf den Alltag aus?“

Das sind vielleicht auch die Punkte, über die man sich als Patient vor dem Aufsuchen der Praxis Gedanken machen sollte – gerne auch als schriftliche Notiz, damit sie in aller Gesprächsaufregung nicht verloren gehen. Hinzu kommen die Fragen nach Vorerkrankungen, Operationen, Medikamenten und familiären Belastungen. Auch der Lebensstil spielt eine zentrale Rolle: Beruf, sportliche Aktivität, Stressfaktoren und Bewegungsgewohnheiten. Ein Orthopäde, der diesen Fragen Raum gibt, erfährt nicht nur etwas über den Schmerz, sondern auch über den Menschen. Nach dem Zuhören folgt das Sehen. Die Inspektion des Patienten ist mehr als ein flüchtiger Blick. Sie umfasst:

- die Haltung: Wie steht und sitzt der Patient? Gibt es Schonhaltungen, Skoliosen, Rundrücken oder Hohlkreuz?
- die Symmetrie: Sind Schultern, Becken und Wirbelsäule gerade oder gibt es Höhenunterschiede?
- den Muskelstatus: Wirken bestimmte Muskelgruppen abgeschwächt, verkürzt oder überaktiv?
- das Gangbild: Schon beim Betreten des Raumes zeigt sich, ob jemand schont, hinkt oder Bewegungen vermeidet. Ein erfahrener Orthopäde erkennt hier bereits erste Hinweise auf den typischen „steifen Nacken“, er erkennt den asymmetrischen Gang bei Hüftproblemen und die Schonhaltung bei einem möglichen Bandscheibenvorfall.

Die Hände sind das wichtigste Instrument des Orthopäden. Durch die manuelle Untersuchung (Palpation) lassen sich Muskeltonus, Temperaturunterschiede, Verhärtungen und Schmerzpunkte erfassen. Besonders wichtig ist das gezielte Abtasten der Muskulatur auf beiden Seiten im Vergleich:

- Finden sich Myogelosen?
- Gibt es Triggerpunkte, die bei Druck Schmerzen auslösen und in andere Regionen ausstrahlen?
- Ist die Muskulatur weich und elastisch oder gespannt und „bretthart“?
- Liegt eine Schwellung oder Überwärmung der Gelenke vor?

- Sind die Gelenkspalten druckschmerzhaft?
- Lässt sich eine Instabilität feststellen?

Die Untersuchung mit den Händen erfordert viel Erfahrung. Sie ist kein mechanisches Drücken, sondern eine Art Dialog mit dem Gewebe, bei dem die Hände zuhören, wie Muskeln und Gelenke reagieren. Anschließend erfolgt die aktive und passive Bewegungsprüfung:

- Aktive Bewegungen: Der Patient führt Bewegungen selbst durch. So wird deutlich, wie weit er sich ohne Hilfe bewegen kann und wo Schmerzen auftreten.
- Passive Bewegungen: Der Orthopäde bewegt die Gelenke des Patienten, um zu prüfen, ob die Einschränkung durch Schmerzen, durch Blockaden oder durch strukturelle Probleme entsteht. Hierbei werden Bewegungsumfänge gemessen und mit der Norm verglichen. Auch der sogenannte Endgefühltest, der den Gelenkwiderstand am Ende der passiven Bewegung beschreibt, gibt Hinweise, ob eher Muskeln, Gelenke oder Knochenstrukturen betroffen sind.

Wenn der Patient zum Beispiel den Arm nicht über 90 Grad heben kann, stellt sich die Frage, ob der Grund dafür der Schmerz der Supraspinatussehne, eine Blockade der Schulterkapsel oder die Schonhaltung durch einen Nackenmuskel ist? Die Bewegungsprüfung liefert die entscheidenden Hinweise. Ergänzend hierzu gibt es noch spezielle Tests. Dazu gehören:

- im Bereich der Wirbelsäule: Lasègue-Test für Ischiasreizungen, Schober-Maß für Lendenwirbelsäulenbeweglichkeit, Vorbeuge- und Seitneigetest für Skoliosen
- an der Schulter: Impingement-Tests (Neer, Hawkins), Rotatorenmanschetten-Tests (Jobe, Lift-off)
- an Hüfte und Knie: Drehmann-Zeichen, Meniskus- und Kreuzbandtests
- an Händen und Füßen: Daumentests für Rhizarthrose, Zehenstellung und Fußgewölbeprüfung

Ein guter Orthopäde nutzt diese Tests nicht wie ein starres Programm, sondern zielgerichtet, angepasst an die Beschwerden. Da viele orthopädische Erkrankungen Nerven betreffen, gehört auch eine neurologische Basisuntersuchung dazu:

- die Sensibilitätsprüfung (Berührung, Temperatur, Vibration)
- die Reflexprüfung (Patellarsehnenreflex, Achillessehnenreflex etc.)
- Krafttests bestimmter Muskelgruppen
- Test von Koordination und Gleichgewicht

Durch diese Tests zeigt sich gerade bei Bandscheibenproblemen oder Engpasssyndromen, ob ein Nerv beeinträchtigt ist. Sie sehen, die körperliche Untersuchung ist das Fundament und bringt in Kombination mit den Ergebnissen der Anamnese in 70 Prozent der Fälle schon mal einen entscheidenden Hinweis auf die Ursache der Beschwerden – doch manchmal braucht es Zusatzdiagnostik. Ein guter Orthopäde setzt diese gezielt ein, nicht reflexhaft:

- Röntgen: für Knochen, Gelenke, Arthrose
- MRT: für Bandscheiben, Sehnen, Weichteile
- Ultraschall: dynamische Untersuchung von Muskeln und Sehnen

▶▶▶ Laborwerte: bei Verdacht auf Entzündungen oder rheumatische Erkrankungen

Wichtig ist, dass die Bildgebung nie allein über die Diagnose entscheidet, sondern im Kontext mit Anamnese und Untersuchung gesehen wird. Abschließend werden alle Befunde in einem „Synthesegespräch“ zusammengeführt, in dem der Arzt in klärenden Worten und, ohne zu viele Fachbegriffe zu verwenden, seinem Patienten erklärt, was er gefunden hat, was das für den Alltag bedeutet und welche weiteren Schritte sinnvoll sind. Denn auch hier gibt es viele Möglichkeiten, die individuell gestaltet und kombiniert werden können: Therapie, Physiotherapie, Training, gegebenenfalls Operation.

Dieses Gespräch ist mehr als nur eine Diagnosemitteilung. Der Patient muss verstehen, was los ist. Denn nur so lassen sich nicht begründbare Ängste abbauen und der Betroffene hat weniger Angst und ist eher bereit, aktiv an seiner Genesung mitzuwirken. Eine gute orthopädische Untersuchung sollte also immer systematisch, gründlich und individuell sein. Was sie von einer oberflächlichen Routineuntersuchung unterscheidet, ist die Haltung des Arztes: Interesse, Sorgfalt, Respekt und die Fähigkeit, den Menschen hinter dem Symptom zu sehen. So entsteht eine Untersuchung, die nicht nur Diagnosen stellt, sondern den Patienten das Gefühl gibt, ernst genommen zu werden. Und genau das ist die Grundlage einer erfolgreichen Therapie – sei es bei Rückenschmerzen, Nackenproblemen oder jeder anderen orthopädischen Beschwerde.

WENN DIE IDEE WERTVOLLER IST ALS DIE FAKTEN

So sollte der Besuch beim Orthopäden eigentlich ablaufen. Wer aber von einem Arzt zum nächsten tingelt und immer wieder ohne wirksame Therapieansätze oder eine befriedigende Diagnose zu Hause auf dem Sofa landet und leidet, sucht logischerweise außerhalb der Arztpraxen nach Hilfe. Und findet sie vermeintlich bei „Faszienspezialisten“, was man eigentlich niemandem mit einer solchen Vorgeschichte übel nehmen kann. Bedenken Sie jedoch: Viele der Studien, die als Beleg für die Bedeutung der Faszie angeführt werden, halten einer genaueren Betrachtung nicht stand. Oft handelt es sich um Tierversuche, bei denen Gewebe unter Bedingungen untersucht wurde, die mit dem menschlichen Alltag wenig zu tun haben. Oder es wurden Laborexperimente durchgeführt, in denen Faszienstreifen gedehnt, gezerrt und mechanisch belastet wurden – fernab des komplexen Zusammenspiels von Muskeln, Nerven und Gehirn, das den menschlichen Schmerz tatsächlich bestimmt. Aus diesen Beobachtungen werden dann großspurige Schlüsse gezogen: Die Faszien „verklebten“, die Faszien seien die Quelle von Rückenschmerzen und die Faszien reagierten sensibler als Muskeln. Doch das ist wissenschaftlich dünnes Eis. Wer genau hinschaut, erkennt: Hier wird Korrelation mit Kausalität verwechselt. Denn während eine Korrelation lediglich einen statistischen Zusammenhang zwischen zwei Variablen, wie zum Beispiel der Faszie und dem Schmerz, anzeigt, der aber keine Ursache-Wirkung-

Beziehung impliziert und durch eine dritte Variable erklärt werden könnte, beschreibt Kausalität eine direkte Ursache-Wirkung-Beziehung, bei der eine Variable die andere verursacht. Aus diesem Grund kann man nicht einfach von einer Korrelation auf Kausalität schließen, da andere Faktoren eine Rolle spielen können, die nicht direkt erkennbar sind. In unserem Fall sind dies die unzähligen anderen Komponenten unseres Bewegungsapparates, die häufig vollkommen außer Acht gelassen werden, wenn Schmerzen mit verklebten Faszien erklärt werden. Denn nur weil Faszien im Krankheitsfall Veränderungen zeigen, bedeutet dies noch lange nicht, dass sie auch die Ursache dafür sind.

Hinzu kommt ein altbekanntes Problem der modernen Forschung: die Interessenkonflikte. Studien, die von Herstellern von Faszienrollen oder Fortbildungsinstituten finanziert werden, kommen erstaunlicherweise fast immer zu dem Ergebnis, dass die Faszie eine zentrale Rolle spielt. Und das ist natürlich kein Zufall. Wer ein Produkt verkaufen möchte, braucht ein wissenschaftliches Fundament – und sei es noch so brüchig. So werden Ergebnisse geschönt, Hypothesen werden zu Fakten hochstilisiert und Zweifel elegant verschwiegen. Was bleibt, ist häufig nicht mehr als ein Placeboeffekt. Die Patienten spüren nach einer Behandlung kurzfristig eine Besserung – nicht weil die Faszie tatsächlich „entklebt" wurde, sondern weil Berührung, Bewegung und Erwartungshaltung wirken. Placeboeffekte sind mächtig, aber sie sind kein Beweis für eine eigenständige Rolle der Faszien.

Ein schönes Beispiel, wie sehr Wunschdenken und Werbung im Gesundheitsbereich Hand in Hand gehen, ist auch die Geschichte darüber, wie sich der Mythos der 10.000 Schritte für ein gesundes Leben in unseren Köpfen festgesetzt hat. Entstanden ist diese Aussage nämlich nicht auf Grundlage der Wissenschaft, sondern weil ein japanisches Unternehmen in den 1960er-Jahren einen Schrittzähler entwickelt hatte, der nun an die Menschen gebracht werden sollte. Bestes Argument: Gehe pro Tag x Schritte und du wirst gesund bleiben. Natürlich machte es an dieser Stelle Sinn, eine so hohe Zahl zu wählen, die über eine reflektierte Selbsteinschätzung schwer zu fassen ist. Denn zur Kontrolle der täglichen Schritte gab es ja nun zum Glück den Schrittzähler! Anders als in der heutigen Faszienindustrie machte man sich damals allerdings noch nicht einmal die Mühe, Studien zu kreieren, die die These angeblich belegen. Es reichte schlichtweg aus, ein Produkt als schnelle und einfache Lösung in Kombination mit einem Gesundheitsversprechen auf den Markt zu werfen. Dieses Konzept war so erfolgreich, dass sich der 10.000-Schritte-Mythos sogar heute noch hält, obwohl zahlreiche Studien mittlerweile belegen, dass bereits um die 5.000 Schritte am Tag deutliche Vorteile mit sich bringen und zum Beispiel das Risiko für Herz-Kreislauf-Erkrankungen oder Diabetes senken können. Aber: Unsere Schritte allein reichen nicht aus! Mit dem Werbeversprechen wurde suggeriert, dass man nur genügend gehen müsse, um die Wahrscheinlichkeit für bestimmte

Erkrankungen zu reduzieren. Vollkommen außer Acht gelassen wurde hier, dass gerade in Bezug auf unser Herz-Kreislauf-System Ernährung, Stress- und Schlafmanagement sowie ein ganzheitlicher, gesunder Lebenswandel eine ebenso ausschlaggebende Rolle spielen wie tägliche Bewegung.
Und damit kommen wir zurück zu den Studien, die zum Thema Faszien als Argumentationsgrundlage herangezogen werden. Um zu verstehen, wieso die dünne Studienlage ausreicht, um so viele Menschen zu überzeugen, muss man eines wissen: In der Wissenschaft gilt der Grundsatz „Außergewöhnliche Behauptungen erfordern außergewöhnliche Belege". Bei der Faszie ist es genau umgekehrt – hier reichen kleinste Beobachtungen, um riesige Behauptungen aufzustellen. Was im Labor an einem Gewebestreifen passiert, wird in populärwissenschaftlichen Büchern plötzlich als Erklärung für alle Rückenschmerzen verkauft. Die Folge: Ein Mythos entsteht, der mit echter Wissenschaft kaum noch etwas zu tun hat. Und wie wir bereits an der Geschichte über den Schrittzähler feststellen konnten, ist solch ein Mythos so attraktiv, weil er einfache Antworten liefert, wo sonst nur Unsicherheit herrscht. Rückenschmerzen, Verspannungen, Bewegungseinschränkungen – all das sind komplexe Probleme mit vielen Ursachen. Die Vorstellung, dass ein einziges Gewebe dafür verantwortlich ist, wirkt beruhigend. Es reduziert die Komplexität auf eine einfache Erklärung. Aber gerade diese Einfachheit ist das Problem. Sie ist Wunschdenken, keine Wissenschaft. Denn die Wissenschaft zur Faszie ist bei Weitem nicht so eindeutig, wie es die Schlagzeilen versprechen. Vieles ist vorläufig manches überinterpretiert, vieles schlicht interessengeleitet. Wer nüchtern hinschaut, erkennt: Die Faszie ist nicht die große Revolution, sondern ein Beispiel dafür, wie aus schwachen Daten große Geschichten gestrickt werden. Und genau das macht den Faszienhype so gefährlich – er verkauft Hoffnung und Einfachheit, wo eigentlich differenzierte Medizin gefragt wäre.

LIFESTYLE VERSUS LEBENSSTIL

Und dieser Gedanke nach der schnellen und unkomplizierten Hilfe kommt nicht von ungefähr! In einer Zeit, in der Forschung und Wissenschaft Antworten auf viele Fragen wissen, in der Medizin von Gentherapien gesprochen wird und sogar schon operative Eingriffe beim ungeborenen Kind durchgeführt werden, sind die Menschen mehr und mehr davon überzeugt, dass es Therapien für alle Beschwerden gibt. Die Wahrheit ist aber auch, dass die moderne Medizin bei Weitem nicht alle Krankheiten erklären oder behandeln kann – und das betrifft nicht nur komplizierte oder noch wenig erforschte Erkrankungen, sondern auch banale Beschwerden des Bewegungsapparates. Und auch wenn diese Beschwerden in der Regel nicht gefährlich sind, sind sie schmerzhaft, nervig und beeinträchtigen unser Wohlbefinden.
Wie schön wäre es da also, wenn man nur eine Tablette nehmen müsste und alle Symptome wären für immer verschwunden?!
In der heutigen Gesellschaft besteht dieser Anspruch nicht selten. Denn viele

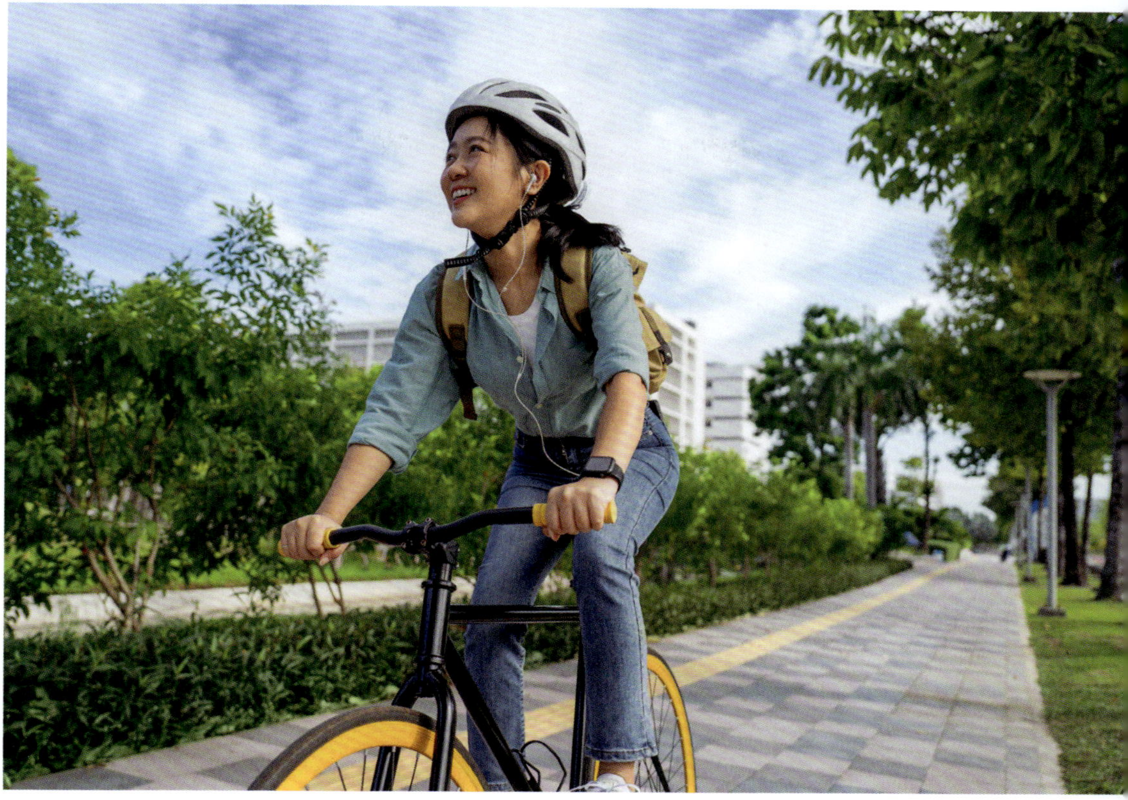

Menschen übernehmen kaum noch Selbstverantwortung für sich und ihren Körper und erwarten, dass die moderne Medizin die auftretenden Probleme für sie löst. Und genau an dieser Stelle kommt es sehr gelegen, wenn geschäftstüchtige Leute mit klaren Diagnosen inklusive passender Therapien daherkommen und sich die Betroffenen ihr Wohlbefinden einfach erkaufen können.

Dazu kommt, dass die Diagnose „Faszienverklebung" auch erst mal absolut plausibel ist. Aus Sicht des Patienten ist es mehr als verständlich, auf diese These anzuspringen. Passive Übungen, wie die betroffenen Körperregionen über eine Rolle zu ziehen, sind deutlich angenehmer als aktives Training und eine ganzheitliche Ver-haltensumstellung. Sich massieren zu lassen ist einfacher und weniger anstrengend, als sich selbst um Muskel-Faszien-Dehnung und späteren Muskelaufbau zu kümmern. Eine langfristige Besserung kann jedoch nur erfolgen, wenn die Betroffenen offen für grundsätzliche Veränderungen ihres Lebensstils sind. Im Grunde verhält es sich an dieser Stelle genauso wie mit anderen hippen Lifestyleprodukten, die uns einen unkomplizierten Weg in ein gesundes Leben suggerieren – wie zum Beispiel die grüne Nahrungsergänzungspulvermischung, die uns mit allen wichtigen Nährstoffen versorgen soll. Wenn man diesen Shake morgens trinkt, fallen

sämtliche Gedanken um die Ernährung für den Rest des Tages weg. Das Problem: Damit haben wir vielleicht wirklich mehr Nährstoffe zu uns genommen als ohne den Shake, aber wenn die restlichen Mahlzeiten aus Fast Food, fettigen Fertiggerichten und anderen ungesunden Speisen bestehen, bringt der Shake keine Heilung oder Verbesserung, wenn wir an Erkrankungen, wie zum Beispiel Übergewicht oder Diabetes denken.
Grundlage für eine Heilung ist nämlich immer eine kritische Selbstwahrnehmung und Reflexion. Sowohl die körperliche als auch die geistige Haltung im Alltag müssen immer wieder überprüft und korrigiert werden. Wenn wir über Beschwerden am Bewegungsapparat sprechen, bedeutet dies: Fragen, wie „Haben sich Fehlhaltungen und schlechte Haltungsroutinen eingeschlichen?“, „Ist ein höhenverstellbarer Schreibtisch vorhanden und wenn ja, wird er überhaupt richtig benutzt?“, müssen nicht nur gestellt, sondern auch wahrheitsgemäß beantwortet werden. Allein diese kritische Selbstanalyse ist nicht jedermanns Sache. Und wenn dann noch Konsequenzen gezogen werden müssen, wird es richtig schwer. Im modernen Sprachjargon nennt man das „lifestyle modification“. Man muss seine lieb gewonnenen Gewohnheiten ändern. Das gilt für Beschwerden im Bewegungsapparat genauso wie für Bluthochdruck, Diabetes oder andere Stoffwechselerkrankungen. Da die Ursachen aber nicht nur mechanischer Natur sind, geht die Arbeit weiter. Wir müssen uns mit unserem Stressmanagement auseinandersetzen, unsere Schlafroutine überdenken und die Bearbeitung eventueller psychischer Belastungen, die ebenfalls zu muskulären Imbalancen führen können, in Angriff nehmen.
All das ist schwierig und macht anfänglich wenig Spaß. Um muskuläre Beschwerden auf Dauer in den Griff zu bekommen, geht es allerdings nicht ohne körperliches Training und eine neue Geisteshaltung. Auch hier ist der Betroffene selbst gefragt. Der aktive Einsatz steht im Vordergrund – frei nach dem Motto: „No pain, no gain“. Denn nur durch konsequentes Dehnen lassen sich die muskuloligamentären Verkürzungen ausgleichen und durch das aktive Muskeltraining der Antagonisten, also der Gegenspielermuskeln, in ihrer korrekten Position halten. Was dies konkret bedeutet und wie solch ein ganzheitliches Training aussehen kann, darauf gehen wir speziell in Kapitel 4, unserem Übungsteil, noch genauer ein.
Wichtig ist an dieser Stelle erst einmal: Nur durch aktives und ganzheitliches Handeln wird das muskuläre und funktionelle Gleichgewicht wieder hergestellt und kann beibehalten werden. Das alles kostet Schweiß, Zeit und Anstrengung und ist deshalb auf den ersten Blick nicht attraktiv. Verständlich, dass der eine oder andere da zu einer einfacheren und weniger anstrengenden Lösung greift. Aber all diejenigen, die Verantwortung für sich übernehmen und selbst aktiv gegen die Beschwerden vorgehen, investieren hierdurch langfristig in ihre eigene Gesundheit und Lebensqualität. Und die beste Nachricht ist: Wer bereit ist, sich selbst kritisch zu hinterfragen und den Antworten Taten folgen zu lassen, kann sich am eigenen Schopfe aus dem Sumpf ziehen.

Das Geschäft mit der Faszie

Grelle Farben, einprägsame Namen und das Versprechen: „Bearbeiten Sie Ihre Faszien, dann verschwinden Ihre Schmerzen." Für die Patienten klingt das nach einer einfachen und greifbaren Lösung. Für die Hersteller ist es ein Goldesel. Eine Schaumstoffrolle, die in der Produktion wenige Euro kostet, wird als „medizinisches Spezialgerät" für ein Vielfaches verkauft.

Neben unseren Faszien gibt es sonst kaum ein Körperteil, das in so kurzer Zeit vom unscheinbaren Gewebe zum millionenschweren Geschäftsmodell avanciert ist. Kein Wunder also, dass auch Fitnessstudios und Reha-Einrichtungen den Trend dankbar aufgegriffen haben. Denn wo früher eine Rückenschule oder Wirbelsäulengymnastik angeboten wurde, heißt es heute „Faszientraining". Der Unterschied? Nicht das Training, sondern die Marketingstrategie. Denn „Faszie" klingt nach neuen, bahnbrechenden Erkenntnissen, modern, wissenschaftlich und rechtfertigt damit einen höheren Preis. Und nicht nur der Endverbraucher wird zur Kasse gebeten, auch Therapeuten und Therapeutinnen zahlen kräftig mit. Fortbildungsinstitute bieten teure „Faszienzertifikate" an, die Physiotherapeutinnen oder Personaltrainern angeblich einen Wissensvorsprung verschaffen. Wer die Kurse absolviert, darf sich dann „Faszienexperte" nennen und höhere Honorare verlangen. Doch hinter den Kulissen sind diese Lehrgänge oft mehr Vertriebsplattformen als echte Wissensvermittlung. Inhalte werden so aufbereitet, dass sie spektakulär klingen, wissenschaftliche Belege bleiben dünn. Aber das Geschäft läuft, die Nachfrage ist riesig, denn niemand will den Anschluss an die vermeintlich neue Medizin verpassen. Ein weiterer Baustein des Geschäfts ist die Patientenbindung. Wer einmal gelernt hat, dass seine Schmerzen von „verklebten Faszien" stammen, fühlt sich abhängig von Rollen, Kursen oder speziellen Behandlungen. Ein Kreislauf entsteht: Beschwerden entstehen, ab auf die Rolle, eine kurzfristige Besserung tritt ein, erneute Beschwerden treten auf, neue Faszientherapieprodukte werden gekauft. Schließlich hatte die Faszienrolle ja schon super funktioniert! So wird aus dem Patienten allerdings kein geheilter Mensch, sondern ein treuer Kunde. Die Ironie dabei: Die Patienten hätten denselben Effekt – oder sogar einen besseren –, wenn sie regelmäßig spazieren gingen, sich bewegten, Dehn-(Flex-)- und Kraft-(Strong-) Übungen machten oder den Alltag zum Beispiel rückenfreundlicher gestalteten.

Aber Bewegung beziehungsweise Eigenmotivation für grundsätzliche Veränderungen des Lebensstils lassen sich deutlich schwerer vermarkten als ein quietschbunter Schaumstoffzylinder. Das Geschäft mit der Faszie ist ein Paradebeispiel dafür, wie aus einem medizinischen Nischenbegriff eine Massenbewegung gemacht werden kann. Aber nicht, weil die Wissenschaft bahnbrechende Erkenntnisse geliefert hätte, sondern weil Marketing und Profitstreben perfekt zusammenspielen.
Für die Patientinnen und Patienten ist das eine Falle: Statt wirklicher Hilfe bekommen sie ein teures Placebo. Für die Industrie dagegen ist es ein Segen, solange der Glaube an die Faszie hält.

WAS BEWIRKT DIE FASZIENROLLE?

Das Problem an dem Geschäft mit der Faszienrolle ist, dass jeder, der sich schon einmal aufgrund von Beschwerden im Bewegungsapparat über so eine Rolle gezogen hat, im Anschluss wahrscheinlich in der Tat eine Besserung verspürt hat. Denn was die Rolle tatsächlich zuverlässig liefert, sind physiologische Kurzzeiteffekte, die sich für viele Menschen angenehm anfühlen, Bewegungen erleichtern und Schmerzen dämpfen können. Wenn wir also behaupten, dass die Faszienrolle nicht wirke und Verklebungen weder entstehen noch aktiv durch die Rolle entklebt werden könnten – wie kommt es dann zu diesem Effekt?
Vier Mechanismen erklären das plausibel, ganz ohne Märchen vom großen Entkleben.
1 Förderung der Durchblutung: Der Druck der Rolle und das anschließende Loslassen führen zu einem sogenannten Reperfusionsschub, einer Wiederherstellung des Blutflusses. Denn beim Rollen drücken wir Gewebe vorübergehend zusammen, wodurch Kapillaren, also Blutgefäße, kurz komprimiert werden. Lösen wir nun den Druck, folgt eine reaktive Hyperämie – die Gefäße öffnen sich, das Gewebe wird wärmer und besser durchblutet. Dieses „Rotwerden" der Haut nach dem Rollen über die Rolle ist also kein Hexenwerk, sondern lokale Gefäßregulation mit folgendem Ergebnis: mehr Sauerstoff, mehr Nährstoffe, schnellerer Abtransport lokaler Stoffwechselprodukte. Gerade bei muskelkaterähnlichen Beschwerden, wie dumpfem Ziehen oder einem Schwerfälligkeitsgefühl empfinden viele diese Spülung als Erleichterung. Wichtig ist: Dies ist ein akuter Effekt und hält nur Minuten bis maximal einige Stunden an. Denn aus einer kurzzeitig erweiterten Kapillare wird nicht plötzlich ein völlig neues Gefäßnetz. Wer nachhaltige Veränderungen im Gewebe will, erreicht sie durch regelmäßige Bewegung und Krafttraining, nicht durch „Drüberrollen, bis es knackt".
2 Die Lymphe kommt in Schwung: Rollen wir über die Rolle, entsteht ein sanfter Pump-Effekt. Unser Lymphsystem arbeitet leise im Hintergrund, transportiert Flüssigkeit, Eiweiße und Zelltrümmer ab und reagiert sensibel auf Wechseldruck. Die Kompression durch das Rollen plus die anschließende Entlastung unterstützen also den Lymphfluss. Das Rollen auf weichem Gewebe wirkt hier wie ein mechanischer Taktgeber: Ventile in den Lymphgefäßen öffnen und schließen, Flüssigkeit wandert weiter Richtung zentrale Sammelgefäße.

Praktisch bedeutet das, dass Schwellungsgefühle oder ein „stauiger“ Eindruck nach langen Sitzphasen durch das Rollen abnehmen können. Und auch nach intensiven Belastungen kann das Rollen die gefühlte Regeneration verbessern, weil Gewebsflüssigkeit besser verteilt beziehungsweise abgeleitet wird. Aber ein Bein mit echter venöser Problematik oder akutem Lymphödem kann die Rolle nicht heilen. Hier gilt: Diese Problematiken sind immer medizinisch abzuklären und werden, falls nötig, mit fachgerechter Kompression und Bewegung therapiert. Denn nicht „mehr Druck hilft mehr“!

3 Der Stoffwechsel und das Schmierverhalten werden angeregt: Zwischen Haut, Unterhaut, Bindegewebe, Muskeln und Sehnen liegt eine Matrix aus Wasser, Hyaluronsäure und Proteinen. Diese Matrix verhält sich viskoelastisch, das bedeutet vereinfacht: Abhängig von Bewegung und Temperatur ist sie mal zäh, mal flüssiger – und weniger Zähigkeit bedeutet mehr Gleitfähigkeit. Der mechanische Reiz der Rolle plus die leichte Wärmezunahme durch Hyperämie und Reibung können die Viskosität kurzfristig senken. Man spricht gerne von „Thixotropie“ – das bedeutet: Durch Bewegung wird ein gelartiges System fließfähiger. Die Schichten können vorübergehend leichter gegeneinandergleiten, Bewegungen fühlen sich freier an und die Beweglichkeit kann messbar zunehmen. Dies allerdings nicht, weil die Faszien durch das Rollen „länger“ geworden wären, sondern weil das Gleitverhalten und die Dehnungstoleranz verbessert sind. Das ist nützlich vor dem Training oder nach einem Bürotag, in dem alles fest wirkt. Auch dieser Effekt ist jedoch nur vorübergehend. Und ohne nachfolgende, aktive Bewegung stellt sich die vorherige Zähigkeit wieder ein. Dauerhafte Anpassungen, zum Beispiel durch mehr Kollagenqualität oder bessere Lasttoleranz, entstehen nur durch progressives Kraft- und Bewegungstraining, nicht durch minutenlanges Rollen.

4 Ein neurologischer Reset tritt ein: Der Gate-Control-Mechanismus steuert und reguliert aktivierte Schmerz-, Mechano- und Druckrezeptoren, welche sich zahlreich in Haut, Unterhaut und in den bindegewebigen Schichten befinden. Dadurch können Reize unterdrückt und passend reguliert werden. Diese schnellen Sensoren (A-Beta-Fasern) schicken Nicht-Schmerz-Informationen ins Rückenmark. Und genau hier greift die klassische Gate-Control-Theorie: Starke mechanische Signale können die Weiterleitung langsamer, schmerzbezogener Signale (C-Fasern) hemmen. Subjektiv bedeutet dies, dass der Schmerz abnimmt, obwohl strukturell nichts „repariert“ wurde. Dazu beeinflussen langsame, gleichmäßige Druckreize autonome Reflexe. Bestimmte Rezeptoren, wie zum Beispiel die Ruffini-Körperchen, begünstigen eine parasympathische Antwort, was dazu führt, dass Puls und Muskeltonus sinken und die Schmerzschutzspannung, das „Muscle-Guarding“, nachlassen. Außerdem wirkt folgendes Phänomen: Wer eine verständliche, kontrollierbare Anwendung erlebt, fühlt sich sicherer. Aufmerksamkeit, Erwartung und das Gefühl, aktiv etwas für den Körper zu tun, wirken wie ein Placeboeffekt und steigern die subjektive

Wirksamkeit. So erklärt sich, warum nach dem Rollen Bewegungen weiter erscheinen, obwohl weder Muskeln noch Faszien „gewachsen“ sind. Das Nervensystem hat die Gefahrenschätzung herabgesetzt. Doch alle vier Mechanismen sind kurzfristig: Die Durchblutung normalisiert sich, die Lymphe arbeitet wieder im Grundtakt, die Matrix wird ohne Bewegung wieder zäher und das Nervensystem erhöht bei Stress oder Bewegungsmangel wieder den Tonus. Aus diesem Grund ist die Rolle in ihrer Wirkung auch am stärksten, wenn sie eingebettet ist:

- Vor der Bewegung oder dem Training fünf bis zehn Minuten rollen und anschließend gezielt mobilisieren und kraftvoll belasten, zum Beispiel mit Übungen für Hüftstrecker, Rumpf und Schulterblattmuskeln. So „übersetzt“ man das temporär bessere Gleit- und Schmerzprofil in echte Anpassung.
- Nach sitzlastigen Phasen: mittels der Faszienrolle kurz „entstauen“, aufstehen und Variabilität reinbringen: hüpfen, Treppen gehen oder große Gelenkbewegungen, wie Arme kreisen, durchführen.
- Bei muskulären Schutzspannungen: Durch sanftes und langsames Rollen in Kombination mit bewusster Atmung kann das Nervensystem beruhigt werden.

Sie sehen – die Rolle ist ein Werkzeug, kein Wundermittel. Sie macht Gewebe kurzfristig wärmer, geschmeidiger und das Nervensystem toleranter. Dauerhafte Schmerzfreiheit, bessere Belastbarkeit und echte Bewegungsgewinne entstehen jedoch nur durch Belastungssteuerung, Krafttraining, Alltagsvariabilität, guten Schlaf und ein gesundes Stressmanagement. Wer dagegen glaubt, mit täglich 20 Minuten „Entkleben“ die Physik zu überlisten, hat vor allem das Marketing verstanden. Wer auf das Märchen vom Verklebungenlösen setzt, rollt vor allem den eigenen Glauben glatt.

KONTRAINDIKATIONEN FÜR DAS FASZIENROLLENTRAINING

Der verlockende Gedanke, sich eine Rolle als Allheilmittel zuzulegen, ist aufgrund der Marketingstrategie und der spürbaren Kurzzeiteffekte also absolut nachvollziehbar. Aber so einladend die Idee, mit einer simplen Schaumstoffrolle Verspannungen zu lösen oder die Beweglichkeit zu verbessern, auch ist, die Anwendung der Faszienrolle ist keineswegs für jeden Menschen und jede Situation geeignet. Und damit sind wir beim nächsten Problem angelangt! Denn nicht nur, dass sie mit einem falschen Heilungsversprechen daherkommt, wirkt sie dazu besonders harmlos und damit für den nicht angeleiteten Hausgebrauch absolut legitim. In der Realität handelt es sich aber um ein Instrument, das mit erheblichem mechanischen Druck arbeitet. Und Druck wirkt nicht nur auf die Muskulatur, sondern ebenso auf Blutgefäße, Venenklappen, Nervengewebe, Gelenke und sogar auf die Knochen. Gerade in der modernen Fitnessszene wird gerne vergessen, dass der Körper nicht immer für zusätzlichen Druck von außen empfänglich ist. Besonders deutlich zeigt sich dies in akuten Situationen. Eine Schwellung beispielsweise signalisiert, dass Flüssigkeit im Gewebe eingelagert ist – sei es durch eine Verletzung, eine Überlastung oder eine Störung im Lymphabfluss. Wird in diesem Zustand mit einer Rolle gearbeitet, verteilt man die Flüssigkeit nicht etwa sinnvoll, sondern presst sie ins umliegende Gewebe und verschärft die Problematik. Ähnliches gilt für akute Schmerzen. Schmerz ist stets ein Warnsignal, und wer diesen ignoriert und durch massiven Druck zu übertönen versucht, riskiert eine Verstärkung der Schädigung. Auch Rötungen und lokale Entzündungszeichen sind klare Kontraindikationen, denn das ohnehin gereizte Gewebe wird durch die zusätzliche mechanische Belastung unnötig strapaziert. Nicht zu unterschätzen sind ebenfalls die Gefäße. Besonders die oberflächlichen Venen, deren Klappen den Rückstrom des Blutes regulieren, reagieren empfindlich auf wiederholten Druck. Daher sollte man die Faszienrolle an den Unterschenkeln nur in Richtung zum Herzen unter der Wade rollen lassen. Bei Krampfadern besteht die Gefahr, dass die ohnehin vorgeschädigten Venenwände noch stärker gedehnt werden und die Funktionsfähigkeit der Klappen weiter nachlässt. Noch gravierender ist das Risiko bei einer Thrombose: Ein Blutgerinnsel könnte durch die Rollbewegung gelöst werden – mit der potenziell lebensbedrohlichen Folge einer Lungenembolie.

Und auch Patienten, die blutverdünnende Medikamente einnehmen, sollten äußerst vorsichtig sein. Selbst geringfügiger Druck genügt hier, um ausgedehnte Hämatome zu verursachen, die nicht nur schmerzhaft sind, sondern auch den Heilungsprozess im Gewebe behindern. Ein weiterer Bereich, der oft übersehen wird, sind Erkrankungen des Stütz- und Bindegewebes. Während der Schwangerschaft beispielsweise führt die hormonelle Umstellung zu einer Auflockerung des Bindegewebes – ein natürlicher Vorgang, der für die Geburt wichtig ist, das Gewebe jedoch besonders verletzlich macht. Daher können auch in dieser Phase starke Druckreize durch die Rolle kontraproduktiv sein. Auch nach Operationen ist Vorsicht geboten: Narbengewebe benötigt Zeit, um sich zu stabilisieren. Wird zu früh Druck ausgeübt, drohen nicht nur Schmerzen, sondern auch Störungen im Heilungsprozess. Bei Osteoporose schließlich reicht mitunter schon eine moderate Belastung aus, um Mikrofrakturen oder gar ernsthafte Knochenbrüche zu provozieren. Nicht weniger bedeutsam sind die klassischen internistischen und rheumatologischen Erkrankungen. Menschen mit rheumatischen Entzündungen erleben oft eine besondere Empfindlichkeit des Gewebes. Hier kann die zusätzliche mechanische Reizung einen akuten Schub verstärken. Bei akuten Bandscheibenvorfällen oder starken Protrusionen (Vorwölbungen) kann der Druck durch die Rolle Nervenkompressionen intensivieren und Beschwerden deutlich verschlimmern. Absolut tabu ist die Anwendung bei Tumorerkrankungen im betroffenen Bereich. Zwar gibt es keine wissenschaftlich gesicherten Daten, die belegen, dass mechanischer Druck die Tumorausbreitung fördert – dennoch verbietet schon die ärztliche Vorsicht, bei malignen Prozessen zusätzlichen Stress auf das Gewebe auszuüben.

Auch die Gruppe der neurologischen Patienten sollte nicht vergessen werden. Wer unter Polyneuropathie oder anderen Störungen der Oberflächensensibilität leidet, kann die Intensität des Drucks oft nicht realistisch einschätzen. Das Risiko unbemerkter Gewebeschäden ist hier besonders hoch. Ähnliches gilt für Erkrankungen wie Multiple Sklerose oder Querschnittlähmungen, bei denen veränderte Wahrnehmungsschwellen ein falsches Sicherheitsgefühl erzeugen können. Schließlich existieren auch bei Herz-Kreislauf-Erkrankungen klare Einschränkungen. Patienten mit instabiler Herzschwäche, schwerer arterieller Durchblutungsstörung oder allgemein eingeschränkter Kreislaufstabilität reagieren empfindlich auf zusätzliche Belastungen durch Druck und veränderten Blutfluss. Hier gilt es, Risiken von vornherein zu vermeiden.

All dies zeigt: Die Faszienrolle ist kein Spielzeug und kein universelles Wundermittel, sondern ein gezielt einzusetzendes Werkzeug. Sie kann unter fachkundiger Anleitung hilfreich sein, birgt aber in den falschen Händen oder in unpassenden Situationen mehr Gefahren als Nutzen. Im Zweifelsfall ist es immer ratsam, ärztlichen Rat einzuholen, bevor man zur Rolle greift. Denn entscheidend ist nicht der Trend, sondern die Gesundheit der Patientinnen und Patienten.

STUDIENLAGE ZUR FASZIENROLLE

Aufgrund ihrer kurzfristigen Effekte ist die Faszienrolle in den letzten Jahren zu einem Symbol für modernes Selbsttraining geworden und Millionen Menschen rollen regelmäßig über das schaumstoffartige Hilfsmittel in der Hoffnung, ihre Gesundheit zu verbessern.

Dabei sind die zugeschriebenen Wirkungen zahlreich, doch längst nicht alle sind wissenschaftlich haltbar. So wird dem Rollen in der Trivial- und Fitnessliteratur durch entsprechende Vertreter der sogenannten Faszientherapie ein erstaunlich breites Wirkspektrum zugesprochen. Häufig zu finden sind Aussagen wie:

- Lösen von „Verklebungen“ der Faszien: Die Rolle soll das Bindegewebe wie ein Teigroller „durchwalken“ und dabei verhärtete oder verklebte Faszienschichten voneinander lösen.
- Verbesserung der Durchblutung des Bindegewebes: Der Druck soll wie eine „Pumpe“ wirken und den Flüssigkeitsaustausch im Gewebe fördern.
- Regeneration und Prävention: Einige Quellen behaupten, regelmäßiges Rollen mache Faszien elastischer und könne sogar Verletzungen vorbeugen.
- Schmerzlinderung bei Rücken- und Nackenschmerzen: Laut populären Ratgebern sollen Schmerzen direkt durch das Bearbeiten der Faszien verschwinden.
- Ganzheitliche Effekte: Nicht selten ist von „Detox des Gewebes“ oder einer „Entschlackung der Faszien“ die Rede. Begriffe, die wissenschaftlich nicht definiert sind, aber Laien ansprechen.

Unterstützt werden diese Behauptungen gerne durch vereinzelte Experimente und populärwissenschaftliche Vorträge einzelner Protagonisten, die in den letzten Jahren das Thema Faszien medial stark besetzt und die These aufgestellt haben:

Nur wenn das Bindegewebe geschmeidig bleibt, bleibt der Mensch gesund – und die Rolle sei das einfachste Werkzeug dafür.

Die tatsächliche Studienlage ist deutlich nüchterner. Systematische Übersichtsarbeiten und experimentelle Studien zeigen, dass die Faszienrolle durchaus die im Vorfeld beschriebenen Effekte hat – allerdings in einem begrenzten Rahmen. Die Steigerung der Beweglichkeit nach einer kurzen Anwendung lässt sich, zum Beispiel auf der Oberschenkelrückseite, messbar verbessern. Aber auch hier gilt: Dieser Effekt hält kurzfristig, etwa 20 bis 30 Minuten, an. Längerfristige strukturelle Veränderungen des Gewebes sind wissenschaftlich nicht nachweisbar. Dasselbe gilt für die Reduktion von Muskelkater: Wer nach intensiver Belastung die Rolle nutzt, verspürt weniger Muskelkater (DOMS – delayed onset muscle soreness). Dieser Effekt ist vergleichbar mit einer leichten Massage – die Schmerzen werden als weniger stark empfunden, die Regeneration subjektiv als schneller. Außerdem kann es durch das Rollen zu einer Erhöhung der Schmerzschwelle kommen. Das bedeutet: Der Körper reagiert weniger empfindlich auf Druck oder Dehnung. Dies ist allerdings ein Effekt der Schmerzverarbeitung im Nervensystem, nicht der Faszien selbst. Viele Anwender berichten zudem über ein Gefühl der Lockerung und Entspannung. Und richtig ist – Studien zeigen, dass das Rollen das parasympathische Nervensystem aktivieren und Stress reduzieren kann. Nicht belegt sind hingegen ein tatsächliches „Lösen" von „Faszienverklebungen", eine nachhaltige Veränderung der Faszienstruktur sowie eine „Entgiftung" oder „Entschlackung".
Und dennoch verbreitet die Trivialliteratur hartnäckig die Vorstellung, Faszien würden mechanisch „verkleben" und könnten dann wie ein Knäuel durch Druck „aufgelöst" werden. Diese Aussage ist anatomisch allerdings in keiner Weise haltbar. Denn wie wir bereits im Kapitel über die Anatomie unserer Faszien gezeigt haben, sind Faszien feste Kollagenstrukturen, die durch Rollen nicht plastisch verformt werden können. Und auch die bekannten Theorien einzelner Forschungsgruppen, die von „faszialer Plastizität" oder „hydratisierenden Effekten" sprechen, sind wissenschaftlich umstritten und bis heute nicht eindeutig belegt.
Fakt ist, dass die Faszienrolle ein nützliches Hilfsmittel ist, das kurzfristig die Beweglichkeit verbessert, Muskelkater lindert und subjektiv das Wohlbefinden steigert. Diese Effekte sind real, wissenschaftlich nachweisbar und machen die Rolle zu einem sinnvollen Ergänzungsinstrument – vor allem im Sport oder zur Selbstmassage. Nicht belegt ist dagegen die Behauptung, dass die Wirkung der Rolle sich über strukturelle Veränderungen im Fasziengewebe ergibt. Stattdessen wird der größte Effekt wohl über eine positive Beeinflussung des Nervensystems, der Durchblutung und einer kurzfristigen Muskelentspannung erwirkt. Das passt gut in das Bild, das sich mit dem Lesen und Verstehen dieses Buches weiter entfalten wird. Nicht die Faszie selbst ist das zentrale Problem, sondern die Art, wie wir über sie sprechen und sie vermarkten.

Mythos Faszientraining

Die Lösung für die körperlichen Beschwerden klingt so verführerisch einfach, dass man fast nicht drum herumkommt, sie zu glauben: Der Übeltäter für Schmerzen wurde ausfindig gemacht und es bedarf nun einer simpel umzusetzenden Therapie, die sich kurzerhand käuflich erwerben lässt. Schauen wir also einmal hinter die Kulissen der populären Trainingsempfehlung.

Häufig findet sich die Behauptung, ein Großteil der körperlichen Beschwerden gehe auf „verklebte" oder „verhärtete" Faszien zurück. Entsprechend vielfältig sind die Methoden, die zur Behandlung empfohlen werden. Dabei fällt Folgendes auf. Unter „Faszientraining" versteht man in der Allgemein- und Trivialliteratur nicht eine klar definierte Methode, sondern ein Sammelsurium an Übungen, Geräten und Massagetechniken, die von Vertretern der Faszienbehandlung propagiert werden. Sie eint das Versprechen, durch gezielte Behandlung des Bindegewebes Elastizität, Geschmeidigkeit und Schmerzfreiheit zurückzugewinnen.

Kaum ein Hilfsmittel ist so eng mit dem Faszientraining verbunden wie die Faszienrolle. Sie gilt in der populären Literatur als das Werkzeug schlechthin, um „verklebte" Faszien zu lösen. Die Anwendung ist denkbar einfach: Man legt den entsprechenden Körperbereich auf die Rolle und bewegt sich langsam darüber hinweg. So soll Druck auf die Faszien ausgeübt werden, was die Durchblutung verbessert, das Gewebe „löst" und die Beweglichkeit steigert. Hersteller und Trainer versprechen, dass bereits wenige Minuten täglich reichen, um Schmerzen zu reduzieren und die Leistungsfähigkeit zu steigern.

Um das Ganze zu veranschaulichen, werden in Werbetexten nicht selten Vergleiche bemüht, wie zum Beispiel: „So wie man einen Knödelteig mit dem Nudelholz ausrollt, glätten Sie mit der Rolle Ihr Bindegewebe." Diese bildhafte Sprache macht die Methode greifbar und trägt erheblich zu ihrer Popularität bei. Eine Weiterentwicklung der Rolle sind die Faszienbälle. Sie werden als Möglichkeit beworben, punktuell Druck auf bestimmte Körperstellen auszuüben. Typischerweise wird der Ball zwischen Körper und Wand oder Boden platziert, sodass gezielt Triggerpunkte oder Muskelverhärtungen bearbeitet werden können. Doppelbälle, auch „Duobälle" genannt, sind speziell für die Behandlung der Wirbelsäule gedacht: Die Aussparung in der Mitte soll verhindern, dass direkter Druck auf die Dornfortsätze ausgeübt wird. Die Allgemeinliteratur betont, dass man mit diesen Hilfsmitteln genau die Stellen erreiche, an die man mit der Rolle nicht rankomme. In Fitnessratgebern finden sich lange Listen von Übungen für Fußsohlen, Nacken oder Rücken, die mit Bällen durchgeführt werden sollen. Ein weiteres Segment sind Hilfsmittel zur mechanischen Bearbeitung der Faszien. Hierzu gehören sogenannte Faszienhaken oder metallische Gua-Sha-Tools, die ihren Ursprung in asiatischen Massagepraktiken haben. Anwender streichen damit über die Haut, üben Druck auf das darunterliegende Gewebe aus und behaupten, dadurch Faszienverklebungen zu lösen. In Werbebroschüren ist oft von „Detox für das Bindegewebe“ die Rede und manche Anbieter sprechen sogar von einer „Befreiung verklebter Schichten“. Die Popularität dieser Tools speist sich auch aus spektakulären Bildern: Nach der Behandlung zeigen sich oft Hämatome oder Hautrötungen, die als Beweis dafür gedeutet werden, dass „Stauungen gelöst“ wurden. In der Fitnessszene haben sich in den letzten Jahren Vibrationsgeräte etabliert. Handgehaltene Massagepistolen oder vibrierende Rollen sollen tief ins Gewebe eindringen und dort für Lockerung sorgen. Hersteller versprechen eine besonders intensive Wirkung: Die Vibration bringe die Faszien in Schwingung, löse Verklebungen und fördere die Regeneration. In Internetvideos wird häufig gezeigt, wie Athleten mit der Massagepistole ihre Muskulatur vor oder nach dem Training bearbeiten – stets mit dem Hinweis, damit gezielt die Faszien zu trainieren.

Neben mechanischen Methoden finden sich in der populären Literatur zahlreiche Programme, die Bewegungs- und Dehnübungen in den Vordergrund stellen. Besonders beliebt ist der Begriff „Faszienyoga“. Gemeint ist eine Mischung aus klassischen Yoga-Übungen, längeren Dehnhaltungen und fließenden Bewegungen. Der Anspruch: Nicht nur Muskeln und Gelenke, sondern vor allem die Faszien sollen dadurch elastisch bleiben. Auch spezielle Dehnprogramme werden unter dem Label „Faszientraining“ verkauft. Sie unterscheiden sich inhaltlich oft nur wenig von bekannten Stretching-Routinen, erhalten jedoch durch die Bezeichnung „faszial“ einen modernen Anstrich.

Ein weiterer Aspekt, der in der Trivialliteratur häufig betont wird, ist die Bedeutung von Hydration. Faszien werden dort als wasserreiche Strukturen beschrieben, die nur dann geschmeidig bleiben, wenn der Körper ausreichend Flüssigkeit erhält. Manche Ratgeber empfehlen spezielle Trinkrituale oder bestimmte Mineralwasserarten, um das Bindegewebe „aufzupolstern“. In der erweiterten Wellnessszene finden sich zudem Hinweise auf Ernährungskonzepte, die angeblich speziell die Faszien unterstützen sollen – reich an Kollagen, Gelatine oder bestimmten Spurenelementen. Auch Nahrungsergänzungsmittel werden in diesem Zusammenhang beworben.

Darüber hinaus existiert eine Vielzahl an exotischen Methoden, die unter dem Schlagwort „Faszientraining“ laufen. Schröpfen wird ebenso in diesem Zusammenhang vermarktet wie Akupressur oder bestimmte Massagetechniken. In Internetforen und auf Social-Media-Plattformen werden immer neue Trends vorgestellt, die angeblich das Bindegewebe gezielt ansprechen. Charakteristisch ist dabei die Vermischung von klassischen Methoden mit neuen Begriffen. Was früher als Tiefengewebsmassage bezeichnet wurde, wird heute oft als „fasziale Release-Technik" beworben. Auffällig ist die Sprache, mit der all diese Methoden angepriesen werden. Begriffe wie „Verklebungen lösen", „das Gewebe befreien", „den Körper geschmeidig machen" oder „fasziale Verknotungen auflösen" finden sich fast überall. Diese Formulierungen sind leicht verständlich und sprechen die Vorstellungskraft der Patienten an. Besonders in Internetwerbung und Fitnessmagazinen wird mit eindringlichen Bildern gearbeitet: harte Muskeln, die durch die Rolle weich werden, oder ein Körper, der durch fasziale Übungen „wie entrostet" erscheint. Diese Bilder wirken einprägsam, auch wenn sie wissenschaftlich nicht belegt sind. So vielfältig und bunt die Welt des „Faszientrainings" erscheint, so unscharf bleibt sie bei genauer Betrachtung. Unter diesem Begriff versammeln sich Rollen, Bälle, Haken, Dehnprogramme, Vibrationsgeräte, Ernährungsratschläge und exotische Massagen – ein Sammelsurium, das von Vertretern der Faszienbehandlung als zentral für Gesundheit und Schmerzfreiheit beworben wird. Für den neutralen Beobachter stellt sich die Frage: Wenn eine Struktur des Körpers tatsächlich so entscheidend wäre, dass sie in dieser Vielzahl von Methoden bearbeitet werden muss – warum gibt es dann keine einheitliche Definition, keine klar abgegrenzte Therapieform? Die enorme Vielfalt der angebotenen Hilfsmittel deutet vielmehr darauf hin, dass es sich um ein Marketingphänomen handelt, das auf unterschiedlichen Ebenen bedient wird: von der Fitnessrolle aus dem Discounter bis hin zu teuren Spezialbehandlungen im Wellnessbereich. Damit bereitet die Betrachtung des Faszientrainings in der Trivialliteratur den Boden für eine kritische Auseinandersetzung. Denn je vielfältiger und schillernder die Versprechen, desto größer der Zweifel an einer konsistenten wissenschaftlichen Grundlage.

THERAPIE MIT HILFSMITTELN

Rund um die Faszien hat sich im Laufe der Jahre eine sehr gut laufende und finanziell attraktive Wirtschaft entwickelt. Nachdem die Faszie als Ursache für viele körperliche Beschwerden identifiziert wurde, wundert es nicht, dass im selben Atemzug eine Reihe von Therapiemethoden angeboten wurde. Das wissenschaftlich nicht haltbare Postulat der Faszienverklebung brachte unweigerlich die Problemlösung in Form von verschiedensten Therapien und Hilfsmitteln auf den Markt. Die sogenannten Faszienrollen und Faszienbälle sind im Grunde nur simple Hartschaumprodukte, die mit einem professionellen Marketing als Hilfsmittel zur Selbstanwendung gehypt werden. Dass es sich hierbei um ein elegantes Update der schon lange bekannten Muskelrollen und anderer Muskelmassagegeräte handelt, wurde dabei nicht erwähnt. Wenn man sich in

Fitnessstudios und an Sportplätzen dieser Welt umschaut, sieht man diese Hilfsmittel auch heute noch regelmäßig. Gleichzeitig sieht man auch eine häufig völlig kritiklose und oft unbedarfte Anwendung. Auch wenn diese Rollen per se nicht gefährlich sind, fällt auf, dass einige Anhänger dieser Methode sämtliche Körperteile und -regionen unter Einsatz ihres gesamten Körpergewichtes über diese Hartschaumgeräte rollen. Zum Schutz des eigenen Körpers sollte man dennoch einige Regeln beachten und den Druck, den man durch Verwendung des eigenen Körpergewichts aufbringt, dosieren. An Venenklappen des tiefen Venensystems, an Körperstellen, an denen Nerven und Gefäße oberflächlich über Knochen verlaufen, und an unter der Haut liegender Knochenhaut sollte man keine rohen Rollkräfte walten lassen.
Im Zusammenhang mit den Rollen kamen auch weitere Hilfsmittel auf den Markt, die es sogar bis zum Status eines orthopädischen Hilfsmittels mit eigener PZN-Nummer (Pharmazentralnummer) gebracht haben. Wie ein solches Hilfsmittel eine Zulassung erlangen konnte, die sonst nur nach intensiven Prüfungen und eindeutiger Studienlage erteilt wird, ist nicht wirklich nachvollziehbar. So wird man zum Beispiel als nicht besonders muskelstarker Mensch beim Tragen eines sogenannten Schulter-Geradehalters merken, dass sich die Fehlhaltung der Schultern nicht nennenswert von diesem Textil beeindrucken lässt. Durch den korrekten Therapieansatz jedoch kann eine Haltungskorrektur kostenneutral und vor allem langfristig bewirkt werden. Genauso verhält es sich mit den sogenannten Akupressur- oder Shiatsu-Matten. Beim Hinlegen auf diese Matten pressen sich kleine Hartplastikdorne fakirbrettgleich in die Haut des Rückens. Natürlich führt dies zu einer massiven Stimulation verschiedenster Mechanorezeptoren der Haut. Es erfolgt eine deutliche Durchblutungssteigerung, lokale Erwärmung entsteht und es folgt die Stimulation und Freisetzung von Botenstoffen und Endorphinen mit dem von der klassischen Massage her bekannten reaktiven Wohlbefinden. Aber auch hier geht die Therapie im wahrsten Sinne des Wortes nur an die Oberfläche und greift somit zu kurz. Nach einer kurzfristigen Entspannung und Beschwerdebesserung beginnen die Probleme erneut. Dieser Effekt ist zum einen frustrierend, fördert zum anderen jedoch die Suche und den Wunsch nach anderen Hilfsmitteln.
Solange der Betroffene nicht erfährt, dass er selbst das einzige Hilfsmittel ist, das wirklich Besserung verschaffen kann, geht die Suche nach immer neuen, angesagten Praktiken, Therapien und Hilfsmitteln weiter. Erst durch Eigenverantwortung und die aktive Selbstbehandlung mit Dehnungstraining und Muskelaufbau kann eine lang anhaltende Besserung erfolgen.
Die Therapie mit einem Hilfsmittel ist also immer eine symptomatische Therapie, deren Wirkung zeitlich begrenzt ist.
Durch geschicktes Marketing ist aus der Faszienwelle weniger eine medizinische Revolution als ein Milliardengeschäft geworden.

FASZIENTRAINING VERSUS MUSKELLÄNGENTRAINING

Viele Trainingskonzepte, die als „Faszientraining“ vermarktet werden, sind in Wirklichkeit nichts anderes als traditionelle Dehn- oder Beweglichkeitsübungen. Begriffe wie „faszienfreundliches Training“ oder „faszienlösende Übungen“ suggerieren, dass es eine spezifische Methode gebe, um gezielt das Bindegewebe zu beeinflussen. Und tatsächlich reagieren Faszien auf Bewegung, wie jedes andere Gewebe auch – durch erhöhte Durchblutung und verbesserte Elastizität. Unter „Faszientraining“ werden verschiedene Methoden verstanden, die angeblich gezielt dieses Bindegewebe beeinflussen. Dazu gehören federnde Bewegungen, dynamische Dehnungen oder eben der Einsatz von Faszienrollen. Befürworter argumentieren, dass dies die Elastizität des Gewebes verbessern solle. Doch Faszien reagieren nicht eigenständig auf Training – sie sind in erster Linie Träger von Muskelzügen. Die Reaktion des Bindegewebes ist daher ein Nebeneffekt der muskulären Aktivität, kein eigener Mechanismus.

Anders ist es beim Muskellängentraining – das eigentliche Ziel der meisten Dehnmethoden. Ein korrekt durchgeführtes Muskellängentraining zielt darauf ab, die tatsächliche Dehnfähigkeit eines Muskels zu verbessern. Dies geschieht durch statische oder dynamische Dehnreize, die über mechanische Impulse die Rezeptoren in Muskeln und Sehnen aktivieren. Im Gegensatz zum Faszientraining, das oft unspezifisch bleibt, lässt sich ein Muskellängentraining durch exakte Dehnpositionen, kontrollierte Haltezeiten und eine bewusste Steuerung des Dehnreflexes genau messen und steuern.

Die Verwirrung zwischen diesen beiden Konzepten führt dazu, dass viele Menschen ineffektive oder gar falsche Methoden anwenden. Während Muskellängentraining nachweislich zu einer Verbesserung der Beweglichkeit führt, basiert Faszientraining oft auf fragwürdigen Annahmen. Wer seine Beweglichkeit verbessern will, sollte daher nicht auf trendige „Faszienprogramme“ setzen, sondern auf fundierte Methoden. Zugegeben, der Begriff „Muskellängendehnungstraining” ist deutlich unspektakulärer als „Faszientraining”. Des Weiteren denkt jeder bei dem Begriff „Muskeltraining” an schweißtreibenden Sport, während Faszientraining an Massagetechniken erinnert – das erscheint erst einmal deutlich entspannter in der Umsetzung und wirkt für Betroffene motivierend.

Fakt ist und bleibt allerdings: Eine echte „gezielte Faszienarbeit“ im Sinne einer eigenständigen Trainingsmethode existiert nicht.

ALTER WEIN IN NEUEN SCHLÄUCHEN

Ein Großteil dessen, was heute unter dem Etikett „Faszientraining“ verkauft wird, ist im Kern nichts Neues. Es handelt sich schlicht um altbekannte Methoden der Muskellängendehnung, die nun mit einem modernen Namen versehen und mit neuen Versprechen beworben werden. Denn schon lange bevor der Begriff „Faszientraining“ in Mode kam, gab es etablierte Systeme, die die Beweglichkeit und Elastizität des Körpers durch gezielte Dehnungen verbessern sollten. Bereits in den 1960er- und 1970er-Jahren war das klassische Stretching ein fester Bestandteil von Sportprogrammen. Später kam das PNF-Stretching (propriozeptive neuromuskuläre Fazilitation) hinzu, das durch gezielte Anspannung und Entspannung der Muskulatur die Dehneffekte verstärken sollte. Auch Yoga oder Pilates basieren im Kern auf Bewegungen, die Muskeln dehnen, ihre Länge beeinflussen und damit die Beweglichkeit verbessern. All diese Methoden hatten und haben ein Ziel: die Verlängerung und Flexibilisierung der Muskulatur, wodurch das Gelenkspiel verbessert und Fehlbelastungen reduziert werden. Dass man diese Konzepte heute unter dem Schlagwort „Faszie“ neu etikettiert, ändert nichts an ihrem Wirkprinzip. Um zu verstehen, warum es sich im Kern um Muskellängendehnung handelt, haben wir bereits zu Anfang den Blick auf die Anatomie gerichtet. Die menschliche Muskulatur besteht aus Muskelfasern, die von Bindegewebe umhüllt sind. Die Faszie bildet eine Art „Verpackung“, aber die eigentliche Kontraktion und Längenänderung findet in den Muskelfasern statt – genauer gesagt in den Sarkomeren. Wenn wir uns dehnen, passiert Folgendes: Muskelfasern werden in die Länge gezogen, wodurch die Sarkomere auseinandergezogen werden. Mechanorezeptoren in Muskeln und Sehnen registrieren diese Dehnung und passen die Muskelspannung an. Durch wiederholtes und langes Dehnen kommt es zu neurophysiologischen Anpassungen: Die Muskulatur lässt mehr Längenzuwachs zu und die subjektive Dehnungstoleranz steigt. Die Faszie hingegen kann durch kurzfristige Dehnung nicht plastisch verlängert werden. Sie ist ein kollagenes Gewebe, das über lange Zeiträume auf Belastung reagiert, aber nicht innerhalb weniger Minuten. Der Effekt, den wir spüren, wenn wir eine Dehnübung machen, geht also nicht auf eine „Verlängerung der Faszie“, sondern auf eine Entspannung und Anpassung der Muskulatur zurück. Der Begriff „Faszientraining“ hat sich dennoch etabliert, weil er modern und innovativ wirkt. Wer will schon zugeben, dass er einfach nur „dehnt“ – eine Praxis, die seit Jahrzehnten bekannt ist? Mit dem Hinweis auf die Faszie wird das Alte als etwas Neues verkauft. Dabei suggerieren die Anbieter, man könne durch bestimmte Bewegungen das Bindegewebe gezielt elastisch machen oder „verklebte“ Strukturen lösen. Wenn ein Teilnehmer nach einer Faszienübung mehr Beweglichkeit verspürt, dann liegt das nicht an einer gelösten Faszie, sondern daran, dass die Muskulatur entspannter ist und das Nervensystem eine größere Bewegungsamplitude zulässt. Eine gewisse Sonderstellung nimmt die Faszienrolle ein. Ihr Effekt ist weniger eine Dehnung, sondern eine myofasziale Selbstmassage. Die Rolle wirkt über Druck, Durchblutungssteigerung und Schmerzmodulation im Nervensystem. Hierbei stehen kurzfristige Effekte wie Beweglichkeitssteigerung und Muskelkaterreduktion im Vordergrund. Doch auch hier gilt: Die Rolle verändert nicht die Struktur der Faszie selbst, sondern beeinflusst muskuläre und nervale Prozesse. Wer also aktives „Faszientraining“ prakti-

ziert – sei es durch spezielle Dehnprogramme, dynamisches Stretching oder Übungen aus dem Yoga – trainiert im Kern die Muskellängendynamik. Der eigentliche Gewinn liegt in der Kombination aus stärkerer Beweglichkeit, verbesserter Muskelkoordination und gesteigerter Körperwahrnehmung. Während man beim aktiven Faszientraining selbst die Bewegungen durchführen muss, wird beim passiven Faszientraining der Körper durch einen Therapeuten behandelt. Man selbst muss also keine Energie aufbringen, sondern lässt den Therapeuten gewähren. Und genau dies ist ein wichtiger Punkt: Therapie von außen ohne aktive Mitarbeit führt zu keinem langfristigen Erfolg. Zwar fühlt man sich nach der Behandlung besser – aber bereits nach wenigen Stunden kann die Beschwerdesymptomatik zurückkehren. Faszientraining ist nichts Revolutionäres, sondern ein neuer Name für alte Methoden.
Dies muss aber nicht negativ sein: Dehnübungen sind wertvoll und sollten im Alltag wie im Sport einen festen Platz haben. Doch es ist wichtig, die Dinge beim Namen zu nennen, um Missverständnisse und falsche Erwartungen zu vermeiden. Abgesehen von der myofaszialen Selbstmassage mit der Rolle handelt es sich bei den meisten Methoden um klassische Muskellängendehnung – bekannt, bewährt, aber keineswegs neu. Das Rebranding unter dem Label „Faszientraining" ist weniger ein medizinischer Fortschritt als ein Marketingphänomen. Wer dies erkennt, kann die Übungen weiterhin sinnvoll nutzen – aber mit dem Wissen, dass es in Wirklichkeit um Muskeln geht, nicht um „verklebte" Faszien. Und Muskeln müssen nicht nur weichgerollt oder weichmassiert sein – sie müssen in erster Linie stark, flexibel sowie schnell und sicher ansteuerbar sein. Und hierfür benötigt man regelmäßige aktive Bewegungsübungen.

DIE RICHTIGE ERNÄHRUNG FÜR GESUNDE FASZIEN

Neben den praktischen Produkten zur Selbstanwendung und den Therapieangeboten der Faszienindustrie gibt es noch ein weiteres Themenfeld, das Patienten von Faszientherapeuten gerne ans Herz gelegt wird: die Ernährung. Wer sich mit dem Faszienthema bereits auseinandergesetzt hat, dem ist beim Besuch in der Buchhandlung sicherlich schon aufgefallen, dass es auch hier kein Entkommen gibt. Da finden sich ganze Kochbücher mit Rezepten für gesunde Faszien in den Auslagen und suggerieren eine weitere Möglichkeit zur Eigeninitiative. Und der Gedanke, dass das, was wir essen, uns bei unserem Problem helfen könnte, der ist einfach himmlisch simpel und motivierend, oder? Aber Sie ahnen es vielleicht schon: Er ist ebenfalls überhaupt nicht neu! Ganz im Gegenteil! Die Tatsache, dass unsere Ernährung einen sehr großen Einfluss auf unsere Gesundheit hat, das lernen wir im besten Fall schon im Kindergarten. Das Problem an der Sache ist nur: Obwohl wir die Pfeiler für eine gesunde Ernährung eigentlich von klein auf kennen, sieht die Realität ganz anders aus. Wir essen zu viele tierische Produkte, industriell verarbeitete Lebensmittel und trinken die falschen Getränke.

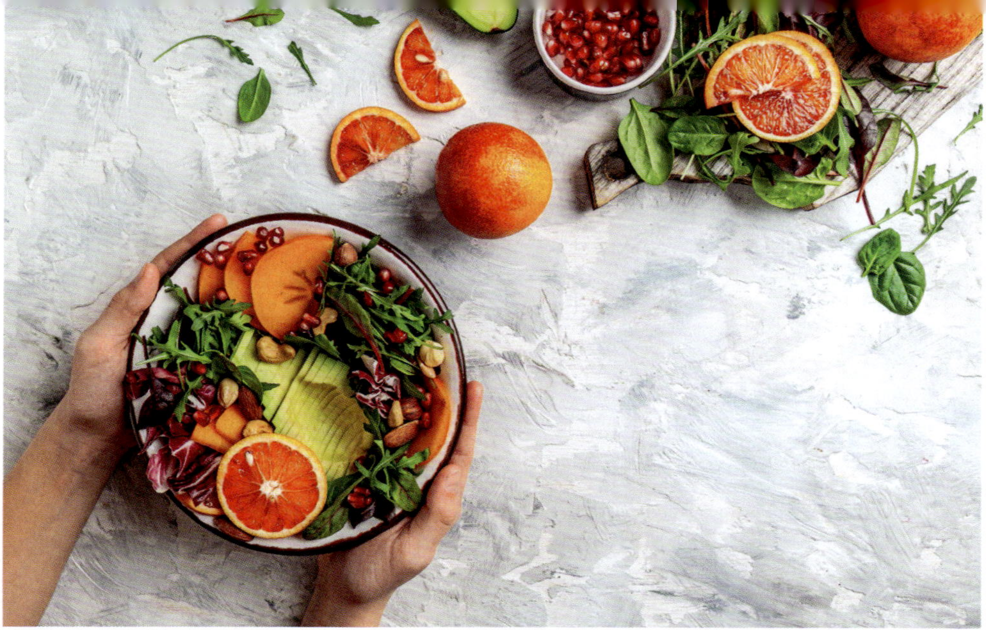

Gemüse findet nur als Beilage statt und Obst am liebsten extragesüßt auf dem Kuchen. Und obwohl wir eigentlich wissen, dass dies keine gesunde Ernährung ist, greifen wir immer und immer wieder aus Zeitmangel zu Fertiggerichten, aus Gewohnheit zu den sechs täglichen Scheiben Salami auf dem Frühstücksbrötchen und geben den Extraklecks Butter beim Anbraten in die Pfanne.
Aufgrund unseres schlechten Gewissens haben wir beziehungsweise unser Gehirn eine tolle Strategie entwickelt: Es findet Argumente, unser Fehlverhalten vor uns selbst zu rechtfertigen. Ein bisschen können Sie sich das wie bei Rauchern vorstellen. Obwohl jeder weiß, dass Rauchen tödlich sein kann, hört man immer wieder Aussagen wie „Mein Opa hat jeden Tag eine Schachtel geraucht und ist 93 Jahre alt geworden". Diese Art der Argumente dient dazu, das eigene Fehlverhalten vor sich selbst zu rechtfertigen. Denn der unangenehme Zustand, der empfunden wird, wenn unser Verhalten nicht zu unserem Wissen passt, soll aufgelöst werden. In der Psychologie spricht man in diesem Fall von der sogenannten kognitiven Dissonanz.
Wenn wir also nun mit unserem neuen Kochbuch aus der Buchhandlung kommen, dann haben wir etwas in der Hand, das uns handlungsfähig macht. Und vielleicht kochen wir auch in den nächsten Wochen tatsächlich hier und da das eine oder andere Gericht nach. Bis wir – wie bei unserer Bewegungsroutine – auch in der Küche wieder in alte Gewohnheiten verfallen.
Wer sich die Rezepte und Ernährungsempfehlungen für gesunde Faszien einmal anschaut, wird schnell feststellen, dass hier im Grunde nur die allgemeinen Empfehlungen für eine gesunde Ernährung wiedergegeben werden. Fakt ist nämlich: Wer sich an die Empfehlungen der Deutschen Gesellschaft für Ernährung hält, versorgt seinen Körper mit allen Nährstoffen, die er braucht. Nichts anderes finden wir in den Kochbüchern für

gesunde Faszien. Der Grund, warum einem diese Rezepte beim ersten Lesen und Nachkochen so revolutionär und an mancher Stelle sogar exotisch vorkommen, ist der Tatsache geschuldet, dass eine ausgewogene und gesunde Ernährung in unserem Alltag in diesem Maße so bisher nicht stattgefunden hat.
Hier erläutern wir Ihnen acht Pfeiler für eine Ernährung, mit der Sie jede Menge Gesundheit und Wohlbefinden tanken:

1 Ausreichend Wasser trinken: Trinken Sie rund 1,5 Liter jeden Tag. Am besten

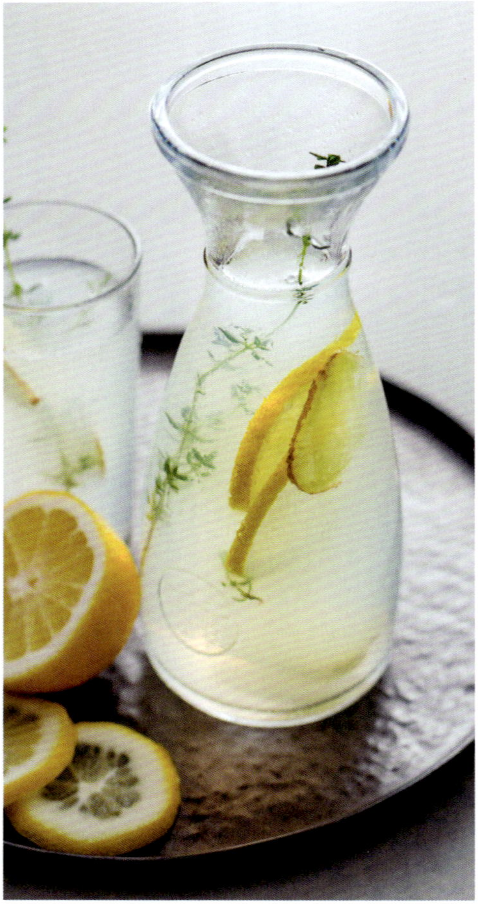

Wasser oder andere kalorienfreie Getränke, wie zum Beispiel ungesüßten Tee. Süße Säfte, Softdrinks, Energydrinks und Alkohol sollten vermieden werden. Darüber freut sich auch Ihr Bindegewebe, denn ausreichend Flüssigkeit ist essenziell für die Stoffwechselfunktion und die Elastizität aller bindegewebigen Strukturen, die zu einem großen Teil aus Wasser bestehen.

2 Eat the Rainbow: Obst und Gemüse gehören täglich auf den Speiseplan – am besten roh und so bunt wie möglich, denn sie liefern reichlich Vitamine, Mineralstoffe, Ballaststoffe sowie sekundäre Pflanzenstoffe und tragen zur Sättigung bei.

3 Hülsenfrüchte und Nüsse: Wann haben Sie zum letzten Mal ein Gericht mit Kichererbsen zubereitet? Dachten wir es uns doch! Dabei sind Hülsenfrüchte wie Erbsen, Bohnen und Linsen reich an Eiweiß, Vitaminen, Mineral- und Ballaststoffen sowie sekundären Pflanzenstoffen und sollten mindestens einmal pro Woche in ausreichender Menge auf den Tisch kommen. Nüsse liefern zusätzlich lebensnotwendige Fettsäuren und sind gut für die Herzgesundheit. Hier empfiehlt sich täglich eine kleine Handvoll.

4 Vollkornprodukte: Ja, das sind die dunklen Nudeln, an denen wir gerne vorbeigreifen, wenn wir am Pastaregal stehen. Schade eigentlich, denn bei Getreideprodukten wie Brot, Nudeln, Reis und Mehl ist die Vollkornvariante die beste Wahl für die Gesundheit. Lebensmittel aus Vollkorn sättigen länger und enthalten mehr Vitamine, Ballaststoffe und Mineralstoffe als Weißmehlprodukte.

5 Die richtigen Fette: Pflanzliche Öle sind reich an lebensnotwendigen Fettsäuren und Vitamin E. Besonders empfehlenswert sind Walnuss-, Lein-, Soja- und Olivenöl.

6 Milchprodukte und Kuhmilch: Milch und Milchprodukte wie zum Beispiel Käse und Joghurt liefern Eiweiß, Kalzium, Jod, Vitamin B_2 und Vitamin B_{12} und unterstützen die Knochengesundheit.

7 Frischer Fisch: Ein- bis zweimal die Woche sollten fette Fische, wie Lachs, Makrele und Hering, auf dem Teller landen, denn sie liefern wertvolle Omega-3-Fettsäuren. Seefisch wie Kabeljau oder Seelachs enthält zudem Jod. Wichtig ist: Achten Sie bei der Auswahl auf die Qualität und lassen Sie sich vom Fischhändler Ihres Vertrauens beraten.

8 Fleisch und Wurst: Die gute Nachricht ist, dass Fleisch gut verfügbares Eisen sowie Selen und Zink enthält. Die schlechte Nachricht ist allerdings, dass zu viel Fleisch von Rind, Schwein, Lamm und Ziege und insbesondere industriell verarbeitete Fleischwaren wie Wurst, das Risiko für Herz-Kreislauf-Erkrankungen und Dickdarmkrebs deutlich erhöhen. Wenn Sie Fleisch und Wurst essen, dann sollte eine Gesamtmenge von 300 g pro Woche nicht überschritten werden.

Zusammenfassend kann man also sagen, dass eine pflanzenbasierte Ernährung in Kombination mit hochwertigen Pflanzenölen und einem bedachten Konsum an hochwertigem Fisch die Grundlage für eine gesunde Ernährung ist, bei der Fleischprodukte nur sehr, sehr selten auf den Tisch kommen.

Schauen wir uns nun die Trendempfehlungen für eine faszienfreundliche Ernährung an, steht hier haargenau das Gleiche auf dem Speiseplan.

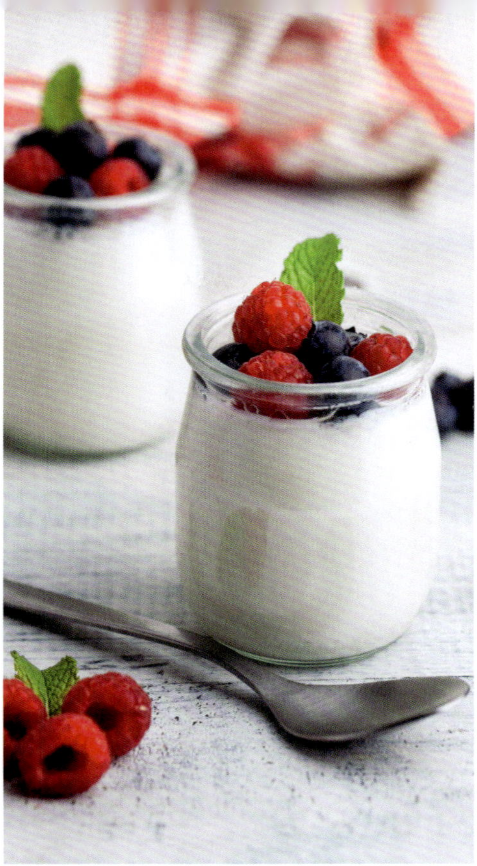

Hinzu kommt, dass die Lebensmittel, die wir konsumieren, zwar definitiv ausschlaggebend für unsere allgemeine gesundheitliche Verfassung sein können, sie aber auch kein Wunderheilmittel sind. Leider. Wäre dies der Fall, würden sehr wahrscheinlich deutlich mehr Menschen regelmäßig zur Gurke anstatt zum Würstchen greifen. Nichtsdestotrotz gilt auch bei Beschwerden im Bewegungsapparat: „Du bist, was du isst!" Wer also versucht, seine täglichen Essensroutinen dauerhaft so gesund wie möglich zu gestalten, der versorgt Muskeln, Knochen, Sehnen, Bänder und natürlich auch die Faszien mit allen Nährstoffen, die für einen reibungslosen Ablauf notwendig sind.

Skeptische Perspektiven zur Relevanz der Faszien

Nach allem, was wir bis hier über die Faszie zusammengetragen haben, bleibt ein klarer Eindruck: Ihre Bedeutung wird gegenwärtig überschätzt. In der öffentlichen Wahrnehmung gilt sie beinahe als „geheimes Organ", das sämtliche Beschwerden am Bewegungsapparat erklären und heilen soll. Doch diese Sichtweise hält einer nüchternen wissenschaftlichen Prüfung bislang nicht stand.

Die Schulmedizin mit ihrem Anspruch auf Evidenz, reproduzierbare Ergebnisse und klare klinische Belege ist nach aktuellem Stand der zuverlässigere Weg, wenn es um die Behandlung von Schmerzen und Funktionsstörungen am Bewegungsapparat geht. Vor allem dann, wenn Ärztinnen und Ärzte ihre Aufgabe ernst nehmen: sorgfältig untersuchen, Zusammenhänge erklären und therapeutische Schritte nachvollziehbar aufbauen. Das ist der Kern einer guten Medizin. Dass die Faszie derzeit im Mittelpunkt vieler Diskussionen steht, ist jedoch nicht per se schlecht. Aufmerksamkeit auf Strukturen zu lenken, die lange wenig Beachtung fanden, kann neue Perspektiven eröffnen. Problematisch wird es allerdings, wenn man aus einer interessanten Hypothese sofort weitreichende therapeutische Versprechen ableitet. Und doch muss man fair bleiben: Nur weil eine Theorie derzeit überzogen dargestellt wird, heißt das nicht, dass sie wertlos ist. Es ist möglich, dass die Faszie in bestimmten Bereichen relevanter ist, als wir heute wissen. Denn die Geschichte der Medizin zeigt eindrucksvoll, dass sich unser Wissen stetig wandelt. Was gestern als unumstößlich galt, wird heute hinterfragt und morgen vielleicht widerlegt – wie zum Beispiel im Fall der Magengeschwüre: Noch in den 1970er-Jahren war man überzeugt, Stress und Ernährung seien die Hauptursachen. Erst die Entdeckung des Bakteriums Helicobacter pylori zeigte, dass viele Geschwüre in Wahrheit durch eine Infektion entstehen. Und auch beim Bandscheibenvorfall hat sich die Therapieidee verändert: Lange galt er als fast immer operationspflichtig. Heute ist klar, dass konservative Therapien in den meisten Fällen erfolgreich sind. Diese Beispiele verdeutlichen: Medizin bedeutet, den aktuellen Stand des Wissens zu nutzen und gleichzeitig offen für Korrekturen zu sein. Die Schulmedizin ist kein geschlossenes System, sondern eine Methode. Sie basiert auf überprüfbaren Daten, kritischem Diskurs und der Bereitschaft, Irrtümer zu korrigieren. Sie ist damit die stabilste Grundlage, die wir für die Behandlung von Patientinnen und Patienten haben. Und das wird die Schulmedizin auch beim Thema Faszien tun: Sie wird dieses Gewebe weiter erforschen, Hypothesen prüfen, Ergebnisse sammeln und bei belastbarer Evidenz ihre Lehrbücher anpassen. Das unterscheidet sie von Pseudomedizin. Als Ärzte und Spezialisten für den Bewegungsapparat sehen wir daher unsere Aufgabe nicht darin, eine neue Mode vorbehaltlos zu übernehmen oder sie pauschal zu verwerfen. Es geht darum, kritisch zu prüfen und gleichzeitig offen zu bleiben. Wenn wir also heute sagen: „Die Faszie ist überschätzt", dann meint das nicht: „Die Faszie ist bedeutungslos". Es meint vielmehr: Nach aktuellem Stand gibt es keinen belastbaren Nachweis für die großen Versprechen, die ihr zugeschrieben werden. Sollte sich das in Zukunft ändern, sind wir – wie jeder verantwortungsbewusste Mediziner – bereit, unsere Haltung anzupassen. Denn am Ende geht es nicht um Recht oder Unrecht, nicht um Prestige oder Dogmen. Es geht um das, was unseren Patientinnen und Patienten hilft. Vielleicht ist es sogar hilfreich, die aktuelle Fasziendebatte als Spiegel zu betrachten. Sie zeigt, wie groß das Bedürfnis vieler Menschen ist, Erklärungen für ihre Beschwerden zu finden. Sie zeigt auch, dass Patienten bereit sind, neuen Ideen zu vertrauen. Für uns ist das ein Auftrag: Als Arzt muss ich umfassend und gewissenhaft untersuchen, zuhören,

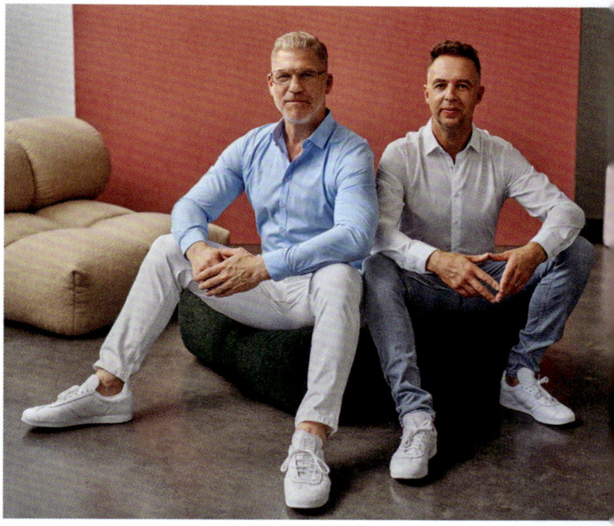

Zusammenhänge erklären und seriöse Lösungen anbieten. Nur so können wir verhindern, dass Menschen sich von simplen, aber irreführenden Erklärungen blenden lassen.

Am Ende geht es nie um die Verteidigung einer Profession. Es geht darum, die bestmögliche Gesundheit für unsere Patientinnen und Patienten zu erreichen. Alles andere wäre medizinisch wie menschlich falsch. Die Medizin gleicht einem Kompass, der sich immer wieder neu justieren muss. Manchmal schwankt die Nadel, manchmal zeigen Moden und Theorien in eine andere Richtung. Doch solange wir bereit sind, diesen Kompass mit wissenschaftlicher Genauigkeit nachzustellen, weist er uns verlässlich den Weg. Entscheidend ist nicht, wer heute „recht" hat. Entscheidend ist, dass wir die Richtung halten, hin zu einer Medizin, die offen bleibt, sich weiterentwickelt und den Menschen in den Mittelpunkt stellt.

KAPITEL

3

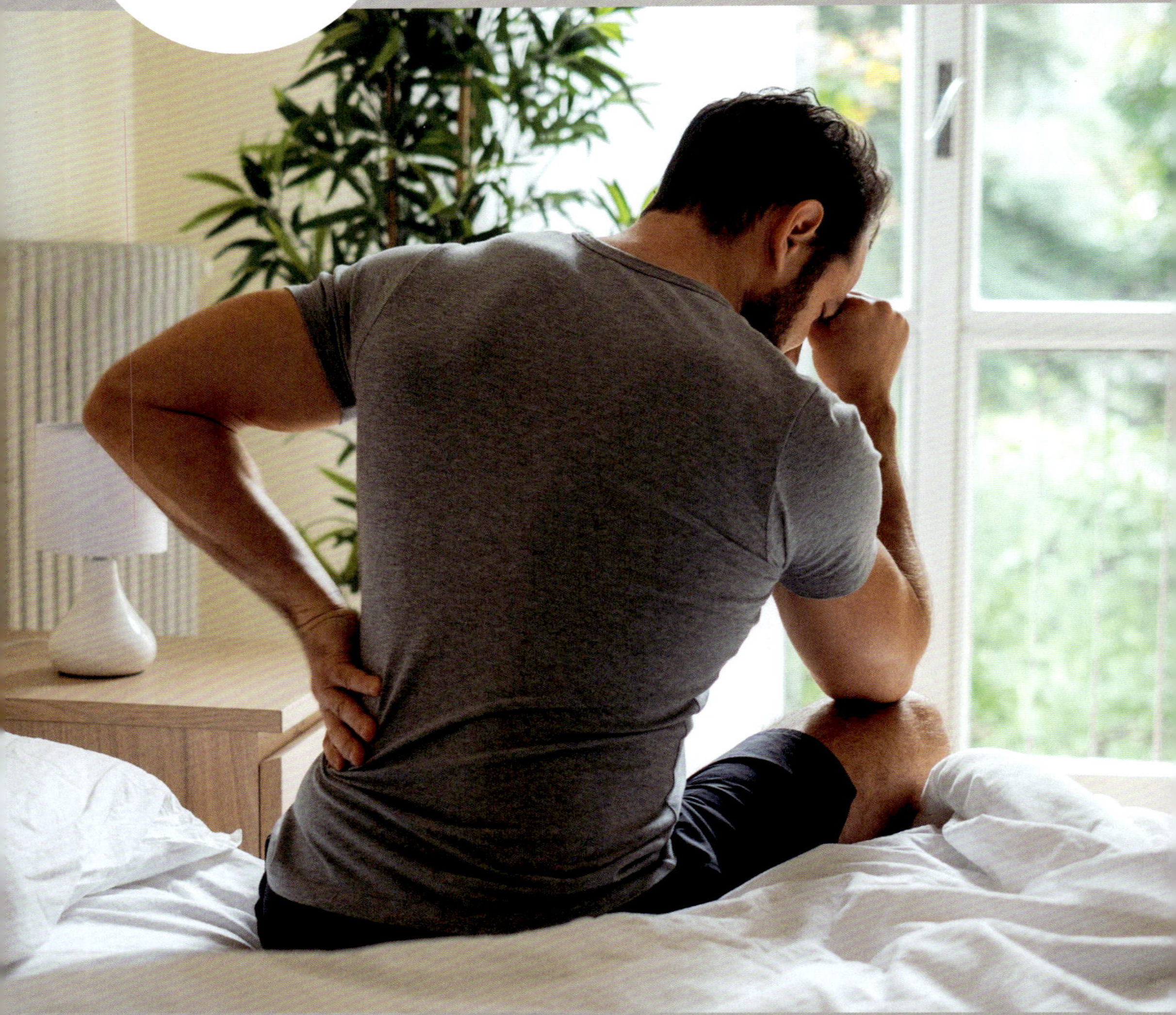

BESCHWERDEN IM BEWEGUNGSAPPARAT

Für die effektive Behandlung von Schmerzen im Bewegungsapparat ist ein wichtiger Schritt unvermeidbar: Die genaue Ursache für den Schmerz muss identifiziert werden. Leider gelingt dieser Schritt nicht immer erfolgreich beziehungsweise nimmt die Diagnose mehr Zeit in Anspruch als gedacht. Denn fast jede Ursache bringt eine bestimmte Beschwerdesymptomatik und vor allem eine Kombination aus Faktoren mit sich, die für die Schmerzen verantwortlich sind und detailliert besprochen werden müssen. Fehlt diese Beschwerdesymptomatik, ist die entsprechende Diagnose eher unwahrscheinlich.

Wie entstehen Schmerzen?

So wie das komplexe Zusammenspiel aller Strukturen unseres Bewegungsapparates ist logischerweise auch die Entstehung von Schmerz im Bewegungsapparat nicht einfach oder schnell zu erklären. Wenn wir Schmerzen haben, wünschen wir uns jedoch genau dies …

Einen Schuldigen als Ursache für Schmerzen auszumachen ist, wie Sie bereits wissen, in der Regel nicht immer möglich. Schmerzen entstehen durch Muskeln, Nerven, Gelenke, psychische Faktoren, Stress und Lebensstil. Doch all das ist schwer zu fassen, während Patienten eine einzige, greifbare Ursache suchen, auf die sie ihre Beschwerden zurückführen können. Und wenn dann jemand sagt: „Es sind Ihre verklebten Faszien", fällt einem ein Stein vom Herzen. Endlich gibt es einen Namen, eine Struktur, ein Bild, das die eigenen Schmerzen erklärt. Die Vorstellung der „verklebten" Faszie ist so wirkungsvoll, weil sie visuell greifbar ist. Jeder weiß, wie Frischhaltefolie aussieht, die zusammenklebt. Überträgt man dieses Bild auf den eigenen Rücken, entsteht sofort Verständnis: Aha, da klemmt also etwas, das man wieder „lösen" muss. Diese Bildhaftigkeit macht die Faszienerklärung so eingängig – im Gegensatz zu abstrakten Konzepten, wie die „neurologische Schmerzverarbeitung". Damit ist der komplexe Prozess der Schmerzentstehung gemeint, auch multifaktorielle Genese genannt. Sie beschreibt die Krankheitsentstehung, bei der mehrere genetische Faktoren und verschiedene Umwelteinflüsse zusammenspielen. Glaubt der Patient an die Erklärung, wirkt auch die Therapie stärker. Wer überzeugt ist, dass die Faszienrolle die Verklebung löst, spürt bei der Anwendung tatsächlich eine Besserung. Der Effekt ist real – nicht weil Faszien „freigerollt" wurden, sondern weil Erwartung und Suggestion das Schmerzempfinden verändern. Das erklärt, warum so viele Patienten begeistert berichten: „Es hat mir geholfen!" – obwohl wissenschaftlich kein eindeutiger Wirkmechanismus nachweisbar ist.

Ein weiterer psychologischer Faktor ist, dass die Faszienerzählung dem Patienten das Gefühl gibt, verstanden zu werden. Endlich erklärt jemand die Beschwerden plausibel. Noch dazu ist die Lösung in den meisten Fällen aktiv: Rollen, dehnen, drücken. Der Patient hat das Gefühl, selbst etwas tun zu können, anstatt nur Medikamente zu schlucken.

Das vermittelt Selbstwirksamkeit – ein entscheidender Baustein in der Schmerzbewältigung. So hilfreich diese psychologischen Effekte kurzfristig sind, bergen sie eine Gefahr: Der Patient bleibt in einem vereinfachten Krankheitsmodell gefangen. Statt seine Alltagsgewohnheiten zu ändern, seine Muskulatur zu stärken oder Stress zu reduzieren, glaubt er an eine rein mechanische Lösung: Die Faszien müssen einfach nur regelmäßig „entklebt" werden. Damit verschiebt er die Verantwortung auf ein Gewebe und übersieht, dass er selbst durch Bewegung und Haltung langfristig die größte Macht über seine Gesundheit hat. Die Popularität der Faszienerklärungen hat also weniger mit Anatomie als mit Psychologie zu tun. Sie liefern einfache Bilder, befriedigen das Bedürfnis nach Klarheit, aktivieren Placeboeffekte und geben Patienten das Gefühl von Kontrolle. All das erklärt, warum so viele Menschen an die Faszie glauben – auch ohne wissenschaftliche Beweise. Die Aufgabe der seriösen Medizin ist es, diese psychologischen Bedürfnisse ernst zu nehmen, aber sie nicht mit falschen Erklärungen zu füttern. Denn langfristige Gesundheit entsteht nicht durch Wunschdenken, sondern durch ehrliche Diagnosen und konsequente Bewegung mit Flex- und Strong-Übungen – kombiniert mit Übungen, ie die Propriozeption und damit das Körpergefühl stärken.

DIE URSACHEN FÜR SCHMERZ

Zu den mit Abstand häufigsten Ursachen, die zu einem Arztbesuch beim Orthopäden führen, gehören mittlerweile Schmerzen im Lendenwirbelbereich. Jeder Mensch über 30 Jahre macht mindestens eine Episode tief sitzender Rückenschmerzen durch. Entgegen der allgemeinen Auffassung sind jedoch rund 80 Prozent dieser Hexenschüsse, auch als Lumbalgien bekannt, sogenannte unspezifische Rückenschmerzen. Das bedeutet, dass nur rund ein Fünftel der Beschwerden, die in Deutschland für fast 100 Millionen Arbeitsunfähigkeitstage pro Jahr sorgen, einer klaren Ursache zuzuordnen ist, wie zum Beispiel dem berühmten Bandscheibenvorfall. Wir werden auf die Unterscheidung der spezifischen und unspezifischen Ursachen für Schmerzen, vor allem im unteren Rückenbereich, noch im Detail eingehen – so viel an dieser Stelle allerdings vorweg: Häufig liegt die Schmerzursache nicht an dem Punkt, an dem der Schmerz zu spüren ist. Der Grund dafür hat mit der Reaktion von Muskeln und Faszien zu tun. Durch den Schmerz und die begleitende entzündliche Reaktion wird das Muskel-Faszien System irritiert. Es kommt zu einer massiven lokalen Tonuserhöhung – die Muskeln spannen sich an. Die zahlreichen muskulären und faszialen Rezeptoren werden dauerhaft gereizt und es kommt ebenfalls zu lokalen Entzündungen, die mit Schmerzen einhergehen. Daher findet sich bei spezifischen wie auch bei unspezifischen lumbalen Rückenschmerzen immer eine mehr oder weniger stark ausgeprägte Muskelverspannung.
Das Gros der tief sitzenden Rückenschmerzen hat jedoch keine spezifischen

Ursachen. Und damit haben es sich neben der klassischen Medizin vermehrt Akteure aus alternativmedizinischen Strömungen zur Aufgabe gemacht, dieses komplexe Krankheitsbild weiter zu beleuchten und den Betroffenen Linderung und Heilung zu bringen.

SCHMERZ ALS SCHUTZSYSTEM UNSERES KÖRPERS

Die weitverbreitete Definition der internationalen Gesellschaft zum Studium des Schmerzes, der IASP (International Association for the Study of Pain), lautet: „Schmerz ist eine unangenehme sensorische und emotionale Erfahrung in Verbindung mit einer tatsächlichen oder möglichen Gewebeläsion." Übersetzt bedeutet dies nichts anderes als: Schmerz ist das Signal unseres Körpers, das uns darüber informiert, dass etwas Schädliches passiert. Er weist uns also auf Gefahren hin und ist wie eine Art Wachhund unseres Körpers, der innerhalb von Bruchteilen von Sekunden anschlägt.
Sie müssen sich das so vorstellen: Wenn man ein schönes Haus besitzt, schützt man es mit einer Tür. Vielleicht zieht man auch noch einen hohen Zaun herum und installiert ein paar Kameras. Ist man ein besonders ängstlicher Mensch, versieht man diese Kameras mit Bewegungssensoren und installiert Einbruchssensoren an Türen und Fenstern sowie Lichtschranken im Haus. Das alles macht man, um Informationen zu bekommen. Informationen an den Außenseiten des Grundstücks und des Hauses. Diese Informationen sollen schnell zur Verfügung stehen, damit man reagieren kann, bevor etwas Schlimmeres passiert. Oder anders ausgedrückt: Es soll gewarnt werden, wenn sich jemand auf dem Grundstück bewegt oder sogar versucht, Türen oder Fenster aufzubrechen, um ins Haus zu gelangen.

Genauso wird unser Körper, unser höchster und schätzenswertester Besitz, gesichert. Und zwar durch unser körperliches Sicherheitssystem, das mehrfach vorhanden und überlappend ist. Unterscheiden kann man die menschlichen Schutz- und Sicherheitssysteme in einen bewussten und unbewussten Teil. Beide Teile helfen dem Körper, Gefahren frühzeitig zu erkennen und Gegenmaßnahmen zu ergreifen. Diese Mechanismen sind uralt und haben seit Urmenschenzeiten ein alleiniges Ziel: Das Überleben und die Weitergabe der Gene in die Zukunft sollen gesichert sein. Einfach zu verstehen und für jeden nachvollziehbar ist der bewusste Teil des körperlichen Sicherheitssystems, das wir über die vielen Jahre der menschlichen Evolution den verschiedensten Gefahren angepasst haben. Wir können zum Beispiel visuelle Reize bewusst mit den Augen wahrnehmen. Sehen unsere Augen eine gefährliche Situation, wird diese im Großhirn als Gefahr bewertet und erkannt und wir überlegen uns angepasste und zielführende Reaktionen darauf. Wir bewerten also den Sinneseindruck, können denken, überlegen und reagieren. Das ist in vielen Situationen hilfreich, kostet aber Zeit. Wichtige Zeit, die wir in manch gefährlicher Situation nicht immer haben. Ein anderer Sinn, den wir haben und der als ältester Sinn ganz eng am Gehirn liegt, ist der Geruchssinn. Auch er bietet seine Informationen dem Gehirn an, wird dort bewertet und mit Erinnerungen und vorhandenen Informationen abgeglichen. Wachen Sie in der Nacht auf und nehmen den Geruch von brennendem Sofa wahr, dann überlegen Sie schnell, was die Ursache dieses Sinneseindrucks sein könnte, und ergreifen entsprechende Maßnahmen. Da diese beiden Sinneseindrücke über das Gehirn registriert werden und von dort aus eine koordinierte Handlung erfolgt, nennt man diese Handlung eine bewusste Reaktion.

Die unbewussten Reaktionen hingegen überspringen unsere bewusste Teilhabe. Bekannt sind diese Reaktionen als Reflexe. Bei reflektorischen Aktionen wartet der Körper nicht darauf, dass der Sinneseindruck vom Bewusstsein bewertet und danach über die richtige Reaktion nachgedacht wird. Die Reaktion erfolgt ohne Zeitverlust. Bekanntestes Beispiel dafür ist die heiße Herdplatte und die Kinderhand. Berührt die Hand die heiße Herdplatte, wird sie sofort zurückgezogen. Zum selben Zeitpunkt erfolgt der Sinneseindruck des Schmerzes. Die Entscheidung zum Wegziehen der Hand erfolgt jedoch nicht im Bewusstsein, sondern wird bereits auf Rückenmarksebene, also schon auf halbem Weg zum Gehirn, eingeleitet. Es muss also nicht der bewusste Wille zum Wegziehen der Hand gefasst werden, denn der Körper übersteuert diesen und entscheidet zugunsten seiner eigenen Unversehrtheit selbstständig. Der Vorteil dieser reflektorischen Reaktion ist eindeutig die Zeitersparnis. Der Körper möchte so schnell wie möglich den schädlichen Einfluss auf sich und seine Zellen unterbinden. Je schneller die Information über eine Schädigung wahrgenommen wird, desto schneller kann der Körper reagieren und sich diesem Einfluss entziehen, sodass keine schwerwiegenden Schäden am und im Körper entstehen können. Somit kann man Schmerzen als eines der wichtigsten Schutzsysteme unseres Körpers bezeichnen. Und dies erklärt auch, warum Schmerzen bereits bei kleinen Verletzungen auftreten. Das hat den Vorteil, dass sie sofort wahr- und ernst genommen werden und damit größere Verletzungen vermieden werden können. Der Schmerz ist also unser Freund.

DAS ALARMSYSTEM SCHMERZ IM KÖRPER

Während Sinneseindrücke wie Druck, Vibration und Kälte durch spezielle Rezeptoren in der Haut und im Gewebe wahrgenommen werden, geschieht das beim Schmerz über Nozizeptoren. Das sind freie Nervenendigungen von dünnen Nervenfasern, die sich in allen bindegewebigen Strukturen, also auch in Faszien, Sehnen, der Knochenhaut und in Gelenkkapseln befinden.
Ein einprägsames Beispiel für das „System Schmerz“ ist eine kleine Verletzung zwischen den Zehen, wie sie im Sommer beim Tragen von Flip-Flops gerne auftritt. Funktioniert das Alarmsystem Schmerz, spürt man diese Verletzung sofort und tut alles, damit der Schmerz nicht schlimmer

wird. Man reinigt die Wunde, versorgt sie mit Pflastern und trägt nun Schuhwerk, das die Wunde nicht weiter reizt. Man hat ein Auge auf die Verletzung und geht zum Arzt, wenn die Schmerzen, zum Beispiel im Rahmen einer beginnenden Infektion, zunehmen.

Fehlt das „Alarmsystem Schmerz" jedoch aufgrund einer Erkrankung, wie zum Beispiel bei einer fortgeschrittenen Zuckerkrankheit, spürt man den ersten Schmerz gar nicht. Man wird nicht aufmerksam auf die Verletzung und spürt auch eine etwaige Verschlimmerung durch eine Infektion nicht. Das kann zur Folge haben, dass eine Infektion erst zu einem viel späteren Zeitpunkt festgestellt wird, wenn bereits größere Bereiche infiziert und geschädigt sind. Eine Folge davon kann sein, dass die Therapie dadurch deutlich erschwert wird und gegebenenfalls bleibende Schäden entstehen, die bei früherem Erkennen und Behandeln nicht hätten auftreten müssen.

Dieses Beispiel kann auf sämtliche Körperorgane und -bereiche übertragen werden – denn egal ob Knieschmerz, eine schmerzhafte Schulter, Magenschmerzen oder der Rücken, der wehtut, je eher man durch den Schmerz gewarnt wird, desto schneller kann man auf die Beschwerden reagieren und vermeidet somit eine Verschlimmerung oder Mitbeteiligung benachbarter Strukturen und Organe.

Was also die Sensoren bei der Alarmanlage des Hauses sind, sind die Rezeptoren des Körpers, die sich zu Millionen in und unter der Haut, an und in den Organen, in Blutgefäßen, in Gelenkkapseln, Muskeln und in den Faszien befinden. All diese Rezeptoren senden konstant Informationen an die verschiedenen Zentren im Gehirn mit dem einzigen Ziel, den Körper und das Leben zu schützen und gesund zu halten. Durch das regelmäßige Abgleichen von Ist und Soll erstellt das Gehirn jederzeit einen Gesamtüberblick über den Körper.

Bei chronischen Schmerzen geht diese sinnvolle Funktion allerdings mit der Zeit verloren. Dann kann es sogar sein, dass der Schmerz selbst zu einem eigenen Krankheitsbild, einer sogenannten Schmerzkrankheit, wird. In diesem Fall ist die Schmerzursache selbst oft längst verschwunden oder behandelt, die Schmerzen aber bleiben bestehen.

WAS VERURSACHT SCHMERZEN IM BEWEGUNGSAPPARAT?

Wir wissen, wie wichtig Bewegung für unseren Körper ist. Machen wir uns das einmal wieder klar, kann es schon vorkommen, dass wir nun hoch motiviert unsere Laufschuhe anziehen und in Richtung Stadtpark lossprinten. Noch beeindruckt von den ersten Hundert Metern, die wir kraftvollen Schrittes an den Nachbarhäusern vorbeigelaufen sind, merken wir recht schnell, dass unser Tempo viel zu hoch ist und wir das so nicht aufrechterhalten können. Das passiert bereits nach ein bis zwei Minuten. Unsere Kondition ist nicht mehr die beste und schnell steigt die Atemfrequenz an und die Schritte werden kürzer und weniger kraftvoll. Dem Sichtfeld von Nachbarn und Freunden entschwunden, zollen wir der Anfangseuphorie Tribut und drosseln das Tempo.

Motiviert, jedoch untrainiert tritt nun recht schnell Müdigkeit auf. Das Herz-Kreislauf-System arbeitet schwer, um genügend Blut in die sauerstoffhungrigen Muskeln zu pumpen. Doch die Muskeln sind ihrer neuen Anforderung nicht gewachsen und reduzieren ihren Einsatz. Die Füße und Beine werden nicht mehr richtig angehoben, die Schritte immer kürzer und kraftloser. Und da passiert es. Das überforderte Gehirn ist ebenfalls vielseitig beschäftigt und die Augen übersehen eine kleine Mulde im Boden. Der Fuß setzt nicht mehr korrekt auf, versinkt außen etwas in der Vertiefung und in völlig unphysiologischer Fußhaltung wird dieser mit dem ganzen Körpergewicht belastet, bevor noch irgendwie reagiert werden kann. Und schon haben wir sie: die klassische Sprunggelenksverstauchung. Unser Körper reagiert bei Verletzungen als Erstes mit dem Sinneseindruck „Schmerz", auch bei Verletzungen von Muskeln, Bändern, Sehnen und allen anderen Komponenten des menschlichen Bewegungsapparates.

Wenn wir beim Joggen umknicken, spüren wir durch die massive und abrupte Überbelastung und Überdehnung des äußeren Bandapparates und der Gelenkkapsel des Knöchels einen spitzen, einschießenden Schmerz. Die Nervenzellen im Gewebe der Bänder, Kapseln und Sehnen werden durch die Schädigung des Gewebes aktiviert und leiten diesen mechanischen Reiz nach Umwandlung in einen bioelektrischen Impuls an das Gehirn weiter – dies passiert in Bruchteilen einer Sekunde. Und genauso schnell kommt die Antwort vom Gehirn: „Alle Maschinen, stopp!" Sofort werden die Gegenmaßnahmen eingeleitet. Die Laufaktivität wird umgehend abgebrochen, der betroffene Fuß wird sofort entlastet und das gesamte Gewicht auf die gesunde Seite verlagert. Es wird eine Haltung gewählt, die eine weitere Schmerzverschlimmerung vermeidet. Denn der Körper weiß: je mehr Schmerzen, desto größer die Schädigung des Gewebes. Also wird alles unternommen, um das zu verhindern. Bei Verletzungen von Gewebe – sei es der beschriebene Bänderriss oder die kleine Hautverletzung mit dem Kartoffelmesser – ist der Körper immer bemüht, den entstandenen Schaden schnell und effektiv zu reparieren. Wie bei dem Abriss eines kaputten Hauses werden zunächst die beschädigten und zugrunde gegangenen Strukturen abtransportiert, um dann neues Baumaterial heranzuschaffen und damit wieder Neues aufzubauen. Wenn das schnell passieren soll, benötigt man viele Fahrzeuge, die häufig altes Material abholen und neues anliefern. Im menschlichen Körper gibt es diese Transportwege ebenfalls. Sie werden als Gefäße bezeichnet, wobei die Arterien mit dem frischen Blut Sauerstoff und Nährstoffe liefern und die Venen das verbrauchte CO_2 und die Abbauprodukte der Zellen abtransportieren. Wenn das schnell gehen soll, werden sämtliche Gefäße in der Nähe der Verletzung benutzt. Die lokale Durchblutung wird erhöht und der Traffic nimmt zu. Mithilfe spezieller Zellen werden die geschädigten Zellen abgebaut und verschiedene Botenstoffe kommen zum Einsatz. Dieser beschriebene Zustand nennt sich Entzündung. Je größer die Verletzung, desto größer die „Baustelle" und die damit verbundene Entzündung. Im Rahmen der Entzündung werden auch weiter die schmerzleitenden Nervenzellen, die Druck- und Spannungsrezeptoren gereizt. Je weiter die Reparatur der verletzten Zellen voranschreitet, desto mehr zieht sich die Entzündung zurück und die Schmerzen werden wieder weniger.

BEWEGUNGSEINSCHRÄNKUNG BEI SCHMERZEN

Sehr häufig kommt es in Verbindung mit Verletzungen des Bewegungsapparates auch zu lokalen Schwellungen, die bei Gelenkbeteiligung zunächst eine rein mechanische Einschränkung von Bewegungen bewirken. Diese Schwellungen kennt jeder, der sich schon einmal ein Gelenk verstaucht hat. Gewebsflüssigkeit tritt in die Räume zwischen den Zellen. Das betrifft sämtliche Zellen und Gewebe in der Nähe der Verletzung – die kollagenen Zellen des straffen und stabilen Kapselgewebes, das weichteilige Bindegewebe, die Fettzellen, die Muskel- und Faszienzellen sowie das Knochengewebe. Diese Flüssigkeit nennen Mediziner „Ödem". Durch diese lokalen Schwellungen erhöht sich der Druck auf alle betroffenen Gewebe – und je mehr Schmerz- und Druckrezeptoren im Gewebe, desto intensiver das Schmerzempfinden und desto höher die Funktionseinschränkung. Aber auch nicht direkt betroffene Bereiche reagieren auf die Verletzung und den Schmerz. Zur Vermeidung einer Schmerzverschlimmerung wird versucht, die betroffene Region ruhigzustellen. Diese Vermeidungstaktik findet also sowohl akut im Moment der Verletzung statt als auch im weiteren Verlauf. Als eine Art biologischer Gips spannen sich die für die Bewegung notwendigen Muskeln an, um die betroffene Extremität zu fixieren. Das passiert übrigens auch bei Knochenbrüchen, wie zum Beispiel beim Bruch des Handgelenks. Hier wird der Arm automatisch in einer optimalen Entlastungshaltung fixiert, indem sich die Muskeln von Unter-, Oberarm und Schulter vermehrt anspannen, damit Arm und verletztes Handgelenk nicht weiterbewegt werden können. Erst durch das Anlegen eines Gipses wird diese Aufgabe extern übernommen und ist somit nicht mehr nötig.

STRESS ALS SCHMERZURSACHE

Ein weiterer Grund für die erhöhte Muskelspannung bei Schmerzen ist die vegetative Reaktion, die Schmerz mit sich bringt. Schmerzen sind Stress und lösen Stressreaktionen im Körper aus. Es werden Stresshormone, das bekannteste ist Cortisol, ausgeschüttet, um den Körper in Alarmbereitschaft zu versetzen. Aus unseren Tagen als Urmenschen wissen wir, dass es in Alarmsituationen grundsätzlich zwei Optionen gibt: Kämpfen oder Flüchten. Für beide benötigen wir unsere Muskeln, weshalb diese auch in einen Alarmzustand versetzt werden. Sie sind im wahrsten Sinne des Wortes gespannt auf ihren nächsten Einsatzbefehl. Schmerzen und Stress sind somit die beiden häufigsten Ursachen, weshalb

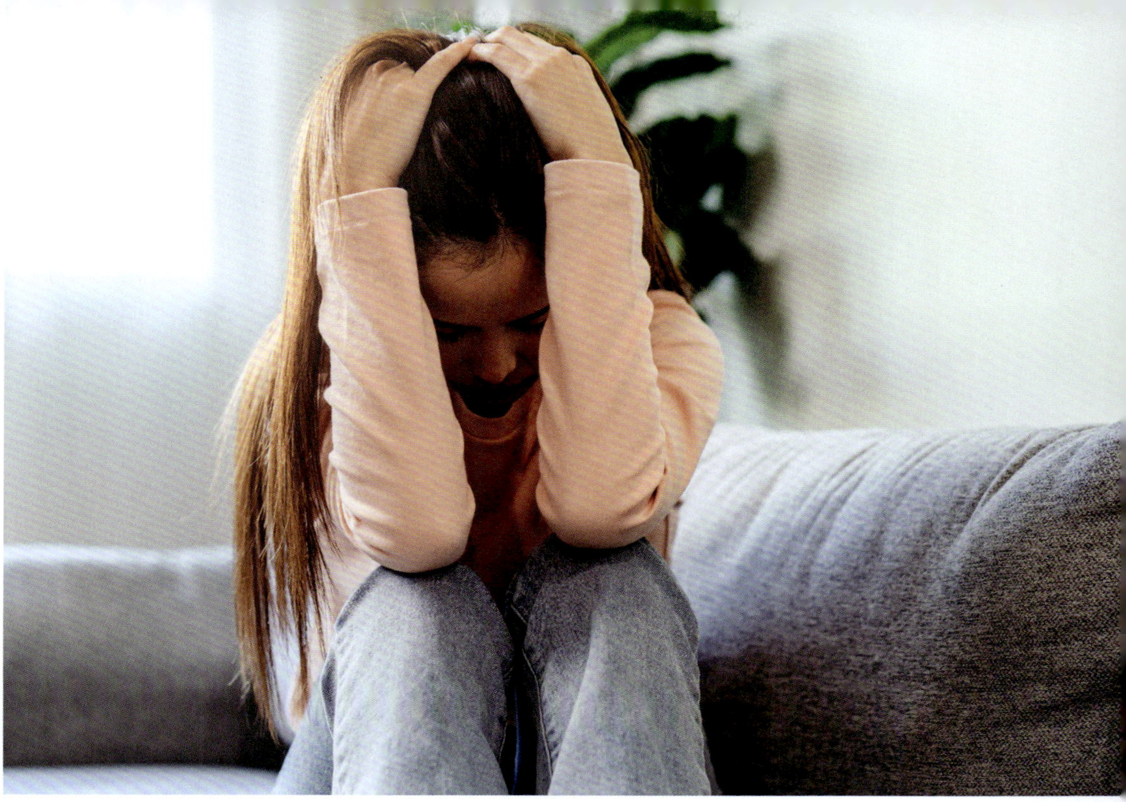

Muskeln beziehungsweise das gesamte muskulofasziale System vermehrt angespannt werden. Wenn man Patienten mit chronischen Schmerzen fragt, ob sie muskuläre Beschwerden haben, bekommt man immer die Antwort, dass sie unter Verspannungen leiden. Psychischer Stress und auch Trauer haben denselben Effekt auf die Muskulatur. Während man allerdings bei körperlichen Verletzungen eher lokalisierbare Verspannungen findet, ist die Muskelverspannung bei psychischen Verletzungen und dem daraus resultierenden Stress sehr häufig im Bereich der Nacken-Schulter-Muskulatur zu finden. Der fast immer betroffene Muskel ist der als Kapuzenmuskel bekannte Musculus trapezius. Zum einen liegt das daran, dass dieser Muskel chronisch überlastet wird, zum anderen ist seine Versorgung mit Nervenfasern und -zellen dafür verantwortlich. Geht es einem schlecht, ist man psychisch angeschlagen oder hat anderen Stress, ist man im wahrsten Sinne des Wortes nicht entspannt. Ganz im Gegenteil: Man ist angespannt. Ist dies der Fall, will man sich vor der Welt verkriechen und macht sich klein: Man zieht den Kopf ein und die Schultern hoch. Dadurch spannt sich dauerhaft der Kapuzenmuskel und die umgebende Nacken-Schulter-Muskulatur an. Da diese Muskeln nicht für eine derartige Dauerbelastung konzipiert sind, werden sie mit der Zeit überlastet, weil der natürliche Ausgleich und die Gegenbewegungen fehlen. Der lokale Stoffwechsel verändert sich und es entsteht eine Entzündungsreaktion mit den bekannten

Reizungen der Rezeptoren und Nerven – es schmerzt. Bei psychischem Stress kommt beim Musculus trapezius die Tatsache zum Tragen, dass er von einem Nerv versorgt wird, der seinen Ursprung im Gehirn und nicht im Rückenmark hat. Dieser Nerv kann durch mentalen Stress ebenfalls gereizt werden. Ähnliche Reaktionen kennen einige Menschen von stressbedingtem Muskelzucken im Gesicht, wie zum Beispiel dem unwillkürlichen Augenlidzucken bei psychischer Anspannung.
Bei physischen Verletzungen, wie zum Beispiel dem verstauchten Knöchel, können die Muskelketten – auch durch die Hilfe der Faszien – zu sogenannten Verkettungsbeschwerden führen. So finden sich unter Umständen Muskelverspannungen im Bereich der unteren Lendenwirbelsäule, obwohl die ursprüngliche Ursache im Knöchel liegt. Das Vermeidungsverhalten, also das Anheben des verletzten Fußes, umfasst mehrere funktionelle Muskelgruppen, die weit weg bis in den Rumpf reichen. Sowohl die stressbedingten als auch die verletzungsbedingten Muskelverspannungen führen, sollten sie länger bestehen, zu einer einseitigen Belastung. Einerseits wird die Muskulatur monoton dauerbeansprucht, andererseits werden die angrenzenden Gelenke als Folge der schmerzvermeidenden Versteifung nicht mehr physiologisch bewegt. Auf Dauer kommt es also nicht nur zu einer muskulären Steifigkeit, sondern auch zu einer Bewegungseinschränkung der Gelenke. Dadurch kann der Körper nicht mehr funktionell richtig bewegt und belastet werden. Es entstehen Fehlhaltungen und Überlastungen und daraus resultieren erneut Schmerzen. Als Folge wird die Beweglichkeit noch weiter eingeschränkt, die Muskelmasse nimmt aufgrund fehlender Stimulation und Bewegung ab. Bei eingeschränkter Bewegung verkürzen sich Muskeln und die begleitenden Weichteile, was ein späteres Aufdehnen erst einmal schmerzhaft macht. Ist diese Situation lang anhaltend, entstehen verkürzte und geschwächte Muskeln, die noch weniger ihrer Arbeit nachkommen können. Bei Belastung sind sie schnell überfordert und neigen erneut zu Verspannung sowie zu Schmerzhaftigkeit und sind verletzungsanfällig.

Somit entsteht ein Teufelskreis, aus dem Betroffene nur durch den richtigen Zugang und mit viel Geduld, Schweiß und Disziplin entkommen können. Die ärztliche Kunst liegt nun darin, die individuell richtige Ansprache zu finden. Zunächst bedarf es einer Statusaufnahme, einer genauen Lokalisation und vor allem Ursachenklärung der Beschwerden. Die erwähnten Verkettungen können dazu führen, dass die Ursache nicht an derselben Stelle zu finden ist wie die Beschwerden. Da die Symptome häufig schon eine geraume Zeit bestehen, hat sich der Teufelskreis von Schmerzen, Muskelverhärtung, Muskelverkürzung, Fehlhaltung und Fehlfunktion bereits etabliert. Einfach ausgedrückt muss dieser Prozess „nur“ rückläufig gemacht werden. Finden sich keine unumkehrbaren strukturellen Veränderungen oder

Verletzungen, ist es das Wichtigste, den Betroffenen zuerst in seinem Kopf zu erreichen. Es muss zu einer Gewohnheits- und Bewegungsänderung kommen, die nur erfolgreich sein kann, wenn der Patient die Notwendigkeit erkennt und sich aktiv mit in die Therapie einbringt.

DER WEG AUS DEM SCHMERZ HINAUS

Zugegeben, es ist menschlich zu hoffen, dass eine Spritze, eine Tablettenkur oder eine Massagetherapie das Problem beheben könnte. Und es wäre auch tatsächlich schön, wenn es so funktionieren würde. Da funktionelle Beschwerden jedoch vom Patienten selbst mitverursacht wurden, ist er zu gleichen Teilen an der Heilung beteiligt. Wenn man sich beispielsweise angewöhnt, mit nach vorne hängenden Schultern, geneigtem Kopf und ohne Körperspannung zu sitzen, zu gehen und zu stehen, wird es nicht lange dauern, bis diese schlechte Haltung zur Normalität geworden ist. Sie ist energiesparend und fühlt sich zunächst gut und entspannt an. Im Laufe der Zeit führt diese Fehlhaltung jedoch zu Nacken-, Schulter- und Rückenbeschwerden. Es muss also ein Umdenken erfolgen. Erst durch das Verstehen der Ursache kann die Therapie unterstützt werden. Man zieht sich somit selbst aus dem Sumpf, was aber Disziplin und Anstrengung erfordert. Um die muskuläre Balance wieder herzustellen und Verspannungen zu lösen, Schmerzen zu lindern und die Funktion wieder zu optimieren, müssen mehrere Dinge geschehen: Es muss an dem gesamten funktionellen System aus Muskel-Faszien-Einheit, Gelenken und Sehnen gearbeitet werden. Durch die Korrektur der Haltung wird die Basis für ein ausgeglichenes und funktionierendes Bewegungssystem geschaffen. Dafür müssen, um beim Beispiel der nach vorne hängenden Schultern zu bleiben, die Schultern bewusst nach hinten geführt werden, um wieder in die neutrale Position zu gelangen. Häufig reicht es nicht, durch Anspannen der entsprechenden Muskeln dieses Ziel sofort zu erreichen, da zum einen die vorderen Muskel-, Faszien- und Sehnenstrukturen verkürzt und zum anderen die hinteren, gegenspielenden Muskeln überdehnt sind. Beide können somit nicht optimal und effizient arbeiten. Es bedarf also besonderer Dehnungsübungen, um die verkürzte Vorderseite zu dehnen und zu verlängern. Gleichzeitig muss die Spannung an der Rückseite reduziert werden, damit die Muskeln mit ihren Faszien wieder auf ihre physiologische Länge „schrumpfen". Dieses Dehnen, auch Stretchen genannt, bringt die Muskeln und die anhängigen Gelenke wieder in ihre neutrale Position. Da wir Menschen allerdings Gewohnheitstiere sind, besteht die Gefahr, dass die erarbeitete optimale Haltung schnell wieder zugunsten der gewohnten Fehlhaltung verlassen wird. Deshalb ist es unerlässlich, nachdem durch regelmäßiges Stretchen die Verkürzung der Muskeln aufgehoben ist, durch gezieltes Auftrainieren der Gegenspieler die Muskulatur in ihrer Länge zu behalten und damit die neutrale Gelenkposition muskulär zu stärken. Wie beim Yin und Yang müssen im optimalen Zustand die Spieler und Gegen-

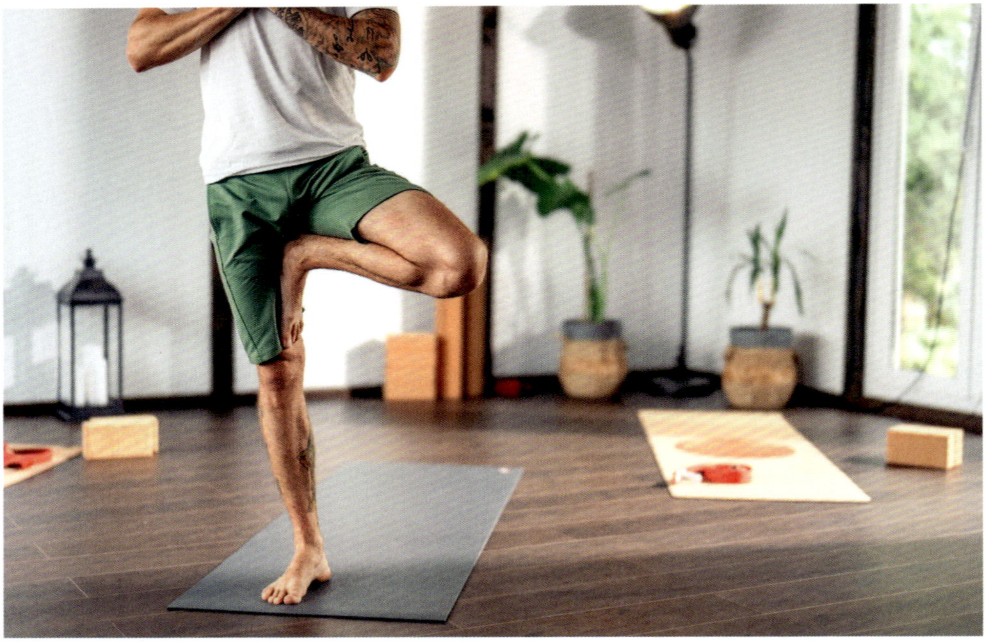

spieler gleich stark sein. Wenn einer der beiden vernachlässigt oder der andere überfordert wird, entsteht ein Ungleichgewicht, was sich im menschlichen Körper als Beschwerde, Schmerz oder Unwohlsein ausdrückt.

Die Weltgesundheitsorganisation WHO definiert Gesundheit als den Zustand körperlichen, seelischen und sozialen Wohlbefindens und nicht nur als Abwesenheit von Krankheit.
Wohlbefinden zeigt sich körperlich, jedoch auch psychisch und sozial im Zustand der Ausgeglichenheit. Allerdings ist der menschliche Körper streng genommen sehr langweilig, wenn es um sein Wohlbefinden geht. Jeder wird verstehen, dass man sich bei einem Ruhepuls von 40 Schlägen pro Minute als normaler Mensch sehr schwach und antriebslos fühlt. Ein Ruhepuls von 140 Schlägen pro Minute bringt uns hingegen an das andere Ende des Pendels. Ein grundlos erhöhter Puls erfüllt den ganzen Körper mit Unruhe und Stress. Und genauso verhält es sich mit dem Blutzucker, dem Blutdruck, dem Muskeltonus und dem Hormonstatus. Der Mittelweg, sei er auch noch so langweilig, ist für den Körper der favorisierte Weg. Dafür müssen die Antreiber und Bremser der jeweiligen Systeme miteinander kooperieren und durch balancierte Aktivität die Mitte stabilisieren. Ist das System im Ungleichgewicht, wird eingegriffen. Vieles regelt der menschliche Körper selbstständig, in einigen Bereichen muss der Mensch jedoch aktiv und bewusst mithelfen.
Bei einer chronischen Muskelverspannung, wie in unserem Beispiel im Schulter-Nacken-Bereich, kann der Betroffene selbst sehr viel dazu beitragen, dass

der schmerzfreie Zustand des Wohlbefindens wieder erreicht wird. Stretchen, aktiver Muskelaufbau und als Letztes, idealerweise auch als Erstes, sollte der Betroffene an den grundsätzlichen Ursachen der Beschwerden arbeiten: Sei es die Haltungsschwäche aus Bequemlichkeit, die falsche Position am Arbeitsplatz durch unergonomisches Büromobiliar, der Esstisch im Homeoffice oder die schlechte Sehleistung, die uns die Nase fast ins Buch fallen lässt. Das Bewusstmachen der Ursachen und die regelmäßige Selbstkontrolle von Haltung und Bewegung ist ein wichtiger Faktor für die langfristige Besserung der Beschwerden. Da die Augen vorne im Kopf sitzen und die Schultern ebenfalls funktionell ihren größten Bewegungsradius nach vorne haben, ist es nicht verwunderlich, dass wir die Tendenz haben, auch mit dem Rücken-, Nacken- und Schulterbereich bevorzugt nach vorn zu agieren. Umso wichtiger ist es, dass wir um diese Neigung wissen und uns immer wieder daran erinnern, die Schulter in ihre Neutralposition zurückzuziehen und den Nacken wieder auszustrecken.
Die exemplarisch für die Schulter-Nacken-Region beschriebenen Beschwerden und Therapien können auf sämtliche andere Körperregionen übertragen werden.

SCHMERZ IST NICHT GLEICH SCHMERZ

Ein Problem bei der Bestimmung von Schmerzen ist, dass jeder Mensch Schmerzen anders wahrnimmt. Dies hat sowohl genetische, soziale als auch psychisch bedingte Faktoren. So können Kinder zum Beispiel schon in jungen Jahren lernen, dass jede noch so kleine Bagatellverletzung als dramatisch angesehen werden muss, weil die Bezugspersonen es so vorleben und zum Überdramatisieren neigen. Als Folge kann es nun sein, dass das betroffene Kind im Erwachsenenalter schmerzempfindlicher ist als jemand, dessen Schmerzerleben im Kindesalter zwar ernst genommen, jedoch nicht als dramatischer angesehen wurde, als es in Wirklichkeit war. Dasselbe gilt auch für den Umgang zwischen Behandler und Patienten. Wenn Ihnen jemand Bewegungen „verbietet", weil diese Schmerzen verstärken und eine Problematik akut verschlimmern könnten, werden Sie garantiert empfindlicher und vorsichtiger agieren, als wenn Ihnen keine Angst gemacht wird.

Ein weiterer Faktor, der Schmerz nicht gleich Schmerz sein lässt, ist eine unterschiedliche Schmerzverarbeitung. Wenn Sie sich zum Beispiel beim Kochen in den Finger schneiden, dann sehen Sie die Entstehung der Verletzung und erwarten den dazugehörigen Schmerz. Sind Sie allerdings nicht auf den zu erwartenden Schmerz fixiert, sondern passiv vom Geschehen abgelenkt oder aktiv auf etwas anderes konzentriert, dann kann der Schmerzreiz bei der Verarbeitung abebben – und damit abgeschwächt ins Bewusstsein gelangen. Wenn die Schnittverletzung etwa beim Toben am Strand durch eine Scherbe entsteht, dann nimmt man den Schmerz häufig weniger intensiv oder sogar erst viel später wahr. Weil das spaßige Rennen im Fokus stand, nicht die Verletzung.

Orthopädische Krankheitsbilder

Wer Schmerzen hat, sucht einen Schuldigen – das ist ein absolut nachvollziehbarer Wunsch, wenn Menschen in die Praxis kommen und um Hilfe bitten. Leider ist dieser Schuldige in den meisten Fällen schwieriger zu finden als erhofft. Denn häufig sind eine Reihe verschiedener Faktoren an Schmerzen im Bewegungsapparat beteiligt.

Anders als zum Beispiel bei einem Beinbruch, bei dem die Ursache für den Schmerz für jeden Menschen klar auf der Hand liegt, sieht das Ganze bei chronischen Schmerzen im Bewegungsapparat leider etwas komplizierter aus. Denn die Unterscheidung zwischen den sogenannten unspezifischen und den spezifischen Schmerzen ist häufig nicht einfach.

UNSPEZIFISCHE UND SPEZIFISCHE SCHMERZURSACHEN

Bei unspezifischen Schmerzen handelt es sich um Schmerzen, bei denen zunächst nicht die eine klare Ursache ausfindig zu machen ist, weil hier sehr wahrscheinlich sowohl verschiedene körperliche als auch psychische und soziale Faktoren eine entscheidende Rolle spielen. Bei spezifischen Schmerzen handelt es sich um Schmerzen, bei denen mit hoher Wahrscheinlichkeit eine bestimmte Ursache mit einer häufig klar diagnostizierbaren Erkrankung zu erkennen ist.

SPEZIFISCHE SCHMERZEN IN DER LENDENWIRBELSÄULE

Vor allem lumbale Rückenschmerzen sind in Deutschland eine Volkskrankheit. Was allerdings überrascht, ist, dass bei einer derartigen Häufigkeit nur rund ein Fünftel dieser Beschwerden einer klaren Ursache zuzuordnen ist. Die drei berühmtesten Vertreter stellen wir deshalb hier einmal vor.

Der Bandscheibenvorfall

Eine dieser klar zuordnungsfähigen Ursachen stellt der symptomgebende, lumbale Bandscheibenvorfall dar. Warum symptomgebend? Weil es sehr viele bilddiagnostisch nachweisbare Bandscheibenvorfälle in der Wirbelsäule gibt, die keinerlei Beschwerden machen und daher auch nicht behandlungsbedürftig sind. In der Regel entsteht ein Bandscheibenvorfall langsam und schleichend als Folge von Verschleiß und häufigen Fehlbe- und Überlastungen. Mit der Einführung der MRT-Bildgebung ist

DIE WIRBELSÄULE

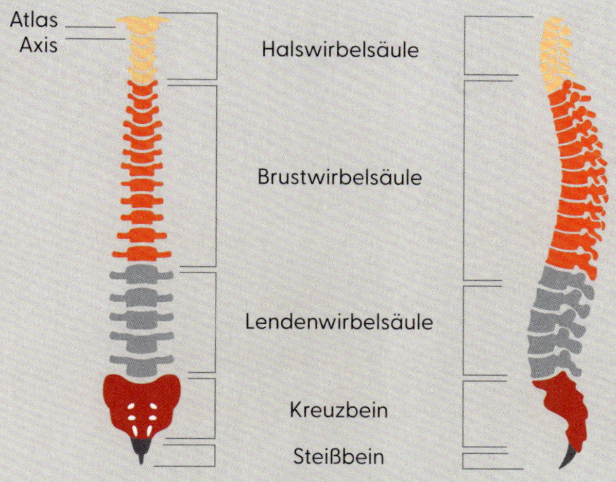

es möglich geworden, Veränderungen der Bandscheibe bereits zu erkennen, bevor es zu einem Vorfall gekommen ist. Daher weiß man, dass sich erste degenerative Bandscheibenschädigungen bereits in der zweiten Lebensdekade nachweisen lassen. Wenn man die Funktion und die Struktur der Bandscheiben kennt, verwundert es nicht, warum gerade diese Elemente des Bewegungsapparates Beschwerden machen können. Die Wirbelsäule als das zentrale Organ, das uns den aufrechten Gang ermöglicht, besteht regulär aus 33 Wirbeln. Sieben Halswirbel befinden sich direkt unterhalb des Schädels und tragen den Kopf. Unterhalb schließen sich zwölf Brustwirbel an, ihnen folgen fünf Lendenwirbel sowie das Kreuz- und Steißbein, die streng genommen aus fünf Kreuzbeinwirbeln und vier Steißbeinwirbeln bestehen, die jedoch miteinander verschmolzen sind. Im Brustwirbelsäulenbereich liegt vor den Wirbeln die Hauptschlagader und auf der Rückseite bilden die Wirbel eine knöcherne Röhre, den Spinalkanal, in dem das Rückenmark mit seinen Nervensträngen vom Gehirn bis in die Extremitäten verläuft.
Durch sogenannte Facettengelenke, weitere gelenkige Verbindungen und stabilisierende Sehnen und Bänder ist die Wirbelsäule in alle Richtungen hin sowohl beweglich als auch mechanisch stabilisiert. Stoß- und Druckbelastungen kann die Wirbelsäule abfedern, weil die Wirbel nicht wie bei einem Turm vertikal gerade aufeinanderstehen, sondern weil die Wirbelsäule in der Seitenansicht in einer S-förmigen Biegung geschwungen ist.
Im Brust- und Lendenwirbelsäulenbereich kann man sich die Wirbel wie rechteckige Bauklötze vorstellen, die aufeinanderstehen. Stünden diese

DER WIRBELKÖRPER

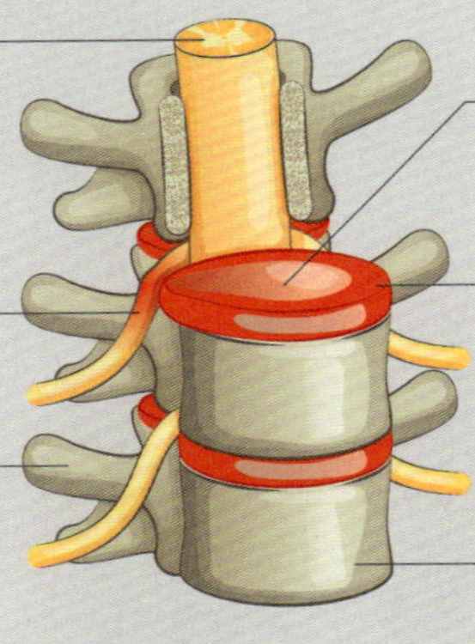

Klötze wie ein Turm gerade aufeinander, wären sie nicht besonders bewegungsflexibel und würden bei axial einwirkender Belastung direkt aufeinanderdrücken. Um solchen Belastungen gut und unbeschadet standhalten zu können, hat die Natur zwischen diese Wirbel jeweils eine Bandscheibe gesetzt. Sie fungiert als Stoßdämpfer zwischen den Wirbeln, sowohl bei axialer Belastung als auch bei Beuge- und Drehbewegungen. Um diesen Kräften ein ganzes Leben lang standhalten zu können, müssen diese Bandscheiben ganz besonders konzipiert sein. Sie sollen Druck- und Stoßbelastungen widerstehen können und nach der Belastung wieder zu alter Form und Größe zurückfinden. Deswegen müssen sie sowohl stabil als auch elastisch sein. Dafür sorgt ein gallertartiger, wasserreicher Kern im Inneren der Bandscheibe. Dieser Nucleus pulposus genannte Kern ist von einem Faserring (Anulus fibrosus) umgeben. Er besteht aus festem, kollagenreichem Bindegewebe und ist mechanisch sehr stabil und derb. Im Inneren wird der Faserring zu einem noch stabileren Faserknorpel. Im Gegensatz zum Gallertkern ist bei gesunden Bandscheiben nur der periphere Anteil des Faserringes von Nerven durchzogen.

Als Folge von Gewebealterung und regelmäßiger oder akuter Überlastung kann es zur Schädigung in diesem Bereich der Bandscheibe kommen. Kleine Risse im Inneren des Faserknorpels führen dazu, dass der elastische Gallertkern sich weiter nach außen ausbreiten kann. Dadurch verringert sich die Elastizität der Bandscheibe, sie verliert langsam ihre prallelastische Form und damit ihre Höhe. Weitet sich der Riss des Faserknorpels weiter in Richtung seiner Peripherie aus, vergrößert sich dieser

Effekt, die Bandscheibe wird schmaler, der Abstand zwischen den beiden benachbarten Wirbeln verringert sich. Und bereits zu diesem Zeitpunkt kann die Bandscheibenschädigung schon schmerzhafte Symptome zeigen.
Durch die Verletzung der außen liegenden Faserringstrukturen werden die dort liegenden Nervenzellen gereizt und signalisieren Schmerzen im Rücken. Gleichzeitig erhöht sich durch die Verschmälerung des Zwischenwirbelabstandes die Belastung auf die wirbelnahen Facettengelenke, die ebenfalls reich an Schmerzfasern sind. Je dünner der noch bestehende Faserring an der Bandscheibenperipherie ist, desto mehr drückt der Nucleus pulposus nach außen und wölbt sich mitsamt des letzten Faserringgewebes vor. Eine solche Vorwölbung von Bandscheibengewebe in Richtung des rückseitig verlaufenden Rückenmarkskanals nennt man Protrusion (Bandscheibenvorwölbung). Abhängig von der individuellen Anatomie kann eine solche Vorwölbung bereits Nervenstrukturen des Rückenmarks und der austretenden Nervenwurzeln berühren und zusammendrücken oder auch noch völlig ohne Kontakt zu benachbarten Strukturen sein. Die Schädigung des peripheren Faserringes kann durch die dort befindlichen Nervenfasern bereits zu lokalen Rückenschmerzen führen. Und da diese Schädigung immer eine entzündliche Reaktion des Körpers hervorruft, verursacht auch sie weitere Schmerzen. Verschiebt sich das elastische Gewebe aus der Mitte der Bandscheiben nun noch weiter nach hinten in Richtung Rückenmark, vergrößert sich die Vorwölbung und aus einer Bandscheibenprotrusion entwickelt sich ein Bandscheibenvorfall, ein sogenannter Prolaps. Je nach Lokalisation der jeweiligen Wirbelkörper und der dazwischen liegenden Bandscheiben zweigen die sogenannten Nervenwurzeln vom Rückenmark ab, verbinden sich zu größeren Nerven und reichen bis in die Arme oder die Beine. Im Bereich der unteren Lendenwirbelsäule verlaufen die Nerven zunächst in Richtung der Hüften und dann weiter über Ober- und Unterschenkel bis zu den Füßen. Diese dickeren Nerven führen Nervenfasern für Gefühl, Schmerz, Temperatur und auch für Motorik, also für die Bewegung der Muskeln. Drückt nun das Bandscheibengewebe gegen das Rückenmark und die Nervenabzweige, können diese mehr oder weniger stark eingeklemmt und komprimiert werden. Je nach Bereich und Schwere entstehen dann Schmerzen im Bereich der Bandscheibe, das heißt lokal im Rücken. Bei vermehrtem Druck werden tiefere Nervenstrukturen betroffen und der Schmerz strahlt über den Po bis in die Beine, teilweise bis in die Zehen aus. Sind sensible Nervenfasern betroffen, führt dies auch zu Taubheit, Kribbeln und Missempfindung in den Beinen. Werden motorische Fasern gequetscht, können sogar Lähmungen und Muskelschwächen entstehen.
Nerven zählen zu den sensiblen Geweben und verzeihen Schädigungen nur schlecht. Eine gewisse, nicht allzu große Toleranz besitzen sie gegenüber Zug-

PATIENTENBEISPIEL: DIE BODENTURNERIN

Ein klassisches Beispiel für diese Erkrankung ist eine frühere Studienfreundin. Schon zu Studienzeiten war sie selten in den Vorlesungen gesehen, weil sie jede freie Minute für ihre sportliche Leidenschaft, das Bodenturnen, nutzte. Seit ihrer Kindheit war sie im Turnverein aktiv und hörte auch während ihrer Jugend und späteren Studentenzeit nicht damit auf. Entsprechend durchtrainiert war sie. Definierte Muskeln, balancierte Bauch- und Rückenmuskulatur und dazu beweglich und flexibel. Der Traum eines jeden Orthopäden. Nach dem Studium klopfte das Arbeitsleben an. Nachtdienste und Überstunden in der Klinik ließen nur noch wenig Platz für ihren lieb gewonnenen Sport. Stattdessen stellten sich bei ihr zum ersten Mal in ihrem Leben Rückenschmerzen ein, die sie natürlich sofort abklären lassen wollte. Schon beim Betreten des Untersuchungszimmers fiel ihr unrundes, hinkendes Gangbild auf. Sie berichtete, dass sie schon vor vielen Jahren mit dem Turnen aufgehört hätte und aus einer Laune heraus vor einigen Tagen spontan einige Turnübungen versuchen wollte. Hierbei hätte sie zunächst einen dumpfen Schmerz in der unteren rechten Lendenwirbelsäule verspürt und sich gedacht, dass es sich nur um eine kleine Blockierung handle. Im weiteren Verlauf wäre der Schmerz dann in die rechte Pobacke gezogen. Im Laufe der folgenden Nacht sei sie durch einen stechenden, brennenden Schmerz wach geworden, der auf der Rückseite des Ober- und Unterschenkels bis unter die Fußsohle des rechten Fußes gezogen hätte. Das Gehen habe sich angefühlt, als liefe sie auf Eiern. Bei der Untersuchung fand sich ein stark positives Nervendehnungszeichen, was auf einen möglichen Bandscheibenvorfall hindeutete. Da sie keine Lähmungen oder Muskelschwächen beklagte, wurde sie zunächst mit Schmerzmedikamenten behandelt und es wurde eine MRT-Untersuchung veranlasst. Bei dieser Untersuchung bestätigte sich der vermutete Bandscheibenvorfall der untersten lumbalen Bandscheibe. Das Bandscheibengewebe drückte offensichtlich auf die Nervenwurzel der ersten Kreuzbeinwirbelnerven, die als Teil des Nervus ischiadicus klassischerweise Beschwerden auf der Ober- und Unterschenkelrückseite und der Fußsohle macht. Durch die entzündungshemmenden Schmerzmedikamente einigermaßen mobil

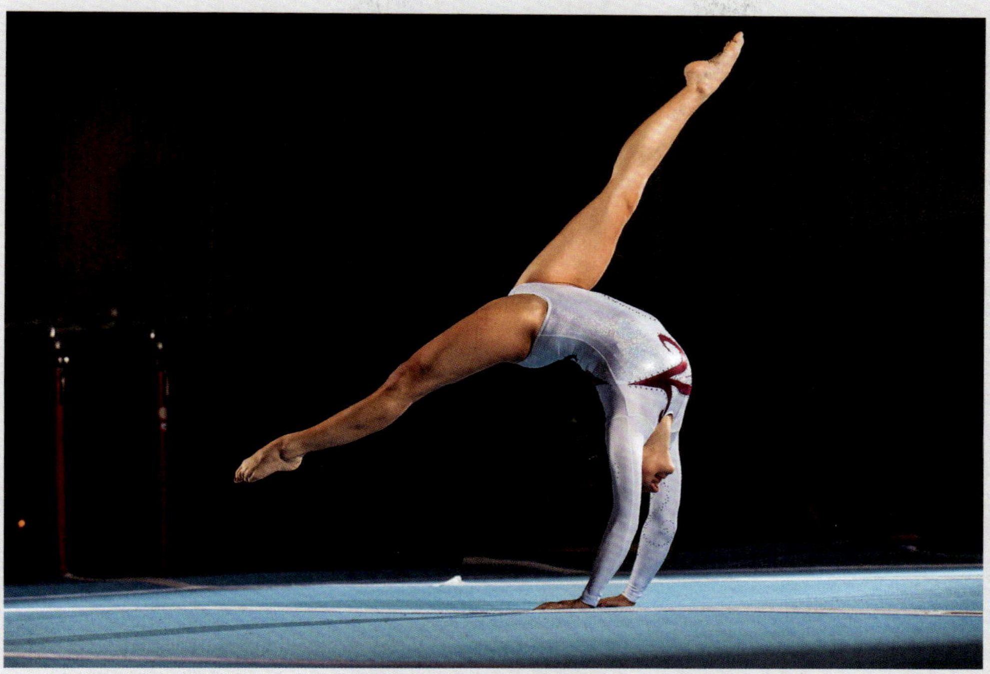

gemacht, wünschte sich die frühere Kommilitonin eine rein konservative Behandlungstherapie. Eine operative Therapie wäre zu dem Zeitpunkt ohnehin nicht aktuell gewesen, dennoch hätten auch nervenwurzelnahe Injektionen mit Cortison zum Einsatz kommen können. Sie wurde über die Alarmsignale aufgeklärt, bei denen sie augenblicklich Kontakt zur Praxis aufnehmen müsste, und sie erhielt Trainingstipps zum Aufbau und zur Stärkung der Coremuskulatur und des Beckenbodens. Als erfahrene Sportlerin war sie sehr zufrieden zu hören, dass nicht jeder Bandscheibenvorfall operiert werden muss, sondern dass man durch das richtige Verhalten und das entsprechende Training Beschwerden verringern und langfristig vermeiden kann. Nach anfänglichen Restbeschwerden gab sie unter regelmäßigem Training eine deutliche Beschwerdelinderung an und war nach acht Wochen nahezu beschwerdefrei. Als Konsequenz aus dieser Schmerzepisode hat sie wieder mit regelmäßigem Sport begonnen.

belastung, eine sehr geringe jedoch gegenüber Druckbelastung. Das gilt sowohl für äußeren Druck auf oberflächlich liegende Nerven, wie zum Beispiel bei der sogenannten Parkbanklähmung, als auch durch Druck im Körperinneren, wie zum Beispiel bei einem verschobenen Bruch oder dem hier genannten Bandscheibenvorfall. Besteht so ein direkter, höherer Druck auf den Nerv über längere Zeit, kann er irreversibel geschädigt werden und auf Dauer sowohl sein Gefühl als auch seine motorischen Fähigkeiten einbüßen. Daher ist es enorm wichtig, neben dem genauen Schmerzverlauf regelmäßig die Sensibilität und die Kraft der entsprechenden Kennmuskeln zu kontrollieren. Als Kennmuskel bezeichnet man in diesem Zusammenhang einen speziellen Muskel, der von einem Nerv beziehungsweise einer Nervenwurzel versorgt wird. So kann man bei Schwäche dieses Muskels auf die Höhe der Schädigung im Rückenmark schließen.

Bei einem symptomgebenden Bandscheibenvorfall in der unteren Lendenwirbelsäule würde der Schmerz klassischerweise von dort aus über die Pomuskulatur bis in den Ober- und Unterschenkel und den Fuß ziehen. Bei einer signifikanten Nervenwurzelschädigung durch einen Bandscheibenvorfall würde das Gefühl der Haut in diesem Areal verschwinden oder abgeschwächt sein. Folgen kann bei großen, komprimierenden Vorfällen eine Schwächung oder gar vollständige Lähmung der von diesem Nerv versorgten Muskeln im Bereich der Wade oder des Oberschenkels. Neben dem Erlöschen der Muskeleigenreflexe dieser Kennmuskeln würde der Betroffene nicht mehr sicher auf den Zehenspitzen beziehungsweise auf der Ferse des betroffenen Beines stehen können. Je nach betroffener Bandscheibe kann es auch zur Beteiligung der Genitalregion kommen, die sich durch Harnverhalt, Taubheit und Beschwerden beim Stuhlgang ausdrücken kann. Bei Bandscheibenvorfällen, die die Nervenwurzeln und das Rückenmark komprimieren, sind diese Nervenstrukturen regelrecht fixiert, weshalb jeder minimale Zug an den Nerven zu einer starken Schmerzreaktion führt. Aus diagnostischen Zwecken macht man sich dieses Phänomen zunutze, indem man das gestreckte Bein des liegenden Patienten anhebt, um somit einen minimalen Zug am Nerv auszuüben, dem der Ischiasnerv unter normalen Umständen schmerzfrei folgen könnte. Ist er jedoch eingeklemmt, quittiert der Betroffene das Anheben des Beines bereits nach wenigen Graden mit starken Schmerzen im betroffenen Bein. Abgesehen von den einschießenden Beinschmerzen und den Lendenwirbelsäulenschmerzen, zeigt sich das Gangbild kleinschrittig mit nach vornübergebeugter Haltung und Entlastungshinken. Im Bereich der Halswirbelsäule wären entsprechende Schmerzen und Lähmungen in den Armen und Händen zu verzeichnen.

Die Spinalkanalstenose

Eine weitere Erkrankung, die für spezifische Rückenschmerzen sorgt, ist die sogenannte Spinalkanalstenose. Ähnlich einem Bandscheibenvorfall kann auch diese Erkrankung grundsätzlich in allen Bereichen der Wirbelsäule auftreten. Übersetzt bedeutet Spinalkanalstenose nichts anderes als Verengung des Rückenmarkskanals. Diese Veränderung entwickelt sich über längere Zeit und ist in der Regel verschleißbedingt. Dennoch gibt es Menschen, die eine gewisse Prädisposition, also eine Anfälligkeit, für diese Erkrankung haben. Denn einige haben von Natur aus einen sehr schmalen Rückenmarkskanal.

Andere haben anlagebedingt eine fehlende Verbindung im Bereich des Wirbelbogens eines Wirbels. Das bedeutet, dass im Rahmen der Embryonalentwicklung die Wirbelsäule genau an dieser Stelle nicht vollständig verknöchert ist, sodass eine Spaltbildung des Wirbelbogens entstand. Dieser Spalt stellt eine Instabilität der hinteren Wirbelstrukturen dar. Durch wiederholte Belastungen kann sich dieser Abstand im Laufe der Zeit vergrößern und der betroffene Wirbel kann langsam nach vorne gleiten. Man spricht von einem Gleitwirbel oder medizinisch von einer Spondylolisthese. Da dieser Prozess sehr langsam geschieht, können sich bis zu einem gewissen Zeitpunkt die benachbarten Strukturen anpassen und mitgleiten. Durch die sich so verändernden statischen Verhältnisse kommt es häufig zunächst zu lokalen Schmerzen im betroffenen Rückenbereich. Ist die Toleranz und Anpassungsfähigkeit des umgebenden Gewebes überschritten, wird es eng für das Rückenmark und auch für die Nervenkanäle der austretenden Nervenwurzel, was ausstrahlende Nervenschmerzen zur Folge hat.

Eine vergleichbare Enge im Rückenmarkskanal und in den kleinen Nervenkanälen tritt auch auf, wenn der lokale Verschleiß des Wirbels und seiner Gelenke zugenommen hat. Diese Arthrose der kleinen Facettengelenke führt zu knöchernen Anbauten an den betroffenen Gelenken. Chronische Belastungen können zudem zu einer Verdickung der stabilisierenden Bänder führen. Das gelbe Längsband, das Ligamentum flavum, das sich zwischen den Wirbelbögen aufspannt, neigt im Laufe des Lebens ebenfalls zu einer übermäßigen Verdickung (Hypertrophie). In der Summe dieser Anbauten an Gelenken und Bändervergrößerungen wird der Platz im Rückenmarkskanal und den angrenzenden Nervenwurzelkanälen immer geringer, wodurch das Rückenmark und die Nerven zunehmend komprimiert werden. Es wird also eng für die druckempfindlichen Nerven im Spinalkanal. Am häufigsten betroffen ist die Lendenwirbelsäule. Ist der Druck leicht, treten Symptome wie Missempfindung, Kribbeln und Schmerzen auf, die sich entlang der Nervenbahn das Bein hinunter bis in die Füße und Zehen ziehen können. Nimmt die spinale Enge im Laufe der Zeit zu und der Druck auf die nervalen Strukturen ebenfalls, kommt es zur Beeinträchtigung der muskulären Funktionen mit Muskelschwäche bis hin zur Lähmung.

PATIENTENBEISPIEL: DER KRAFTLOSE JÄGER

Herbert, ein langjähriger Jäger, war es gewohnt, lange Märsche durch die westfälischen Wälder und Wiesen zu machen. Aufmerksam auf sein Leiden wurde jedoch seine Frau, die beklagte, dass er mit ihr nicht mehr ordentlich durch die Fußgängerzone der Emsmetropole flanieren könne. An jeder zweiten Ecke würde er pausieren, so ihre Kritik. In der Praxis angekommen berichtete Herbert, dass er schon seit Jahren Rückenschmerzen hätte, was ihn aber nicht davon abhielte, auf die Jagd zu gehen. Auch das Gehen im Gelände machte ihm keine Beschwerden. Da seine Jagdkollegen im selben Alter seien wie er, würde man ohnehin häufiger anhalten und neben dem Blick ins Fernglas auch den ein oder anderen kräftigenden Schluck zu sich nehmen. Auf die Frage, warum er denn beim Spazierengehen in der Stadt wie ein Etappenhase gehen würde, antwortete er, dass ihn nach wenigen Hundert Metern die Beine so schmerzten und kraftlos seien, dass er immer ein paar Minuten zur Erholung benötige, bevor er weitergehen könne. Bei der späteren Untersuchung stellte sich heraus, dass die Durchblutung der Beine völlig in Ordnung war und sich auch an Hüften und Knien keine altersuntypischen Auffälligkeiten finden ließen. Bei dem Verdacht auf eine Ursache im Bereich der Lendenwirbelsäule erbrachte die durchgeführte MRT-Untersuchung den Befund einer hochgradigen Spinalkanalstenose. Herbert hatte zwar kein Wirbelgleiten, jedoch sehr starken Verschleiß an den Wirbelnebengelenken und auch schon leichte Bandscheibenvorwölbungen, wodurch sich eine starke Verengung des Spinalkanals und der seitlichen Öffnungen, aus denen die Rückenmarknerven heraustreten, ergab. Dieser Befund ist klassisch für die chronischen Rückenschmerzen und die schmerz- und schwächebedingte eingeschränkte Gangdistanz. Populärwissenschaftlich nennt man diese Erkrankung auch Schaufensterkrankheit. Damit es nicht so offensichtlich ist, dass der Betroffene keine langen Strecken mehr gehen kann, stellt er sich vor ein Schaufenster oder bindet sich langwierig die Schnürsenkel. Das hat weniger mit der interessanten Auslage oder dem schwer zu bindenden Knoten zu tun als mit der Tatsache, dass sich in Ruhe und in Vorneigung die Platzverhältnisse im Rücken leicht bessern und die Nervenkompression somit kurzfristig gelindert wird. Identische Symptome gibt es auch bei der Claudicatio intermittens, wie die Schaufensterkrankheit im Fachjargon heißt, als Folge einer arterio-sklerotisch bedingten Durchblutungsstörung der Beine.

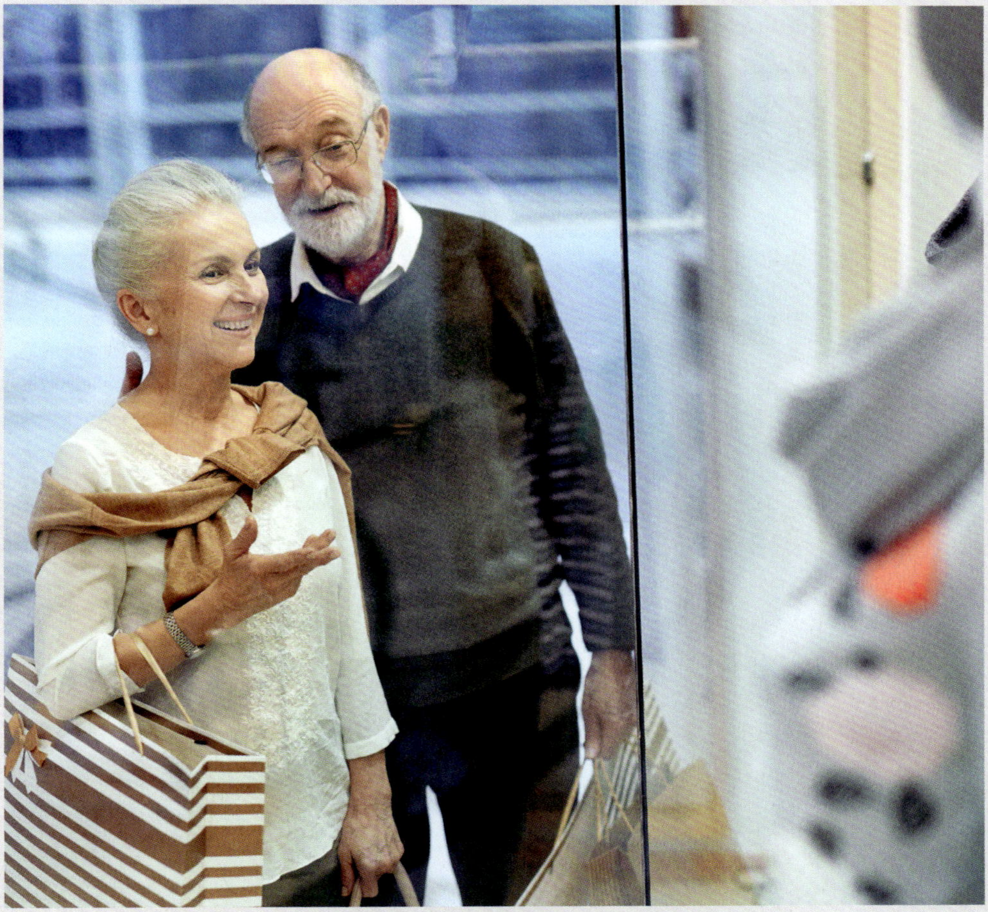

Der Wirbelbruch

Eine weitere spezifische Ursache für Rückenschmerzen ist der Bruch eines Wirbels. Durch den Aufbau der Wirbelkörper, die Anatomie und Statik kann die Wirbelsäule den verschiedensten Belastungen widerstehen, ohne Schaden zu nehmen. Bei guter Nutzung und Wartung und vor allem bei guter muskulärer Stabilisierung kann dieser Hauptbestandteil des menschlichen Achsskelettes viele Jahrzehnte lang optimal funktionieren. Trotz guter Pflege kann ein Sturz auf den Rücken, ein Autounfall oder ein anderes direktes Trauma zu einer knöchernen Verletzung der Wirbelsäule führen. Während gesunde Wirbel der Brust- und Lendenwirbelsäule durch Stauchungstraumata in Verbindung mit Stürzen oder direkter Gewalteinwirkung brechen, finden sich die Frakturen der Halswirbelsäule eher als Folge massiver Dreh- und Beuge-Überlastungen. Diese treten bei Autounfällen mit hoher Verlangsamungsenergie auf, die den Kopf nach vorne schnellen oder rotieren lässt und den Hals mit seinen Wirbeln stark überdehnt. Bei Stürzen auf den Kopf können durch die darauffolgende Verdrehung der Halswirbelsäule ebenfalls Wirbelkörperbrüche auftreten. Wirbel bersten aber auch aus anderen Gründen. Vor allem im Lenden- und Brustbereich können Wirbel bei einer pathologischen Erweichung der Knochen, der Osteoporose, bereits durch Bagatellbelastungen Brüche erleiden. Die Osteoporose betrifft vermehrt Frauen nach der Menopause und Männer ab dem 70. Lebensjahr.

Neben dem physiologischen Abbau der Knochenstabilität ist die postmenopausale Osteoporose der Frau häufig auf einen sinkenden Östrogenspiegel zurückzuführen. Des Weiteren kann auch ein dauerhaft erniedrigter Vitamin-D-Spiegel oder eine Erkrankung der Nebenschilddrüse dieses Krankheitsbild verursachen. Eine Abklärung dieser Ursachen ist auch bei Rückenschmerzen ohne Wirbelkörperbruch anzuraten, da eine nicht erkannte Osteoporose bereits vor einer Bruchentstehung zu Knochenschmerzen vor allem in Brust- und Lendenwirbelsäule führen kann.

Ist der Wirbel erst einmal gebrochen, tut es wie bei jedem Knochenbruch zunächst im Bereich der Fraktur weh. Um mit Blut, Kalzium, Vitamin D, Nährstoffen und vielem mehr versorgt zu werden, sind auch die Wirbelkörper gut durchblutet und mit Gefäßen durchzogen. Um sie herum befindet sich eine ebenfalls gut durchblutete und mit reichlich Nerven versehene Knochenhaut. Im Moment des Bruches zerreißen diese Strukturen. Es blutet in das umgebende Gewebe, Schmerzfasern, weitere Rezeptoren und Nerven werden stark gereizt und verursachen Schmerzen. Begleitend reagiert das umgebende Gewebe. Muskeln spannen sich an und erhöhen damit ihren Druck – sie versuchen den Bruch zu schienen und erlauben nur noch minimale Bewegungen. Je nachdem, wie stark sich der Wirbel durch den Bruch verformt, kann sich die Statik der Wirbelsäule ändern. Dann können auch benachbarte Bänder, Sehnen und Muskeln überlastet werden. Die schnell einsetzende Entzündungsreaktion hält mit ihren Mediatoren den lokalen Schmerz aufrecht. Durch die Überbelastung der Muskulatur beginnt der Schmerz neben der Wirbelsäule nach oben und unten zu ziehen. Handelt es sich um ein Hochenergietrauma, bei dem starke Kräfte auf die Wirbelsäule wirken, kann der betroffene Wirbel stark verformt werden, wodurch Knochenfragmente auch in Richtung Rückenmark und Nerven verschoben werden können. Wie bereits beim Bandscheibenvorfall erläutert, löst dieser direkte Druck auf den Nerv seine Reizung und Schädigung aus, was zu peripher ausstrahlenden Schmerzen bis hin zu Taubheit und Lähmung führen kann. Da die Nervenwurzeln der Lendenwirbelsäule die Hüften, Ober- sowie Unterschenkel und Füße mit Sensibilität und Motorik versorgen, würden Sie bei einem Bruch in diesem Bereich Nervenausfälle und -störungen im Bereich der unteren Extremitäten bekommen. Schädigungen der Halswirbelsäule würden in die Schultern und Hände ausstrahlen. Nervenverletzungen in Höhe der Brustwirbelsäule würden Beschwerden verursachen, die rund um den Brustkorb verlaufen, wie man sie von der klassischen Gürtelrose kennt.

Wenn Sie sich an dieser Stelle fragen, was die Beschreibung dieser drei spezifischen Ursachen für Rückenschmerzen mit unseren Faszien zu tun hat, dann ist das vollkommen nachvollziehbar. Schließlich haben wir gerade ausgiebig besprochen, dass in diesen Fällen die Schmerzursache eindeutig an anderer Stelle liegt. Aber – und dies ist mal wieder ein weiterer Beweis dafür, dass wir immer das große Ganze betrachten müssen – auch der Schmerz, der aufgrund der beschriebenen drei spezifischen Ursachen entsteht, tritt in den meisten Fällen nicht nur lokal an Bandscheibe und Wirbelkörper auf, sondern betrifft häufig den gesamten Rücken. Und das hat mit der Reaktion von Muskeln und Faszien zu tun. Durch den Schmerz und die begleitende, entzündliche Reaktion wird das Muskel-Faszien-System irritiert. Es kommt zu einer massiven lokalen Tonuserhöhung und die Muskeln spannen sich an. Die zahlreichen muskulären und faszialen Rezeptoren werden dauerhaft gereizt und es kommt ebenfalls zu lokalen Entzündungen, die mit Schmerzen einhergehen. Daher findet sich bei spezifischen sowie bei unspezifischen lumbalen Rückenschmerzen immer eine mehr oder weniger stark ausgeprägte Muskelverspannung.

UNSPEZIFISCHE SCHMERZEN IN DER LENDENWIRBELSÄULE

Das Gros der tief sitzenden Rückenschmerzen hat jedoch keine spezifischen Ursachen. Das bedeutet, dass trotz der realen Schmerzen keine bildmorphologischen Zusammenhänge gefunden werden. Röntgen- und CT-Bilder sowie MRT-Untersuchungen zeigen keine nachweisbaren Veränderungen, die die Beschwerden ausreichend erklären können. Die Ursachen dieser teils sehr starken Beschwerden können also sehr vielfältig sein. Als führende Ursachen chronischer

Schmerzen, die im Bereich der gesamten Wirbelsäule auftreten können, finden sich muskuläre Imbalancen und Defizite. Unabhängig davon, auf welcher Höhe der Wirbelsäule die Schmerzen sitzen, zeigen sich bei den Betroffenen immer Probleme im Bereich der Muskulatur. Sind muskulärer Spieler und Gegenspieler nicht ausgeglichen, erhält die eine Seite ein Übergewicht, was zunächst zu einer Veränderung der Funktion und auf Dauer zu einer Veränderung der Struktur führt. Deswegen kämpft der überdehnte Muskel ständig um die Wiederherstellung des Gleichgewichts und erschöpft und verspannt sich dabei, während sich sein Gegenspieler in seiner Position sehr wohlfühlt und sich im wahrsten Sinne des Wortes darauf versteift und verkürzt.
Als Beispiel können wir hier viele Teenager der heutigen Zeit heranziehen. Bereits ohne Handy vor Augen laufen sie mit gesenktem Kopf, nach vorne hängenden Schultern und einer hexengleichen Wirbelsäule durch die belebte Fußgängerzone. Wird das Handy gezückt, werden noch ein paar Grad Vorbeugung nachgelegt. Auf ihre Haltungsschwäche angesprochen, geben die meisten Heranwachsenden zur Antwort, dass ihnen das selbst gar nicht auffalle. Erst ein Foto ihrer Haltung lässt sie offensichtlich stutzig werden. Dieses Aha-Erlebnis ist der erste Schritt zur (Haltungs-) Besserung. Bei jungen, gesunden Menschen ist es durch die entsprechende Erkenntnis und die daraus folgende Konsequenz fast immer möglich, die Insuffizienz durch Haltungs- sowie Dehnungstraining und Muskelaufbau wieder zu korrigieren, ohne dass bleibende Schäden entstehen. Ein großes Problem hingegen sind Fehlhaltungen und monotone Belastungen, die durch falsches und dauerhaftes Sitzen am Arbeitsplatz verursacht werden. Hier wird durch eine Haltungs- und Bewegungsroutine das gesunde muskuläre Gleichgewicht in eine Richtung verschoben, die der Körper nach kurzer Zeit mit Schmerzen quittiert. In der heutigen Zeit sind es oft die Kombinationen mehrerer Faktoren, die zu Rückenbeschwerden führen. Denn unser Leben wird immer sesshafter. Das gilt für die Arbeit genauso wie für die Freizeit. In sehr vielen Jobs geht es nicht mehr ohne die Arbeit am PC. Die damit verbundene monotone Sitzhaltung wird auch nach Arbeitsende nicht ausgeglichen, weil es dort auch im Sitzen weitergeht. Die Fahrt mit dem Auto oder den öffentlichen Verkehrsmitteln gehört genauso dazu wie der Bewegungsmangel und die vermehrte körperliche Inaktivität im Privatleben.

Somit verharrt der Körper in seiner Fehlhaltung, die muskuläre Fehlbelastung setzt sich fort und führt zu Beschwerden. Sind diese Beschwerden erst einmal aufgetreten, verstärken sie schmerzbedingt die körperliche Inaktivität, was auf Zeit auch zu Gewichtszunahme und Muskelabbau führt. Es entsteht ein Teufelskreis, aus dem nicht leicht auszubrechen ist. Bezogen auf die Wirbelsäule führen Muskelverspannungen zu Bewegungseinschränkungen, die wiederum Blockierungen der kleinen Zwischenwirbelgelenke und auch der großen Kreuzdarmbeingelenke bedingen. Insbesondere die zuletzt genannten können den Schmerz diffus in das Becken und die Beine strahlen lassen, sodass Betroffene fürchten, an einem Bandscheibenvorfall zu leiden. Auch psychische Faktoren wie Angst, Stress und Depressionen können im Sinne einer psychosomatischen Erkrankung muskuläre Strukturen im Nacken und Rücken beeinflussen und über diese Verspannungen denselben Teufelskreis auslösen. All diese Ursachen führen zu einem muskulären Ungleichgewicht, welches anfänglich „nur" funktionelle Einschränkungen zur Folge hat:

- Schmerzbedingt ist die Bewegung eingeschränkt.
- Der Kopf lässt sich nicht seitengleich drehen.
- Wirbelsäule und Schultern sind nach vorne gebeugt.
- Die Schritte sind verkürzt und kraftlos.

Nur durch das Behandeln der Ursachen und die Korrektur der Haltung können Funktion und Schmerzfreiheit wiederhergestellt werden. Erfolgt diese Korrektur jedoch nicht, weil es an Motivation, Disziplin oder Wissen fehlt, besteht die Gefahr, dass aus diesen reversiblen, funktionellen Einschränkungen im Laufe der Zeit dauerhafte, irreversible strukturelle Schädigungen entstehen. Dem klassischen Leitspruch „Form follows function" folgend, können sich dann Fehlhaltungen, wie zum Beispiel der bekannte Witwenbuckel, manifestieren. Bei diesem kräftigen Buckel im Bereich der oberen Brustwirbelsäule ist die Ursache multifaktoriell. Neben einer muskulären Haltungsschwäche spielen auch hormonelle Ursachen sowie Osteoporose und Verschleiß eine wichtige Rolle. In Bezug auf die Therapie ist es wichtig, so früh wie möglich mit einem auf langfristige Besserung angelegten Behandlungskonzept zu beginnen. Viele Therapiekonzepte können nämlich tatsächlich nur eine kurzfristige Besserung erreichen, was den Betroffenen jedoch anfänglich sehr helfen kann.

Natürlich haben auch entzündungshemmende Schmerzmedikamente und Injektionen ihren Platz in der Therapie. Klassische Therapien wie lokale Wärme und auch verschiedene Massagetechniken können zu einer kurzfristigen Linderung beitragen. Die Liste an konservativen Therapiemöglichkeiten ist lang: Lokale Elektrotherapie, Infrarot- und Vibrationstherapien, Akupunktur, Akupressur, verschiedenste Massagetechniken, Strecktherapie und Stoßwellentherapien – um nur einige zu nennen. All diese Therapien führen zu einer lokalen Stimulation, Durchblutungssteigerung und neuromuskulären Entspannung. Bei leichten muskulären Verspannungen oder akuten Blockierungen kann diese Therapie bereits ausreichen, um eine langfristige Beschwerdefreiheit wiederherzustellen. Bei chronischen Beschwerden jedoch führen die oben genannten Therapieansätze im besten Fall zu einer kurzfristigen, vorübergehenden Symptomlinderung. Neben dem lokal wirksamen Effekt haben diese Therapien jedoch eine weitere, wichtige Gemeinsamkeit: Es handelt sich bei ihnen um

rein passive Therapien. Der Betroffene wird behandelt, ohne selbst aktiv an der Behandlung teilzunehmen.
Bei der Massage liegt er auf der Behandlungsliege und seine Muskeln werden massiert, gestreichelt und passiv bewegt. Dasselbe geschieht bei der Osteopathie und bei der Akupressur. Bei der Akupunktur liegt oder sitzt der Betroffene und die Nadeln werden in verschiedenen Techniken appliziert – danach liegt der Patient mindestens 20 Minuten und entspannt. Bei entzündungshemmenden Spritzen oder Tabletten erfolgt die Einnahme oder Injektion und danach wartet der Betroffene auf das Einsetzen der Wirkung. Setzt die Wirkung ein, spürt der Betroffene seine Schmerzen nur noch ganz leicht oder sogar gar nicht mehr und kann sich temporär recht frei bewegen. Diesen Effekt macht sich der gute Orthopäde ebenfalls zunutze: Er nimmt die schmerzfreie Periode zu Hilfe, um mit dem wichtigen aktiven Training zu beginnen. Erst dadurch kann die Ursache behandelt und die Grundlage für eine langfristige Beschwerdefreiheit und Heilung gelegt werden.

Triggerpunkte und Myogelosen

Wie wichtig eine allumfassende Untersuchung für eine Diagnostik ist, zeigen auch die sogenannten Triggerpunkte und Myogelosen. Beim medizinischen Abtasten (Palpation) im Rahmen der klinischen Untersuchung kann der geübte Untersucher zwei Dinge ertasten: Triggerpunkte und Myogelosen. Beides sind tastbare Veränderungen in der Muskulatur, die Schmerzen hervorrufen können – und beide werden im Alltag nicht selten verwechselt. Ein differenziertes Verständnis ist jedoch entscheidend, um Patienten gezielt zu diagnostizieren und zu behandeln.

Ein **Triggerpunkt** ist eine umschriebene, hochgradig reizbare Stelle innerhalb eines Skelettmuskels, die bei Druck nicht nur einen lokalen Schmerz, sondern auch übertragene Schmerzen in entfernten Körperregionen auslösen kann. Diese Ausstrahlung, auch „referred pain" genannt, macht Triggerpunkte so tückisch. Sie täuschen Schmerzen an einer Stelle vor, deren Ursprung ganz woanders liegt. Tastbar zeigen sich Triggerpunkte als kleine, harte Knötchen innerhalb eines gespannten Muskelstranges. Viele Patientinnen und Patienten beschreiben den Schmerz als dumpf, tief liegend, brennend oder stechend. Ein Beispiel: Ein Triggerpunkt im Schulterblattmuskel (Musculus infraspinatus) kann Schmerzen im gesamten Arm verursachen. Patienten sind dann überzeugt, dass ihr Ellenbogen oder Handgelenk erkrankt ist, obwohl der Ursprung im Schulterblatt liegt. Die Entstehung von Triggerpunkten (Pathomechanismus) lässt sich mit der sogenannten integrierten Hypothese erklären. Dieser Begriff beschreibt eine Hypothese, die mehrere Aspekte kombiniert, um eine umfassendere Erklärung für ein Phänomen zu liefern:

1. Lokale Überlastung oder Mikrotrauma: Wiederholte Fehlhaltungen oder akute Überlastungen führen dazu, dass einzelne Muskelfasern in einem Zustand permanenter Kontraktion verharren.

Bildlich gesprochen bedeutet dies, dass an einer Stelle im Muskel die Handbremse angezogen, dann aber nicht mehr gelöst wird.

2 Energiekrise und Stoffwechselstörung: Durch die Dauerkontraktion wird die lokale Blutzufuhr eingeschränkt. Sauerstoff fehlt, Stoffwechselprodukte stauen sich. Das Ergebnis ist eine Art Teufelskreis, denn je mehr Energie benötigt wird, desto weniger kommt an.

3 Sensibilisierung von Schmerzrezeptoren: Die biochemischen Veränderungen, wie zum Beispiel der Anstieg von Substanz P oder Bradykinin, führen dazu, dass die Schmerzrezeptoren überempfindlich werden. Schon leichter Druck löst dann starke Schmerzen aus – oft weit entfernt vom eigentlichen Herd. Triggerpunkte entstehen häufig bei Fehlhaltungen, zum Beispiel durch langes Sitzen mit nach vorn geneigtem Kopf, monotone Tätigkeiten, wie sie zum Beispiel Musiker, Fließbandarbeiter oder Zahnärzte ausführen, akute Überlastung, beispielsweise durch plötzliches und schweres Heben, durch Stress – denn psychische Anspannung steigert die Muskelspannung – und nach Verletzungen, wie Prellungen, Zerrungen oder Operationen. Am häufigsten betroffen sind Nacken-, Schulter- und Rückenmuskeln und die Diagnose erfolgt klinisch durch die Palpation, bei der tastbare Verhärtungen in einem Muskelstrang festgestellt werden. In der Regel erkennt der Patient den Schmerz sofort wieder, oft mit Ausstrahlung, und reagiert mit einem Zuckungsreflex. Dabei zuckt der Muskel bei gezieltem Druck kurz unwillkürlich. Zudem kommt es häufig zu einer Funktionseinschränkung, die sich in verminderter Dehnbarkeit und Schwäche zeigt. So kann zum Beispiel Druck auf einen Triggerpunkt im oberen Trapezmuskel Kopfschmerzen im Schläfenbereich auslösen.

Unter einer **Myogelose** hingegen versteht man eine umschriebene, tastbare Verhärtung in einem Muskel, die durch lokale Durchblutungsstörungen und Stoffwechselstau entsteht. Im Gegensatz zum Triggerpunkt ist der Schmerz auf die betroffene Stelle beschränkt und strahlt in der Regel nicht aus. Die Muskulatur fühlt sich hier „verknotet", „wie ein harter Ball" oder „wie ein Brett" an. Betroffene klagen über dumpfen, ziehenden Schmerz, begleitet von Bewegungssteife. Die Entstehung einer Myogelose verläuft schrittweise aufgrund von Überbeanspruchung oder Fehlhaltung. Die dauerhafte Muskelspannung erhöht den Druck in den Blutgefäßen, wodurch sich die Versorgung verschlechtert und ein lokaler Energiemangel entsteht. Die Durchblutungsstörung führt zur Anhäufung von Stoffwechselprodukten, wie zum Beispiel Laktat, mit der Folge, dass das Gewebe übersäuert und Schmerzrezeptoren gereizt werden. Es kommt zur vermehrten Einlagerung von Bindegewebe und die Muskelfasern verhärten. Der betroffene Bereich wird hart und schlecht dehnbar. Der Körper versucht dann, durch die Verhärtung weitere Überlastung zu verhindern, ein inneres „Gipskorsett" entsteht. Stellen Sie sich das wie bei einem Kaugummi vor: Er ist anfangs

UNTERSCHIEDE ZWISCHEN TRIGGERPUNKTEN UND MYOGELOSEN		
	Triggerpunkt	**Myogelose**
Definition	Hyperirritable Stelle im Muskel, oft innerhalb eines gespannten Stranges	Umschriebene Muskelverhärtung durch lokale Durchblutungs- und Stoffwechselstörung
Schmerzcharakter	Lokaler Schmerz plus Übertragung in entfernte Regionen (referred pain)	Schmerz bleibt auf die betroffene Stelle beschränkt
Pathomechanismus	Energiekrise in motorischen Endplatten, biochemische Sensibilisierung von Nozizeptoren	Durchblutungsstörung, Stoffwechselstau, bindegewebige Verhärtung
Palpationsbefund	Punktuelle Verhärtung, bei Druck: „genau mein Schmerz“, oft Ausstrahlung	Größere, flächigere, knotige Verhärtung, Schmerz bleibt lokal
Zusatzphänomen	Typisch: lokaler Zuckungsreflex	Kein Zuckungsreflex
Typische Lokalisation	Schulterblatt, Nacken, Gesäß – häufig mit Ausstrahlung	Nacken, Rückenstrecker, Gesäß – Schmerzen meist lokal
Bildliche Erklärung	„Schalter“ im Muskel, der auch entfernte Lampen einschaltet	„Knoten im Seil“, spürbar und störend, aber ortsgebunden

weich und wird durch langes Kauen und Austrocknen hart und unnachgiebig. Genauso verhärtet ein Muskelabschnitt bei anhaltender Belastung.

Myogelosen sind besonders häufig bei Büroarbeit, bei der der Kopf nach vorn geneigt ist, wodurch die Nackenmuskeln verspannen, bei körperlicher Arbeit, wie zum Beispiel einseitigem Heben oder Tragen, bei Kälte, Stress, emotional ausgelöster Muskelspannung und bei sportlicher Überlastung nach intensiven Trainingseinheiten. Am häufigsten betroffen sind Nacken, Rückenstrecker und Gesäßmuskulatur. Wie bei den Triggerpunkten stützt sich die Diagnose auch bei Myogelosen auf die Palpation: Der geübte Untersucher kann die klar abgegrenzte, druckempfindliche Verhärtung ertasten, die mit einem eindeutigen

Schmerzcharakter auftritt: Der Schmerz ist lokal begrenzt und hat keine typische Ausstrahlung. Die Dehnbarkeit ist eingeschränkt, Betroffene haben häufig ein „Brettgefühl“ im Nacken oder beschreiben einen „Nacken aus Beton“. Beim Tasten zeigt sich zudem ein harter Strang im oberen Trapezius – die Beschwerden bleiben lokal.

Sie sehen – obwohl beide Begriffe oft synonym verwendet werden, sind sie nicht identisch. Beide beruhen zwar auf Muskelüberlastung und gestörter Mikrozirkulation, unterscheiden sich jedoch in Klinik, Pathomechanismus, also der Abfolge von Ereignissen im Körper, die zu einer Erkrankung führen, und Symptomatik. Vielleicht hilft ein plastisches Bild zur Abgrenzung: Der Triggerpunkt ist wie ein kleiner, hochsensibler „Schalter“ im Muskel, der durch leichten Druck weitreichende Schmerzreaktionen auslösen kann – vergleichbar mit einem Lichtschalter, der nicht nur die Lampe im Zimmer, sondern gleich die halbe Wohnung erhellt. Die Myogelose hingegen ist eher ein „Knoten im Seil“ – lokal tastbar, spürbar und störend, aber ihre Wirkung bleibt an der Stelle, an der der Knoten sitzt. Triggerpunkte und Myogelosen sind also zwei unterschiedliche muskuläre Schmerzphänomene, die jedoch denselben Ursprung teilen: Überlastung, Fehlhaltung und Stress. Während Triggerpunkte durch ihre Ausstrahlung und hohe Empfindlichkeit auffallen, bleiben Myogelosen in der Regel lokal begrenzt. Für die klinische Praxis bedeutet das: Nur wer die Unterschiede erkennt, kann Patienten gezielt erklären, woher ihre Schmerzen kommen – und dadurch eine wirksame Therapie einleiten.

Die Thorakolumbalfaszie

Neben der klassischen Medizin haben es sich vermehrt Akteure aus alternativmedizinischen Strömungen zur Aufgabe gemacht, diese komplexen Krankheitsbilder weiter zu beleuchten und den Betroffenen Linderung und Heilung zu versprechen. In diesem Zusammenhang ist auch die sogenannte thorakolumbale Faszie, also die Faszie, die die kräftigen Halte- und Streckmuskeln der Lendenwirbelsäule und der unteren Brustwirbelsäule bedeckt, in den Fokus geraten. Einigen wenigen Untersuchungen folgend wurde die Thorakolumbalfaszie als eine der Ursachen für unspezifische Rückenschmerzen ausgemacht. Der Grund für die faszialen Beschwerden sei laut Studie unter anderem in fehlender Bewegung zu suchen. Des Weiteren wurden auch psychische Faktoren, wie zum Beispiel Stress, als Ursache für die faszialen Probleme ausgemacht.

Die daraus resultierende Konsequenz und Therapie, nämlich Rückenschmerzen mit Bewegungs- und Muskelaufbau zu begegnen, ist die einzige Aussage, der wir zustimmen können. Denn wie der Name „Muskelaufbau“ bereits impliziert, wird bei diesem Training die Muskulatur mitsamt ihren begleitenden Strukturen trainiert – und darunter befinden sich auch die Muskelfaszien. Ein selektives Training einer einzelnen dieser Strukturen ist nicht möglich. Wichtig hierbei ist vor allem die richtige Bewegungstherapie.

ERKRANKUNGEN DER FASZIEN

Während in Verbindung mit Beschwerden des Bewegungsapparates die Faszien fast immer gemeinsam mit ihren Muskeln und der sie umgebenden Bindegewebsstrukturen erkranken und behandelt werden, gibt es allerdings auch einige Erkrankungen, bei denen die Faszien fast ausschließlich betroffen sind.

Morbus Dupuytren

Eine dieser Erkrankungen ist gar nicht so selten und kann sogar von Nichtmedizinern sehr leicht diagnostiziert werden. Hierbei handelt es sich um die palmare Fibromatose der Hand, die auch unter dem Namen Morbus Dupuytren oder auch Dupuytren'sche Kontraktur bekannt ist. Bei dieser Erkrankung, die vermehrt Männer jenseits des 50. Lebensjahres betrifft, kommt es zu einer Knoten- und Strangbildung der Palmarfaszie. Diese kräftige Faszie liegt direkt unter der Haut und gibt unseren Handtellern die notwendige Stabilität und Festigkeit. Wo Neugeborene und kleine Kinder noch schöne, weiche Pölsterchen haben, bildet sich im Laufe der Zeit durch die vermehrte manuelle Nutzung und Belastung der Hände eine feste, widerstandsfähige und dennoch sehr bewegliche Handfläche. Anatomisch ist die Palmarfaszie von kräftigen kollagenen Faserzügen geprägt, die durch eine breite Vernetzung miteinander eine große, stabile Fläche bilden. Aus der Handfläche heraus ziehen diese kräftigen Faszienzüge oberhalb der Beugesehnen zu den jeweiligen Fingern. Somit hat die Palmarfaszie nicht nur einen stabilisierenden und mechanisch schützenden Effekt für die Handfläche, sondern auch für die Finger. Die Wichtigkeit der Palmarfaszie ist jedem bewusst, der schwere Arbeiten sowie Stoß- und Schlagbelastungen mit den Handflächen ausüben muss. Trotz ihrer Robustheit ist die Faszie beweglich und geschmeidig. Allein eine verdickte Hornhaut über ihr kann bei stark belasteten Händen starr erscheinen.

Der Beginn der Dupuytren'schen Kontraktur ist recht unspezifisch. Ohne erkennbare Ursache bilden sich leichte Verhärtungen im Bereich der Hohlhand. Die genaue Ursache der Erkrankung ist nicht bekannt. Man weiß, dass Männer häufiger betroffen sind als Frauen und findet auch eine gewisse familiäre Häufung, die eine genetische Komponente nahelegt. In einigen Fällen ist ein vorangehendes lokales Trauma oder auch eine Operation bekannt, aber nicht regelmäßig anzutreffen. Eine gewisse Häufung findet sich auch bei Betroffenen, die an einer Zuckererkrankung leiden. Ebenso scheinen Nikotin- und Alkoholabusus eine Entstehung der Palmarfibromatose zu begünstigen.
Es sei jedoch darauf hingewiesen, dass dies statistische Werte sind, weshalb nicht jedem, der an dieser Erkrankung leidet, ein Alkoholproblem unterstellt werden darf. Nachdem die leichten Verhärtungen sich etwas vergrößert haben, sind oft kleine, harte Knötchen unter der Handflächenhaut zu ertasten. In einigen Fällen sind sie etwas druckschmerzhaft, meistens jedoch eher schmerzunemp-

findlich. Bei Fortschreiten der Erkrankung, was über Jahre dauern kann, vergrößern sich die Knötchen zu Knoten, die sich aneinanderreihen können und damit zu einem zähen, bindegewebigen, aus dem Hautprofil herausragenden Strang werden. Ohne dass man es genau erklären kann, ist der sogenannte vierte und fünfte Strahl am häufigsten betroffen. Strahl bedeutet in diesem Zusammenhang die Verlängerung des Fingers in die Mittelhand hinein. Beginnend in der Handfläche kann dieser feste Strang im Laufe der Jahre weiter in Richtung der Finger ziehen. In diesem Stadium kann es neben den erwähnten Druckschmerzen gelegentlich auch zu Beschwerden beim festen Zugreifen kommen. Der Dupuytren'sche Strang kann sich bei festem Zugreifen wie ein Fremdkörper in der Handfläche anfühlen und zu Irritationen und Griffunsicherheit führen. Der Name Dupuytren'sche Kontraktur impliziert, dass im Rahmen der Erkrankung irgendetwas zusammengezogen wird. Kontraktur bedeutet im medizinischen Sinne, dass ein Gelenk durch Sehnenverkürzung, Kapselschrumpfung oder Hautveränderungen die natürliche Beweglichkeit verliert. Wenn die Palmarfaszienveränderung strangförmig über die Finger in Grund- oder Mittelgelenk strahlt, kommt es bei zunehmender, narbenartiger Verhärtung zu einer vermehrten Beugestellung des betroffenen Gelenkes. Am häufigsten betroffen sind die Fingergrund- und Mittelgelenke, die bei fortgeschrittener Erkrankung immer klauenartiger werden und sich trotz größter Anstrengung weder aktiv noch passiv vollständig strecken lassen – es entsteht ein sogenanntes Streckdefizit. In einigen Fällen entsteht durch die wulstige Strangbildung zudem ein leichtes Beugedefizit, sodass kein vollständiger Faustschluss mehr durchgeführt werden kann. Diese Beugekontraktur wird in ihrer leichten Ausprägung noch gut toleriert. Bei zunehmender Streckhemmung jedoch führt sie zu deutlichen Beeinträchtigungen im Alltag. Schon der Versuch, die Hände in die Tasche zu stecken, kann so zu einer Herausforderung werden.

Nicht operative, also konservative Behandlungsmethoden bringen bei dieser Erkrankung in der Regel keine signifikante Besserung mit sich. Sowohl krankengymnastische Dehnungsübungen, also auch Schienen- und Orthesenbehandlungen führen zu keinem längerfristigen Effekt. Die Applikation von strangauflösenden Enzymen, sogenannten Kollagenasen, zeigt ebenfalls selten länger andauernde Besserung. Ähnlich ist es mit alternativen Behandlungsmethoden, wie zum Beispiel der Bestrahlung. Daher bleibt bei ausgeprägten Krankheitsbildern letztendlich nur die operative Therapie. Bei einer solchen Operation eröffnet man die Haut über den verhärteten Fasziensträngen der Hohlhand und Finger und legt die Faszien unter Schonung der Nerven-Gefäß-Strukturen frei, um sie dann zu entfernen. Hierbei erkennt man häufig, wie sehr das Fasziengewebe in die Haut eingewachsen ist und sie somit einzieht. Bei der Entfernung des Fasziengewebes ist es wichtig, dieses vollständig zu entfernen, damit keine Rückfälle entstehen können. Sind die Gelenke erst einmal vom Faszienstrang befreit, ist eine vollständige und freie Beweglichkeit der Finger und Hand wieder möglich. Wird die entfernte Faszie unter dem Mikroskop betrachtet, findet man hier eine deutliche Vermehrung von Spindelzellen und eine verstärkte Einlagerung von Kollagen. Trotz guter Ergebnisse der operativen Therapie treten neben Komplikationen wie Nerven-Gefäß-Schädigung und Blutungen mit Hämatomen auch zu einem nicht geringen Prozentsatz Rückfälle auf. Interessant ist hierbei zu wissen, dass die Gefahr, dass die Krankheit erneut auftritt, sowohl von der Operationsmethode als auch vom Zeitpunkt, das heißt vom Stadium der Erkrankung abhängt.

Morbus Ledderhose

Ganz ähnlich dem Morbus Dupuytren verhält es sich mit der Faszienverhärtung an der Fußsohle, die Morbus Ledderhose genannt wird. Auch hier spricht man von einer Fibromatose, einer knoten- und strangartigen Faszienveränderung, die wir Ärzte Plantarfibromatose nennen, wenn sie an der Fußsohle auftritt. Hier sind die Hauptprobleme die fortschreitende Knoten- und Strangbildung der Fußsohle. Im Gegensatz zur palmaren Version, wo die Belastung stark von der individuellen Arbeit und Aktivität abhängt, wird die Fußsohle bei jedem Schritt gebraucht und kann mittelfristig nicht vollständig entlastet werden. Die Knötchen und Stränge werden also bei jedem Schritt gedehnt und belastet, was schmerzhaft ist. Die Therapie ist auch hier primär konservativ. Stützende und weich polsternde Einlagen sollen entlasten und so die Schmerzen lindern. Analog dem Morbus Dupuytren wird mit knotenauflösenden Kollagenase-Injektionen gearbeitet, mit Röntgenreizbestrahlung sowie mit Krankengymnastik und Stoßwellentherapie. Lässt sich die sich fortschreitend verschlechternde Erkrankung dadurch nicht genügend aufhalten, kann auch hier die operative Therapie erfolgen. Vergleichbar der Dupuytren'schen Erkrankung besteht auch hier eine nicht unerhebliche Rückfallrate.

Induratio penis plastica

Eine weitaus seltenere Erkrankung, die selektiv das Fasziengewebe betrifft, ist die Kollagenose namens Induratio penis plastica, die ausschließlich Männer betrifft. Wie bei den Faszienerkrankungen der Handflächen und Fußsohlen ist auch hier die genaue Ursache der Erkrankung nicht bekannt. Der Verlauf hingegen ist sehr ähnlich. Zunächst bilden sich schmerzhafte Vernarbungen in der Faszie, die sich bei Verkalkung knotig zeigen können. Die betroffene Faszie, die die Schwellkörper des Penis umgibt, wird immer derber und narbiger, was dazu führt, dass sich die Haut einzieht. Mit Fortschreiten der Erkrankung können diese derben Narbenbildungen auch zu einer deutlichen Verkrümmung und Deformierung des Penis führen. Neben psychischen Beschwerden resultieren hieraus auch rein mechanische Behinderungen bis hin zur erektilen Dysfunktion.

Da konservative Therapien wie Krankengymnastik und Stoßwellentherapie hier naturgemäß eher selten zum Einsatz kommen, ist in vielen Fällen eine Operation häufig die Therapie der Wahl.

Nekrotisierende Fasziitis

Hierbei handelt es sich um eine bakterielle Infektion des Fasziengewebes, die sich rasend schnell ausbreiten und jede Faszie im Körper betreffen kann. Das macht sie zu einer lebensbedrohlichen Erkrankung.
Ausgangspunkt kann eine kleine Bagatellverletzung der Haut sein, eine intramuskuläre Injektion oder ein operativer Eingriff. Durch Keime in der Haut kommt es zunächst zu einer lokalen Unterhautinfektion, die zu einem Abszess führen kann. Verursachende Bakterien sind vor allem die Staphylokokken der Gruppe A, aber auch Mischinfektionen mit Staphylococcus aureus und gramnegativen Erregern sowie anaeroben Bakterien.

Schafft es das körpereigene Immunsystem nicht, dieser Infektion Herr zu werden, verbreiten sich die Bakterien weiter in die Tiefe und stoßen auf die Faszien. Durch ihre eigenen Toxine können die Bakterien einen zellulären Sauerstoffmangel hervorrufen, an dem die Zellen zugrunde gehen. Durch diese Zellnekrosen kann sich die Infektion sehr schnell fortbewegen. Da die Faszien muskelübergreifend verlaufen, kann sich eine solche Infektion innerhalb kurzer Zeit vom Fuß über das ganze Bein bis hin zum Rumpf ausdehnen, weshalb es sich bei einer nekrotisierenden Fasziitis um einen wirklichen Notfall handelt. Therapeutisch ist neben einer raschen, hochdosierten intravenösen Antibiotikagabe, die genaue Überwachung des körperlichen Gesamtzustandes von höchster Wichtigkeit. Daher werden Patienten mit einer nekrotisierenden Fasziitis häufig intensivmedizinisch überwacht.

Bei den Symptomen dominieren die klassischen vier Reiter der Entzündung: Lokale Wärme, Rötung, starke Schmerzen und daraus folgend eine stark eingeschränkte Funktion und Belastbarkeit. Bei einer Infektion des Unterschenkels ist dieser stark überwärmt und geschwollen. Durch den Zelluntergang ist die Haut ödematös geschwollen, stark gerötet und überwärmt. Schon in der frühen Phase zeigt sich sehr starker Schmerz, verbunden mit einer deutlichen Funktionseinschränkung, obwohl die lokalen Infektionszeichen noch wenig ausgeprägt sein können. Dafür stellt sich schnell ein deutliches Krankheitsgefühl mit steigendem Fieber ein.
Neben der richtigen Antibiotikatherapie erfolgt eine operative Intervention, bei der das abgestorbene Gewebe entfernt und das betroffene Areal manuell gereinigt und gespült wird.
Aufgrund der Aggressivität der Erkrankung kann es nicht selten dazu kommen, dass ein Teil einer Extremität amputiert werden muss, um ein Fortschreiten der Infektion zu vermeiden. Der funktionelle Vorteil der Faszien, die Verbindung über Muskeln und Gelenke hinaus, ist in diesem Fall ein Nachteil, weil sich keine natürlichen Barrieren der Faszieninfektion in den Weg stellen.

KAPITEL

4

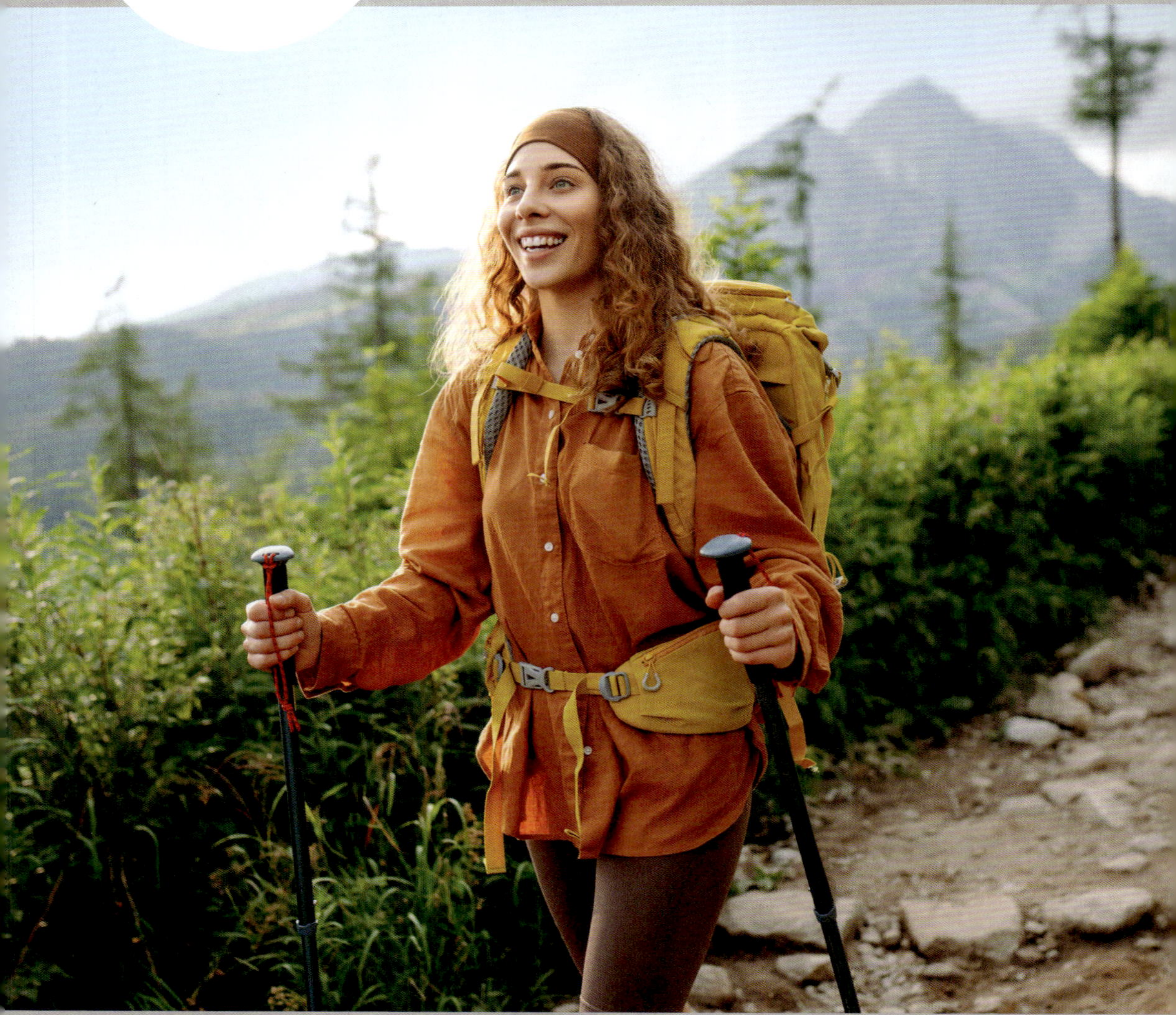

BEWEGUNG HILFT MUSKELN, FASZIEN & CO.

Wenn wir einen Arm heben, spannt sich nicht nur der Bizeps, sondern zugleich entspannt sich der Trizeps, während Stabilisatoren im Schultergürtel dafür sorgen, dass der Arm nicht unkontrolliert wackelt. Unser Körper kennt dabei keine Pause, er reagiert ununterbrochen auf Reize, korrigiert und passt sich an. Bewegung ist deshalb nicht nur Physiologie, sie ist Poesie. Dieses Kapitel möchte Ihnen die Grundlagen dieser Faszination näherbringen. Sie werden verstehen, wie Gedanken zu Handlungen werden, warum Muskeln nie allein arbeiten und weshalb Bewegung nicht nur mechanisch, sondern zutiefst menschlich ist.

Sitzen ist Training in die falsche Richtung

Bewegung ist tief in unserer Evolution verwurzelt. Der Mensch ist ein bewegtes Wesen und nicht zum Sitzen, sondern zum Gehen, Greifen, Springen und Tragen geschaffen. Unsere Anatomie, vom Aufbau des Fußes bis zur Geschmeidigkeit der Wirbelsäule, ist auf Mobilität ausgelegt. Jeder Muskel, jede Sehne, jedes Gelenk hat sich im Laufe der Jahrmillionen entwickelt, um uns die Freiheit zu schenken, unseren Lebensraum zu erobern.

Bewegung ist weit mehr als das Anspannen von Muskeln oder das Setzen eines Fußes vor den anderen. Bewegung ist Leben. Sie ist Ausdruck unserer Freiheit, unserer Persönlichkeit und unseres tiefsten menschlichen Wesens. Vom ersten Atemzug an begleitet sie uns – zunächst unbewusst im Strampeln des Neugeborenen, später bewusst in den ersten Schritten, die wir gehen, bis hin zu den gezielten, hochkomplexen Bewegungen, die ein Musiker, Sportler oder Tänzer scheinbar mühelos ausführt. Doch wie selbstverständlich wir Bewegung auch erleben – sie ist ein biologisches Meisterwerk. In Bruchteilen von Sekunden verwandelt unser Gehirn einen Gedanken in eine Handlung: Wir sehen ein Glas Wasser, wollen es ergreifen, und noch bevor wir den Entschluss richtig spüren, haben Muskeln, Gelenke, Sehnen und Nerven das Kommando übernommen. Präzise wie ein Uhrwerk, aber gleichzeitig flexibel und anpassungsfähig arbeiten unzählige Strukturen unseres Körpers Hand in Hand.

Der eigentliche Zauber liegt in der unsichtbaren Koordination. Ein Gedanke entsteht im präfrontalen Cortex, wird im motorischen Areal zu einem Plan, der durch das Rückenmark als elektrischer Impuls geschickt und an der motorischen Endplatte in eine biochemische Reaktion übersetzt wird. Kalziumionen strömen in die Muskelfaser, Aktin und Myosin verzahnen sich – und plötzlich bewegt sich unsere Hand. In weniger als einer Viertelsekunde wird eine Idee zur Wirklichkeit. Würde man diesen Vorgang in Zeitlupe zeigen, sähe man ein hochkomplexes Orchester, in dem jede einzelne Zelle ihre Stimme kennt und exakt im richtigen Moment einsetzt. Das Ergebnis: Eine harmonische Melodie in Form einer alltäglichen Bewegung.

UNSERE BEWEGUNGS-ROUTINEN

Bewegung ist aber nicht nur ein technisches Wunderwerk, sondern auch der Motor unserer Gesundheit. Sie hält unsere Gelenke geschmeidig, versorgt die Bandscheiben mit Nährstoffen, kräftigt Muskeln und Knochen, fördert die Durchblutung und ist ein natürliches Medikament für Herz, Kreislauf und Psyche. Zahlreiche Studien zeigen: Wer sich regelmäßig bewegt, lebt nicht nur länger, sondern auch gesünder und glücklicher. Wer die Mechanismen kennt, der erkennt auch: Bewegung ist kein Luxus – sie ist die Essenz unseres Daseins. Uns ist im Regelfall nicht bewusst, dass eine willkürliche Bewegung, zum Beispiel der Griff nach einer Kaffeetasse, über ein komplexes Zusammenspiel von Gehirn, Rückenmark, Nerven und Muskeln abläuft, bei dem entschieden wird, welche Muskeln in welcher Reihenfolge aktiviert werden müssen und welche Muskeln im Gegenzug inaktiviert werden oder erschlaffen müssen.

Eine Bewegung ist kein Solokonzert eines Muskels, sondern ein absolut präzises Orchester: Der Dirigent ist das Gehirn mit seiner Steuerung und der Reaktion auf die Leistung der Muskeln, der Agonist spielt die Melodie, der Antagonist hält den Mund, die Synergisten begleiten und stabilisieren die „Bewegungsmelodie". Aber kann das Orchester immer perfekt spielen, wenn es nicht regelmäßig übt? Nein! Kann es auch andere Melodien spielen, wenn immer nur die eine Melodie geprobt wird? Nein! Das Orchester braucht regelmäßiges und variantenreiches Training, damit es in der Lage ist, auch mal andere Stücke, falls erforderlich, perfekt zu spielen. Heißt im Umkehrschluss: Unsere Muskeln dürfen nicht in einer Bewegungsroutine arbeiten. Aber genau das ist unser größtes Problem, denn unser moderner Alltag ist so bequem wie nie zuvor. Der Mensch war über Jahrtausende ein Jäger, Sammler, Wanderer. Er legte täglich Kilometer zu Fuß zurück, trug Lasten, kletterte, lief und bewegte sich in alle Richtungen. Heute dagegen sitzen wir. Wir sitzen am Schreibtisch, wir sitzen im Auto, wir sitzen am Abend auf dem Sofa. Und zwischen diesen Sitzphasen bewegen wir uns immer weniger. Und wenn doch, dann einseitig. Diese tägliche Bewegungsroutine ist in Wahrheit ein schleichendes Gift für unseren Bewegungsapparat. Warum? Weil immer dieselben Muskelketten beansprucht werden, während andere in Untätigkeit verkümmern. Die Hüftbeuger sind im Sitzen ständig in Beugestellung, wodurch sie sich verkürzen. Die Gesäßmuskeln dagegen, die uns eigentlich Kraft und Stabilität geben sollen, werden abgeschaltet. Rücken- und Nackenmuskeln verkrampfen, überdehnen und werden kraftlos, weil wir uns über Tastatur und Smartphone nach vorn beugen. Der Brustkorb bleibt eingesunken, die Schultern wandern nach vorne. Mit jedem weiteren Tag im Sitzen programmiert sich der Körper mehr auf diese Fehlhaltung und verliert Stück für Stück an Beweglichkeit, Kraft und Balance. Noch gefährlicher ist, dass wir diese ungesunde Routine kaum noch unterbrechen. Wo uns früher Wegstrecken zwangen, uns zu bewegen, bietet uns die moderne Welt bequeme Abkürzungen. Das Essen wird per Lieferdienst gebracht, der Einkauf kommt direkt nach Hause, Filme und Serien laufen auf Knopfdruck im Wohnzimmer und selbst der Weg ins Büro ist oft verschwunden, weil er durch das Homeoffice und Videokonferenzen ersetzt wurde. Auch im Freizeitbereich sind wir Meister der Bequemlichkeit geworden: Fahrräder haben Elektromotoren, sodass wir kaum noch treten müssen, in der Stadt stehen Leih-E-Scooter an jeder Ecke und ein Knopfdruck genügt und schon spart man sich den kurzen Fußweg. Das Ergebnis ist fatal: Wir bewegen uns nicht mehr aus Notwendigkeit, sondern nur, wenn wir uns aktiv dazu zwingen. Wer das nicht tut, bleibt in einem Kreislauf der Monotonie gefangen: sitzen, einseitige Belastung, Verkürzung, Verspannung, Schmerz. Und genau das macht die tägliche Routine so gefährlich: Sie suggeriert Normalität, während sie still und leise unsere Gesundheit zerstört. Denn das passiert mit dem Bewegungsapparat, wenn uns der Bewegungsausgleich fehlt und wir in einer täglichen Bewegungsroutine gefangen sind:

1 Ungleichgewicht zwischen Muskelgruppen: Der Körper passt sich spezifisch an, diesen Effekt nennt man auch das SAID-Prinzip: Specific Adaptation to Imposed Demands. Es beschreibt, dass häufig belastete Muskeln mehr Kraft und Ruhetonus mit erhöhter nervaler Ansteuerung und vergrößertem Faserquerschnitt entwickeln, während vernachlässigte Gegenspieler Kraft, Koordination und Längenanpassung verlieren. Dadurch verschiebt sich die optimale Länge-Spannungs-Beziehung im Muskel und die verkürzten Muskeln arbeiten in einem „zu kurzen“ Bereich, während die geschwächten Antagonisten in einem „zu langen“ Bereich agieren. Was bedeutet das für unseren Alltag? Dominante Muskelketten ziehen Gelenke in bevorzugte Stellungen, wie zum Beispiel in die Hüftbeugerverkürzung bis hin zum Hohlkreuz, und die Gegenspieler können sich nicht mehr ausreichend zentrieren. Das fördert Fehlhaltungen, Verspannungen und Überlastungen.

2 Verlust von Flexibilität und Beweglichkeit: Das Gewebe folgt dem Prinzip „Use it or lose it“. Bei geringer Dehn- und Gelenkbewegung kommt es zu Bindegewebsremodelling: Kollagenfasern richten sich einseitig aus, Quervernetzungen nehmen zu, die passive Steifigkeit steigt. In den Muskeln sinkt die Zahl der Sarkomere, dies sind die kleinsten funktionellen und kontraktilen Einheiten des Muskels, und die Gelenkkapseln passen sich an geringe Bewegungsanforderung an. Dadurch verteilt sich die Gelenkinnenflüssigkeit schlechter und schlussendlich leidet die Knorpelernährung durch Diffusion. In unserem Alltag führt dies zu einer schleichenden Schrumpfung des Bewegungsradius. Plötzliche, ungewohnte Bewegungen führen dann schneller zu Zerrungen, Blockierungen oder Kapsel- und Sehnenirritationen.

3 Gestörtes Zusammenspiel von Agonisten und Antagonisten: Eine flüssige Bewegung braucht gegenseitige Hem-

mung: Wir wissen, dass die Aktivität des Agonisten automatisch über das Rückenmark den Antagonisten hemmt. Einseitiges Training verschiebt diese Balance: Der dominante Muskel erhält mehr neuronalen Drive und mehr Empfänglichkeit, der Gegenspieler lässt sich schlechter hemmen oder reagiert zeitverzögert. Das erhöht die Ko-Kontraktion und bremst die Bewegung. Alternativ kann der Körper dies auch mit Ausweichmustern kompensieren. Hierdurch können im Alltag Bewegungen zäh oder ruckelig wirken. Ebenfalls können Sehnen und Übergänge durch unnötige Gegenspannung überlastet werden mit typischen Überlastungssyndromen am Sehnenansatz.

4 Mehr Last für Gelenke und Wirbelsäule: Wenn die aktive dynamische Stabilisation fehlt, müssen passive Strukturen, wie die Bandscheiben, Bänder oder Kapseln, die Kräfte tragen – dies erhöht Scher- und Kompressionskräfte. Unsere Bandscheiben sind auf Wechselbelastung angewiesen und monotone, einseitige Last vermindert die Nährstoffdiffusion und fördert Degeneration. Unsere Gelenke leiden durch eine schlechte Zentrierung, die zu einem Kontaktstress auf kleinen Knorpelflächen beiträgt. Das ist der Startschuss für die Arthrose. In diesem Zusammenhang können das Engpass-Syndrom der Schulter (Impingement-Syndrom) oder das Patellofemorale Schmerzsyndrom im Kniebereich angeführt werden – diese Beschwerden entstehen nicht, weil „zu viel" Bewegung stattfindet, sondern weil zu einseitig und ohne Ausgleich bewegt wird.

5 Fehlende Anpassungsfähigkeit (geringe Robustheit): Unsere gesamte Motorik ist ein lernendes System. Und Variabilität stabilisiert dieses System nicht nur, sondern verbessert es. Gleichzeitig verbreitert es die Belastungsverträglichkeit von Geweben. Monotone Reize hingegen erhöhen die Kapazität nur im engen, trainierten Winkel- und Geschwindigkeitsbereich, außerhalb dieses Fensters ist die Toleranz klein. Was heißt das für uns im Alltag? Auf ebenem Parkett funktioniert alles – auf unebenem Untergrund steigt das Verletzungsrisiko durch Umknicken oder Zerrungen, weil die neuromuskuläre Reaktion auf den Reiz (Propriozeption) und die Gewebekapazität für „das Unerwartete" fehlen.

6 Psychologische und neurobiologische Komponente: Abwechslung hält Motivationssysteme durch die Ausschüttung von Glückshormonen, wie zum Beispiel Dopamin, aktiv. Monotonie hingegen führt zu hedonischer Adaption: weniger Lust, weniger Adhärenz. Bewegung steigert zudem den Brain-Derived Neurotrophic Factor, kurz BDNF, der Wachstums- und Schutzproteine für Nervenzellen sowie die Reifung und das Überleben von Nervenzellen und die Synapsenbildung fördert und damit das Lernen und die Gedächtnisleistung unterstützt. Gleichzeitig erhöht es die Plastizität des Gehirns, also die Fähigkeit, sich an neue Reize und Bewegungen anzupassen. Studien zeigen, dass körperliche Aktivität, besonders Ausdauerbelastung, den BDNF-Spiegel deutlich anhebt. Bewegung wirkt dadurch wie ein natürliches „Düngemittel" für das

Gehirn: Das Gedächtnis verbessert sich, Stress wird reduziert und die Stimmungslage stabilisiert sich. Was heißt das für unseren Alltag? Wenn Menschen sich regelmäßig bewegen, produzieren sie mehr BDNF – das Gehirn bleibt leistungs- und widerstandsfähiger. Umgekehrt sinkt der BDNF-Spiegel bei Bewegungsmangel, was zu geistiger Trägheit, höherem Risiko für Depressionen und kognitivem Abbau beiträgt.
Um diesen negativen Effekten im Alltag vorzubeugen, sollten keine monotonen Bewegungsprogramme durchgeführt werden, da sich hierdurch die Teilnehmer „steif und müde" fühlen könnten und sich noch weniger bewegen würden. Der Teufelskreis aus Rückgang der Fitness, mehr Beschwerden und weniger Motivation würde eingeleitet werden. Das Gegenmittel heißt Variabilität: Ein ausgewogenes Verhältnis von Stabilität und Flexibilität, wechselnde Bewegungswinkel, Tempi und Untergründe – kurz: Bewegungsausgleich statt Bewegungsmonokultur.

DAS DRITTELGESETZ DER BEWEGUNG

Wenn man einen Tag in Zahlen fasst, wird plötzlich klar, wie sehr sich unser Leben in feste Schablonen fügt. Wir alle haben 24 Stunden und die lassen sich ganz einfach dritteln. Acht Stunden verbringen wir im besten Fall im Bett. Das klingt nach viel, doch dieser Schlaf ist keine verlorene Zeit. Er ist notwendig, er erdet uns, er hält Körper und Geist im Gleichgewicht. In dieser Phase herrscht, wenn auch unbeweglich, doch eine Art Balance. Der Körper liegt, die Muskeln arbeiten minimal und wir dürfen uns beruhigt sagen: Dieses Drittel ist gut investiert.
Das zweite Drittel unseres Tages gehört der Arbeit. Für die meisten bedeutet das: Sitzen. Ob im Büro, vor dem Bildschirm, im Auto oder in Besprechungen – unser Bewegungsapparat bleibt auf Pause gedrückt. Was von außen nach geistiger Leistung aussieht, bedeutet für unseren Körper Monotonie. Acht Stunden lang dieselbe Haltung, dieselben Winkel, dieselben verkürzten Muskeln. Dieses Drittel ist das, in dem wir uns unmerklich ein Ungleichgewicht antrainieren.
Und daher kommt nun das entscheidende letzte Drittel: Acht Stunden, die theoretisch uns gehören – unsere Freizeit. Doch was machen wir damit? Kochen, einkaufen, essen, vielleicht noch ein paar Wege erledigen. Am Ende bleibt oft nur der Griff zur Fernbedienung, während man auf der Couch Platz nimmt. Ironisch betrachtet leisten wir im dritten Drittel denselben Beitrag wie im zweiten. Damit ist die Chance vertan, den Ausgleich zu schaffen, den unser Körper dringend braucht. Und hier setzt das Drittelgesetz der Bewegung an.

Die Rechnung ist einfach: Ein Drittel Schlaf für die Regeneration – das brauchen Sie, das dürfen Sie. Ein Drittel Arbeit, in dem Ihr Körper meist gefordert, aber nicht bewegt wird – das lässt sich oft nicht ändern. Doch im letzten Drittel liegt die Macht. Es ist das entscheidende Drittel, das über Ihre Balance bestimmt. Wenn Sie es mit echter Bewegung füllen, gleichen Sie die Monotonie der Arbeit

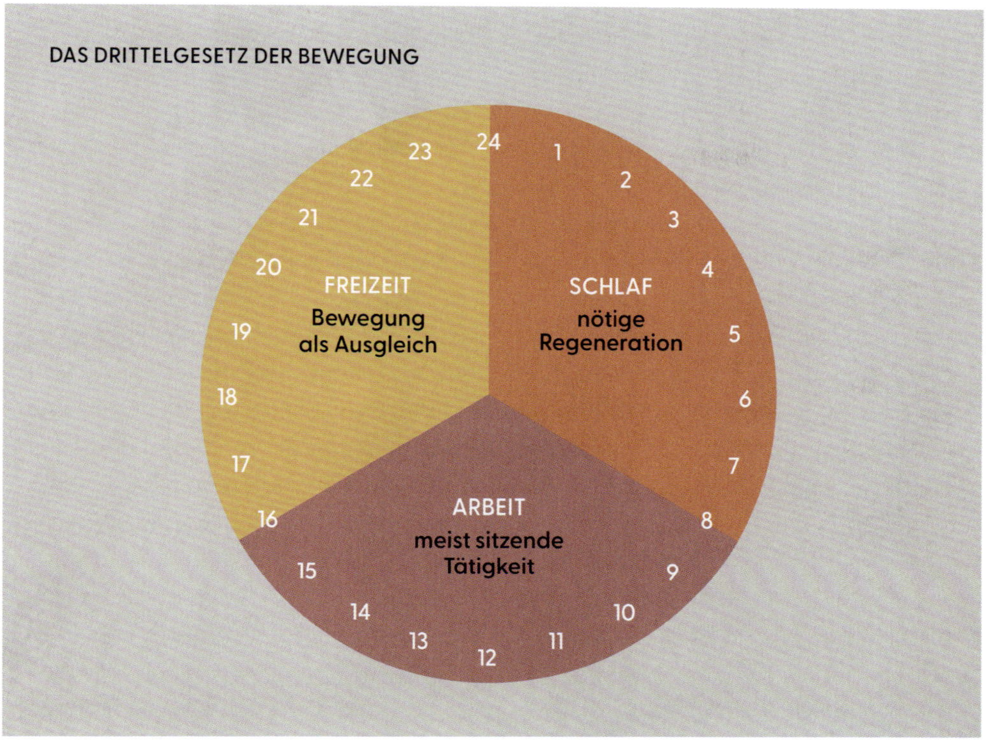

aus. Wenn nicht, addieren Sie ein weiteres Kapitel zum stillen Buch der Fehlhaltungen. Man könnte auch sagen: Das erste Drittel gibt Ihnen Kraft, das zweite kostet Sie Kraft und nur im dritten Drittel haben Sie die Wahl, ob Sie diese Kraft wieder zurückholen. Und das Erstaunliche ist: Der Körper verzeiht uns viel, solange wir ihm dann im letzten Drittel die Chance geben, wieder in Bewegung zu kommen. Schon kleine Impulse bewirken mehr als gar nichts. Das Märchen vom Faszientraining dürfen Sie getrost vergessen – was zählt, ist das Muskelbalance-Training. Und dessen Wirkung ist nicht kurzfristig wie ein Espresso-Kick, sondern nachhaltig wie eine gute Ernährung: spürbar für Monate und Jahre.

WIR BRAUCHEN DYNAMIK FÜRS GLEICHGEWICHT

Wenn wir morgens aufstehen und die ersten Schritte aus dem Bett machen, denken die wenigsten darüber nach, welche komplexen Mechanismen es braucht, um dabei nicht sofort ins Straucheln zu geraten. Der menschliche Körper ist ein Meisterwerk der Balance. Auch wenn wir stillstehen, sind wir in Wahrheit ständig in Bewegung. Mikroskopisch kleine Ausgleichsbewegungen halten uns aufrecht und verhindern, dass wir umkippen. Dieses dynamische Gleichgewicht ist kein starres System, sondern ein hochsensibles Zusammenspiel von Muskeln, Gelenken, Bändern, Nerven und Sinnesorganen. Besonders wichtig für diese Körperstatik sind zwei fundamentale Bereiche: unsere Füße als Basis ganz unten und unser Beckenboden als Basis in der Körpermitte. Beide bilden die Fundamente eines Gebäudes, das wir Körper nennen. Doch anders als bei einem Haus sind diese Fundamente nicht starr, sondern lebendig, flexibel und jederzeit in Anpassung begriffen. Und genau darin liegt die Kunst: Nur wenn sie stabil und zugleich beweglich sind, funktioniert das Gleichgewicht des gesamten Körpers.

Unsere Füße sind die eigentliche Grundlage unserer Körperstatik. Sie tragen das gesamte Körpergewicht, verteilen die Last und gleichen Unebenheiten des Bodens aus. Jeder Fuß besteht aus 26 Knochen, zahlreichen Gelenken und einem komplexen Geflecht aus Muskeln, Sehnen und Bändern. Man kann sich den Fuß wie ein hochentwickeltes Ingenieurswerk vorstellen – ein Brückenbogen, der gleichzeitig Stabilität und Elastizität bietet. Ist dieses Fundament stabil, verteilt sich die Körperlast gleichmäßig. Gerät es jedoch aus dem Gleichgewicht, etwa durch Senk-, Platt- oder Spreizfuß, entstehen Fehlbelastungen, die sich wie eine Kettenreaktion nach oben fortsetzen. Ein Fuß, dessen Gewölbe eingesunken ist, führt dazu, dass Knie und Hüfte ihre Stellung verändern müssen, um die Schieflage auszugleichen. Die Folge können Knieschmerzen, Hüft- und Rückenschmerzen sein.
Neben den Füßen gibt es ein zweites, oft unterschätztes Fundament: den Beckenboden. Dieser muskuläre Bereich bildet die Basis der Wirbelsäule und ist entscheidend für unsere Körperhaltung. Der Beckenboden besteht aus mehreren Muskelschichten, die wie ein flexibles Netz den unteren Abschluss des Beckens bilden. Er trägt die inneren Organe, stabilisiert das Becken und wirkt wie eine innere Stütze für die Wirbelsäule. Gleichzeitig ist er hochgradig dynamisch: Er spannt sich an, wenn wir husten oder heben, und entspannt sich in Ruhe. Ein schwacher Beckenboden führt nicht nur zu den bekannten Problemen, wie Inkontinenz, sondern auch zu Haltungsproblemen. Wenn dieses innere Fundament nachgibt, kippt das Becken nach vorn oder hinten – und die gesamte Wirbelsäule muss sich anpassen. Ein nach vorne gekipptes Becken führt zur Bildung eines Hohlkreuzes, welches wiederum den Druck auf die Lendenwirbelsäule erhöht und Schmerzen auslösen kann.
Unsere Muskeln wirken nicht isoliert, sondern in Ketten. Diese sogenannten Muskelketten sind wie Spannseile, die verschiedene Körperabschnitte verbinden und gemeinsam für Stabilität und Bewegung sorgen. Beispiele für solche Ketten sind:

- Die hintere Muskelkette: Sie führt von den Fußsohlen über Waden, Oberschenkelrückseite, Rückenstrecker bis hoch in den Nacken.
- Die vordere Muskelkette: Sie führt von den Zehen über Schienbein, Oberschenkelvorderseite, Bauchmuskeln bis zur Brust.
- Seitliche Ketten: Sie verbinden die Außenseiten von Beinen und Rumpf und stabilisieren uns in seitlicher Richtung.

Wird ein Teil dieser Ketten gestört, beispielsweise durch eine Fehlstellung im Fuß, wirkt sich das auf die gesamte Kette aus. Ein abgesenktes Fußgewölbe verändert die Spannung in der Wadenmuskulatur, dies zieht weiter an Oberschenkel und Becken, bis hinauf in die Rückenmuskulatur. Am Ende klagt der Patient über Nackenverspannungen oder Kopfschmerzen, ohne zu ahnen, dass die Ursache im Fuß liegt. Damit all diese Systeme zusammenspielen, braucht es eine übergeordnete Steuerung: die Propriozeption. Sie erinnern sich – darunter versteht man die Fähigkeit unseres Körpers, die eigene Position im Raum wahrzunehmen. Dank dieser Rückmeldungen wissen wir auch mit geschlossenen Augen, wo unser Arm ist oder wie unser Fuß auf dem Boden steht. Und ohne dieses System würden wir beim einfachsten Schritt umfallen. Deshalb ist es so wichtig, Propriozeption zu trainieren – durch Gleichgewichtsübungen, instabile Unterlagen, gezielte Fuß- und Rumpfübungen. Besonders in diesem Zusammenhang führt der Begriff „Statik“ manchmal in die Irre. Ein Haus steht statisch still. Unser Körper dagegen ist ein System, das sich ständig minimal bewegt, selbst im Stehen. Die Muskeln arbeiten wie ein fein abgestimmtes Orchester: Ein bisschen Spannung hier, ein kleines Nachgeben dort – so wird das Gleichgewicht permanent ausbalanciert. Kleine Veränderungen in der Körperstatik können daher große Folgen haben. Nur wenn man die gesamte Statik versteht, kann man die Ursachen behandeln. Damit alles gut funktioniert, braucht es drei Dinge: Starke Muskeln, die den Körper tragen, flexible Muskeln, die Bewegungen zulassen, und trainierte Propriozeption, die das Gleichgewicht koordiniert. Nur wenn diese drei Faktoren zusammenspielen, bleibt der Mensch in Balance – vom Fuß bis zum Kopf, vom Beckenboden bis in die Halswirbelsäule. Und wer das versteht, erkennt auch, warum Rückenschmerzen, Kopfschmerzen oder Nackenverspannungen oft nicht dort entstehen, wo sie empfunden werden. Der Körper ist ein Gesamtsystem – und nur als solches kann er verstanden und behandelt werden. Daher müssen alle drei genannten Qualitäten im Übungsprogramm berücksichtigt werden.

WER SITZT, VERLIERT

Wer viel sitzt, merkt es oft erst spät: Der Körper passt sich an die Haltung an, die wir ihm über Stunden aufzwingen. Was bequem und selbstverständlich wirkt, verwandelt sich schleichend in ein Programm der Fehlbelastungen. Sitzen ist eine scheinbar neutrale Haltung – aber in Wahrheit ein Training. Nur trainieren wir dabei nicht Kraft, Beweglichkeit oder Koordination, sondern Verkürzungen, Überdehnungen und Schwäche. Der menschliche Körper ist für Bewegung gemacht, er lebt vom Wechselspiel zwischen Spannung und Entlastung. Bleibt dieses Spiel über längere Zeit aus, kippt das Gleichgewicht. Die Folge ist eine muskuläre Dysbalance, die fast wie ein unsichtbarer Faden an uns zieht und uns mit jedem Jahr tiefer in Fehlhaltungen und Schmerzen führt. Beginnen wir beim

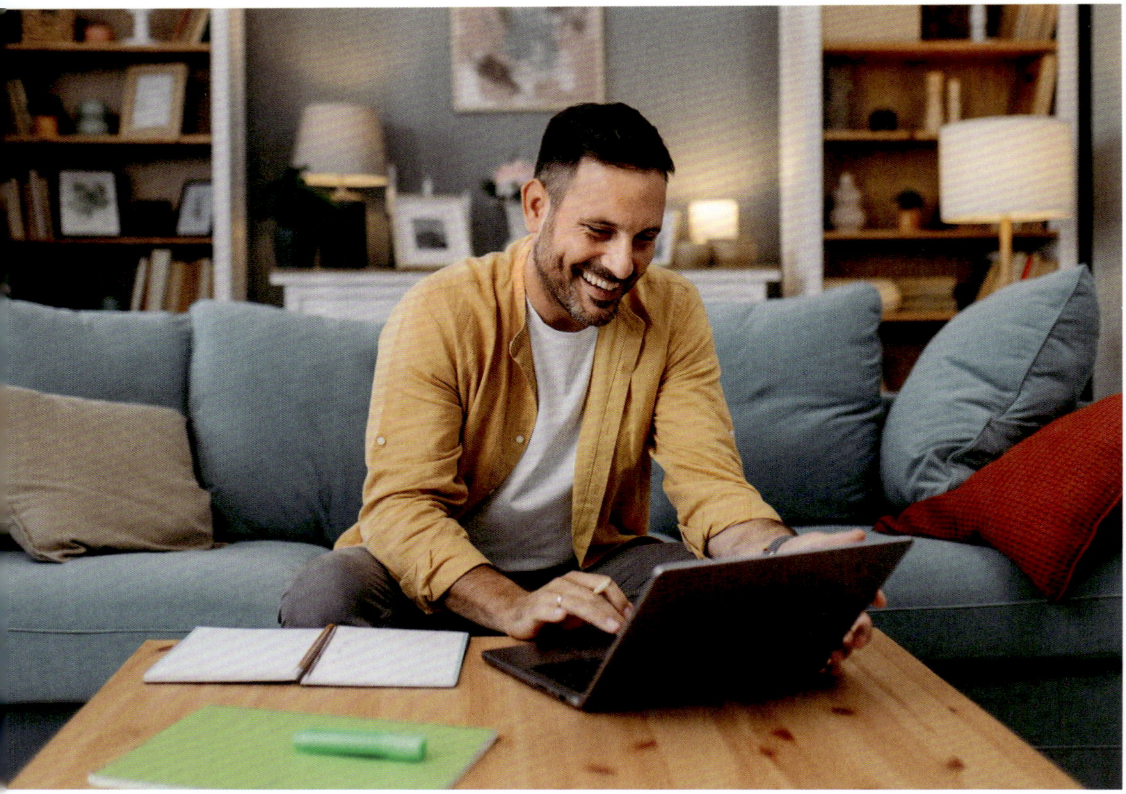

Offensichtlichen: den Schultern. Setzt man sich an den Schreibtisch, den Laptop oder gar mit dem Smartphone in der Hand auf die Couch, fallen die Schultern automatisch nach vorn. Es fühlt sich entspannt an, aber tatsächlich zieht die Schwerkraft die Schulterblätter nach außen und unten. Die Muskeln auf der Rückseite, die normalerweise die Schulterblätter stabilisieren und nach hinten ziehen, werden dabei in die Länge gezwungen. Man könnte sagen: Sie hängen wie ausgeleierte Gummibänder zwischen Schulterblatt und Wirbelsäule. Doch Muskeln, die überdehnt sind, sind keine kräftigen Gegenspieler mehr. Sie verlieren an Spannung, sie werden schwach und reagieren paradoxerweise mit Verkrampfung, wenn sie überlastet werden. Auf der Vorderseite geschieht das Gegenteil: Brust- und vordere Schultermuskeln verkürzen, als würde man ein zu enges Hemd anziehen. Mit jedem Tag am Computer zieht dieser unsichtbare Faden stärker nach vorn. Die Folge: Der Brustkorb verliert an Offenheit, die Schultern bleiben hängen, selbst wenn man aufsteht. Das, was zunächst nur eine Sitzhaltung war, wird langsam zur Grundhaltung des Körpers. Eng verknüpft mit der Schulter ist der Kopf. Unser Kopf ist schwer, etwa so schwer wie eine Bowlingkugel. Sitzt man aufrecht, ruht dieses Gewicht ausgewogen auf der Wirbelsäule. Doch neigt man den Kopf nach vorn, um auf Bildschirm oder Smartphone zu blicken, verschiebt sich das Gewicht wie bei einem Vorschlaghammer, der am langen Stiel gehalten wird. Schon wenige Grade Vorneigung vervielfachen die Belastung auf die Nackenmuskulatur. Diese Muskeln müssen den Kopf wie ein Gegengewicht halten. Sie verspannen, ermüden und verkrampfen. Gleichzeitig verkürzen sich auf der Vorderseite die Strukturen im Hals- und Brustbereich. So entsteht das bekannte Bild des „Handy-Nackens": Der Kopf schiebt sich nach vorn, der Nacken wirkt verkürzt, die hinteren Muskeln brennen. Man merkt es im Alltag spätestens, wenn sich Spannungskopfschmerzen einstellen oder der Blick in den Rückspiegel beim Autofahren unangenehm zieht. Doch nicht nur Schultern und Nacken leiden. Sitzen betrifft den gesamten Rumpf. Wer länger auf einem Stuhl sitzt, bemerkt, dass die aufrechte Haltung schwer zu halten ist. Die Muskulatur, die normalerweise die Wirbelsäule stabilisiert, also die tiefe Rückenmuskulatur, die Coremuskeln und der Beckenboden, schalten nach und nach ab. Sie arbeiten nur bei Bewegung, nicht bei Monotonie. Im Sitzen sinkt der Brustkorb ein, das Zwerchfell verliert an Bewegungsfreiheit, der Beckenboden erschlafft. Was übrig bleibt, ist ein instabiles Zentrum. Man kann es sich vorstellen wie ein Zelt ohne straff gespannte Abspannseile: Schon ein leichter Windstoß bringt das Gestänge zum Wackeln. Fehlt diese stabile Körpermitte, wird jede Bewegung unsauberer. Der Rücken wird anfälliger für Schmerzen, weil die tiefe Schutzspannung nicht mehr da ist. Ein unterschätzter Bereich ist die Hüfte. Im Sitzen steht sie konstant im 90-Grad-Winkel. Die Hüftbeuger, allen voran der Musculus iliopsoas, werden dadurch über Stunden in einer verkürzten Position gehalten. Ein Muskel, der nie gestreckt wird, gewöhnt sich daran, kürzer zu sein. Man merkt das beim Aufstehen: Die ersten Schritte fühlen sich steif an, manchmal sogar schmerzhaft, als müsse man den Körper erst ausklappen. Das Becken kippt nach vorn, die Lendenwirbelsäule wird ins Hohlkreuz gezogen. Im Gegenzug verliert die Gesäßmuskulatur an Spannung, sie wird schwach und inaktiv. Aus dem einst kraftvollen Motor der aufrechten Haltung wird ein träger Mitläufer. Wer nach langem Sitzen die Treppe hochgeht, spürt genau diese Schwäche: Das Gefühl, dass die Beine schwer sind und der Rücken die Hauptlast tragen muss. Auch die Rückseite der Beine leidet. Die ischiocrurale Muskulatur, besser bekannt als hintere Oberschenkelmuskeln oder Hamstrings, verkürzt ebenfalls durch das ständige Anwinkeln. Diese Verkürzung ist tückisch, weil sie auf die Beckenstellung wirkt. Ein zu straffer hinterer Oberschenkelmuskel zieht das Becken nach unten hinten und verstärkt wiederum die Fehlspannung im unteren Rücken. So hängen Muskeln und Gelenke wie Zahnräder zusammen. Ein Zahnrad blockiert – und die ganze Mechanik läuft unrund. Selbst die Waden verlieren ihre Elastizität, weil sie im Sitzen kaum bewegt werden. Das Blut staut sich, die Venenklappen arbeiten

schwerfälliger, die Beine fühlen sich müde und geschwollen an. Auch dies ist eine Form muskulärer Dysbalance: nicht durch Zug, sondern durch fehlende Pumpbewegung. Noch weiter unten, in den Füßen, setzen sich die Probleme fort. Wer im Sitzen die Füße über lange Zeit stillhält, trainiert das Gegenteil von Dynamik. Die Fußmuskeln, die normalerweise jede Sekunde arbeiten, um uns auszubalancieren, bleiben inaktiv. Es ist, als würde man ein Orchester stundenlang verstummen lassen: Die Feinabstimmung geht verloren. Mit der Zeit wirkt sich das auf das gesamte Gangbild aus. Füße werden schlaff, die Fußgewölbe sinken ab, Fehlhaltungen verstärken sich von unten nach oben. Man spricht vom „kinetischen Dominoeffekt“: Eine Veränderung am Fuß kann über Knie und Hüfte bis in die Wirbelsäule wirken. Sitzen ist damit nicht nur ein Problem der oberen Haltung, sondern ein Faktor, der den gesamten Körper durchzieht. All diese Veränderungen geschehen leise und unbemerkt. Sie sind wie Tropfen, die stetig auf einen Stein fallen. Nicht der einzelne Tag im Büro macht krank, aber die Summe über Jahre formt den Körper um. Die Muskulatur kennt kein „richtig“ oder „falsch", sie kennt nur Anpassung. Sie wird genau so, wie wir sie benutzen. Wer viel sitzt, trainiert Schwäche und Verkürzung. Wer wenig wechselt, trainiert Monotonie. Das erklärt, warum viele Menschen beim Aufstehen aus dem Auto, beim Bücken nach einer Tasche oder beim Blick über die Schulter plötzlich Schmerzen spüren: Der Körper hat die dafür nötigen Gegenspieler schlicht verlernt. Der gesamte Körper gerät aus der Balance.
Man kann es also auch so zusammenfassen: Sitzen ist keine Pause, sondern ein heimliches Training in die falsche Richtung. Es macht uns nicht nur unbeweglicher, sondern auch instabiler.
Es nimmt uns Kraft, die wir brauchen, um aufrecht zu gehen, frei zu atmen und ohne Schmerzen durchs Leben zu kommen. Das Tückische daran ist die Langsamkeit: Weil es nicht von heute auf morgen wehtut, bemerkt man die Veränderungen erst, wenn die Muskulatur schon im Ungleichgewicht ist. Schultern, Nacken, Rücken, Hüfte, Beine und Füße – sie alle spielen ihr eigenes Stück, aber im Sitzen geraten die Instrumente aus dem Takt. Am Ende ist es nicht mehr das harmonische Orchester des Körpers, sondern ein disharmonisches Zusammenspiel aus Verkürzung, Überdehnung und Schwäche. Und diese Disharmonie ist die Grundlage für viele Beschwerden, die wir fälschlicherweise dem Alter zuschreiben, obwohl sie in Wahrheit aus unserer Sitzkultur stammen.

Vielleicht haben Sie beim Lesen gespürt, wie sich das Bild des Sitzens immer deutlicher vor Ihnen aufgebaut hat – mit all den kleinen Verkürzungen, Überdehnungen und Unsicherheiten, die sich unbemerkt einschleichen. Doch so wie der Körper sich an das Sitzen anpasst, so kann er sich auch wieder zurückverwandeln. Das Schöne an unserem Bewegungssystem ist: Es ist niemals statisch, es bleibt ein Leben lang formbar. Jede Zelle Ihres Körpers wartet nur darauf, neu in

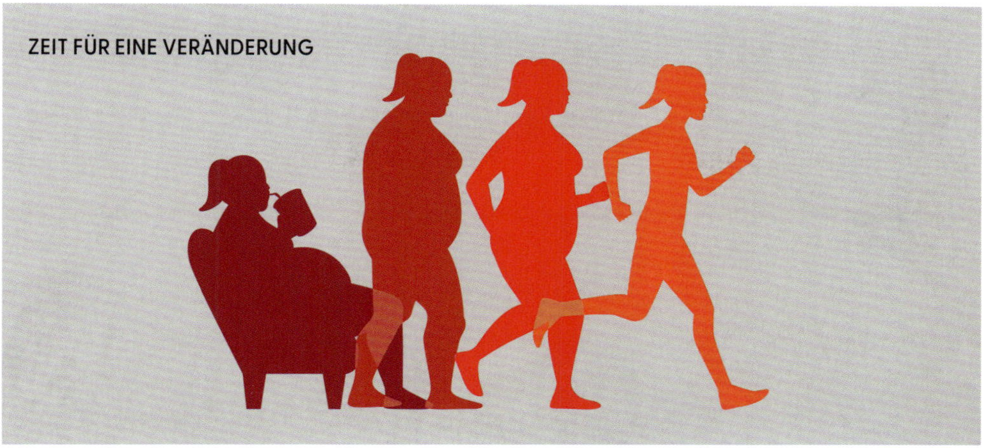

Bewegung gebracht zu werden – und mit unserem Übungsprogramm ab Seite 142 werden wir genau dies gemeinsam angehen!

Wir trainieren Ihre Muskulatur – gezielt, systematisch und wirksam. Sie werden erleben, dass das viel zitierte „Faszientraining“ durch ein echtes Muskelbalance-Training ersetzt wird, das nicht auf kurzfristige Effekte setzt, sondern wissenschaftlich fundiert ist und langfristig trägt. Die Übungen sind keine komplizierten Sportprogramme, sondern einfache, präzise Werkzeuge. Sie dehnen, was verkürzt ist. Sie stärken das, was schwach geworden ist. Sie wecken die Mitte, die eingeschlafen ist. Sie geben Ihrem Beckenboden seine Kraft zurück und Ihrer Haltung ihre Stabilität. Und sie schulen die Koordination, damit Ihr Körper wieder wie ein fein abgestimmtes Orchester zusammenspielt. Erwarten Sie dabei bitte nicht, dass nach der ersten Einheit alle Beschwerden wie weggeblasen sind. Der Körper folgt nicht den Regeln eines schnellen Wundermittels – sondern er folgt zuverlässig den Gesetzen der Anpassung. Mit jedem Mal, wenn Sie Ihre Muskulatur ins Gleichgewicht bringen, entsteht Veränderung. Der Unterschied ist: Diese Veränderung bleibt. Nicht für ein paar Stunden wie nach einer Massage oder einer Faszienrolle, sondern für Monate und Jahre, wenn Sie dranbleiben. Sie müssen dazu nicht sportlich sein, Sie brauchen keine teuren Geräte oder Hilfsmittel und keine besonderen Voraussetzungen. Alles, was Sie benötigen, ist die Bereitschaft, Ihrem Körper wieder zuzuhören – und ihm die Impulse zu geben, die er verloren hat. Sie werden spüren, wie sich neue Leichtigkeit einschleicht, wie Bewegungen geschmeidiger werden, wie Ihre Haltung sich verändert. Es ist fast so, als würden Sie einen verstaubten Raum lüften: Die stickige Luft weicht frischer Klarheit und Sie merken, wie Energie zurückkehrt.

Ihr Körper hat das Potenzial, sich zu erneuern. Mit jedem Schritt, den Sie nun gehen, öffnen Sie die Tür zu mehr Kraft, mehr Beweglichkeit und mehr Freiheit.

Unser Übungsprogramm für den Bewegungsapparat

Im Folgenden stellen wir Ihnen 30 einfache Übungen vor, die es ganz schön in sich haben. Sie werden lachen, aber tatsächlich sind es meist die simpel erscheinenden Dinge, die einen vor eine Herausforderung stellen. Aber keine Angst, wenn wir beim Vorturnen nicht gescheitert sind, schaffen Sie das allemal!

Bevor wir aber zusammen auf die Matte gehen und die Gymnastikbänder auspacken, erinnern wir uns noch einmal an die Kernaussagen, wenn wir über einen gesunden Bewegungsapparat sprechen: Dieser befindet sich in einem dynamischen Gleichgewicht zwischen Muskel-Agonisten und Muskel-Antagonisten und alle Muskeln müssen immer wieder auf verschiedene Positionen unseres Körpers reagieren. Diese Reaktionsfähigkeit ist abhängig von der Propriozeption. Also muss auch diese trainiert werden. Damit unser System nicht abstumpft oder bestimmte Strukturen einseitig belastet werden, braucht unser Körper immer wieder neue Reize. Allerdings ist nicht nur das aktive Training selbst, sondern auch die eigenständige und regelmäßige Überprüfung der Körperhaltung ausschlaggebend für den aktiven Bewegungsausgleich im dritten Tagesdrittel. So lässt sich schnell selbst feststellen, ob sich bestimmte Bewegungsabläufe verbessern oder verschlechtern. Hierzu sollte einmal am Tag die Beweglichkeit der Wirbelsäule, die Beweglichkeit der oberen und die Beweglichkeit der unteren Gliedmaßen überprüft werden, indem alle wichtigen Gelenke einmal durchbewegt werden. Die entsprechenden Tests dazu finden Sie in den Klappen dieses Buches.
Je regelmäßiger Sie die Beweglichkeit Ihrer Gelenke überprüfen, desto besser wird Ihr Körpergefühl und die Fähigkeit der Selbsteinschätzung. Neben dem mobilisierenden Effekt merken Sie so mit der Zeit schnell, ob an einer Stelle vielleicht etwas im Argen liegt oder ob sich ein Bewegungsradius verschlechtert oder verbessert hat. Im Anschluss geht es dann ans Übungsprogramm selbst. Wichtig ist: Sie müssen nicht jeden Tag alle 30 Übungen machen – auch hier zählt die Abwechslung. Entscheidend ist, dass Sie so schmerzfrei und variantenreich wie möglich unterwegs sind und nicht einseitig trainieren. Eine ausgewogene Mischung aus Strong-, Flex-, Core- und Proprio-Übungen ist die beste Wahl.

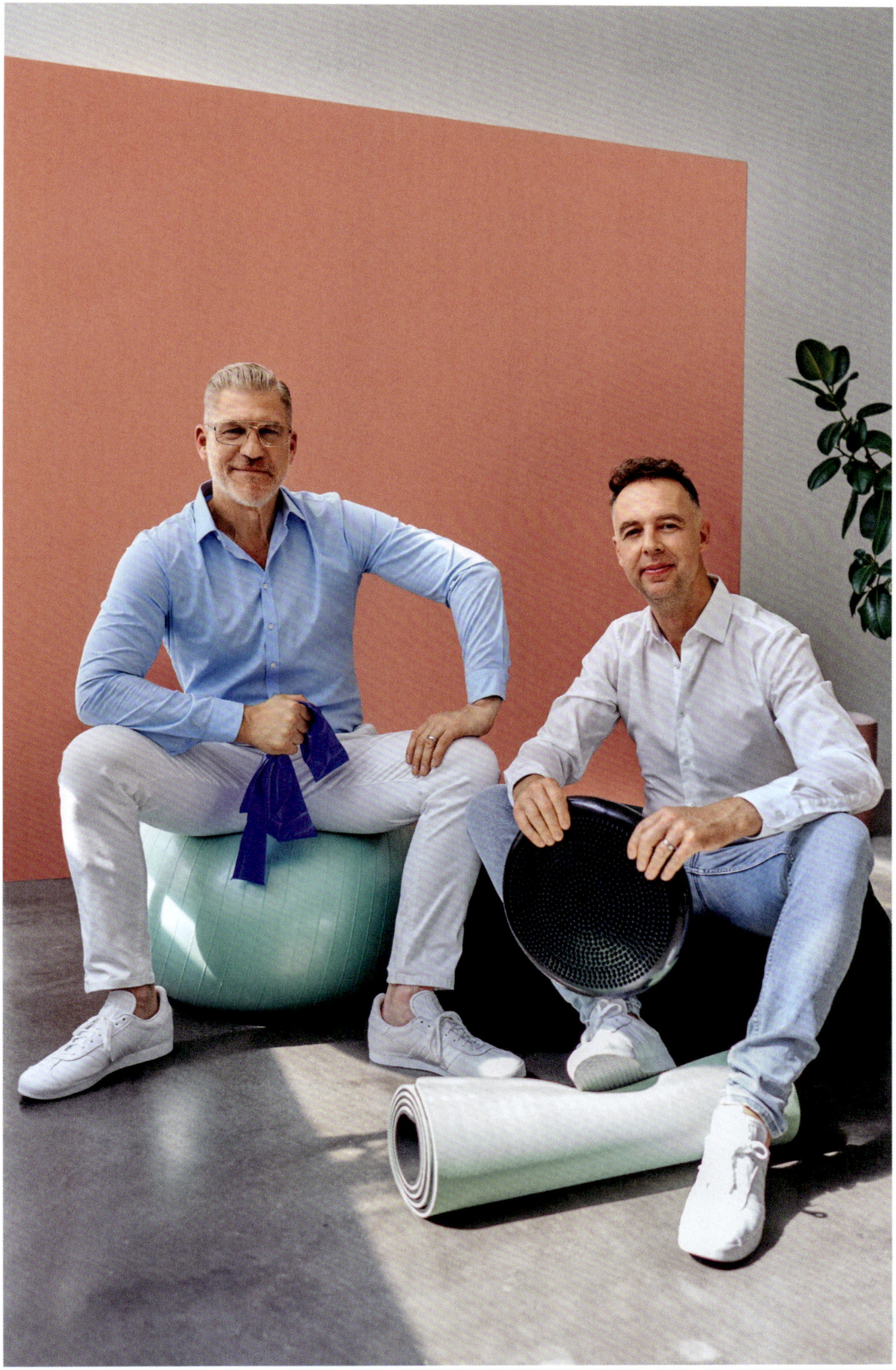

DER TÜRSTEHER

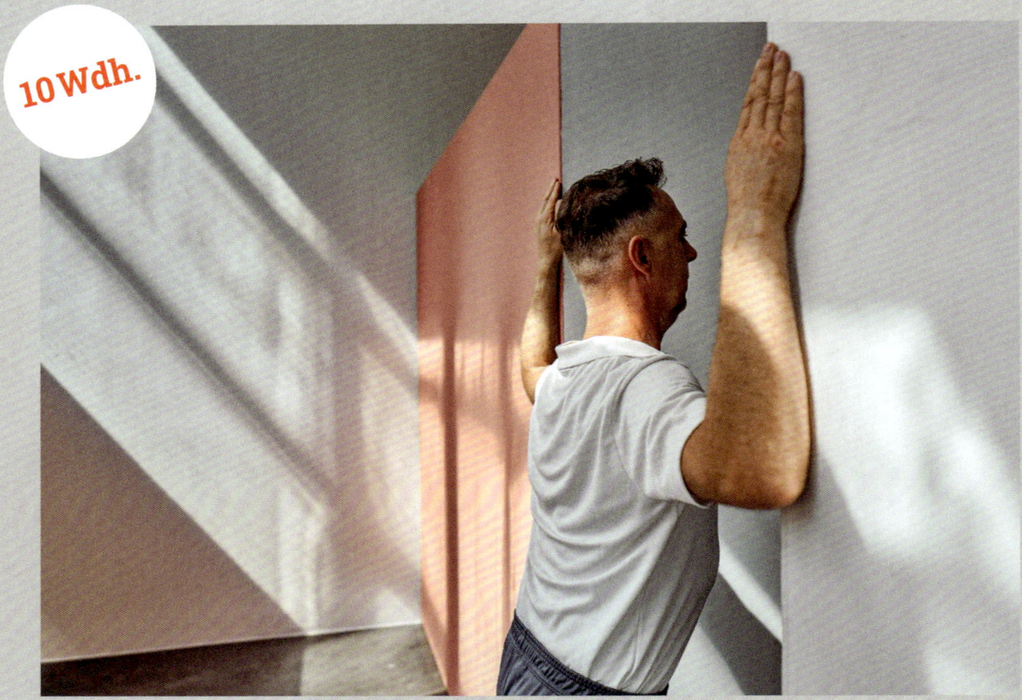

AUSGANGSPOSITION

Mit den Beinen in leichter Schrittstellung in einen Türrahmen stellen, Becken und Oberkörper gerade.

BEWEGUNGSABLAUF

Die Arme im 90-Grad-Winkel anheben, die Ellenbogen ebenfalls 90 Grad beugen. Die Unterarme in dieser Position an den Türrahmen legen. Die Brust nun mit aufrechtem Rumpf an den Unterarmen vorbei nach vorne drücken. 15 Sekunden halten.

BEREICH

Flex (Schulter und Brustwirbelsäule)

FLEX	● ● ● ● ●
STRONG	○ ○ ○ ○ ○
CORE	● ○ ○ ○ ○
PROPRIO	○ ○ ○ ○ ○

DER ECKENSTEHER

10 Wdh.

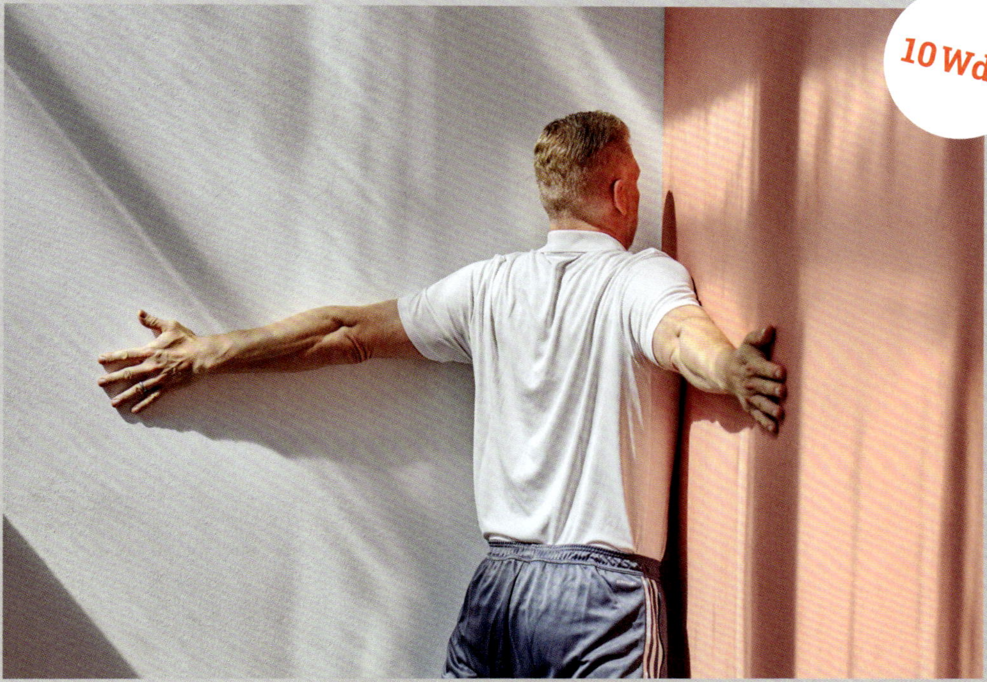

AUSGANGSPOSITION

In eine Zimmerecke stellen mit Gesicht zur Wand. Die Beine sind leicht gegrätscht.

BEWEGUNGSABLAUF

Die ausgestreckten Arme im 90-Grad-Winkel anheben, bis beide Hände die Wand berühren. Becken und Oberkörper sind gerade. Den Oberkörper nach vorne in die Ecke schieben und so die Spannung erhöhen. 15 Sekunden halten.

BEREICH

Flex (Schulter und Brustwirbelsäule)

FLEX	● ● ● ● ●
STRONG	○ ○ ○ ○ ○
CORE	● ○ ○ ○ ○
PROPRIO	○ ○ ○ ○ ○

DER NACKENGREIFER

6 Wdh.
pro Seite

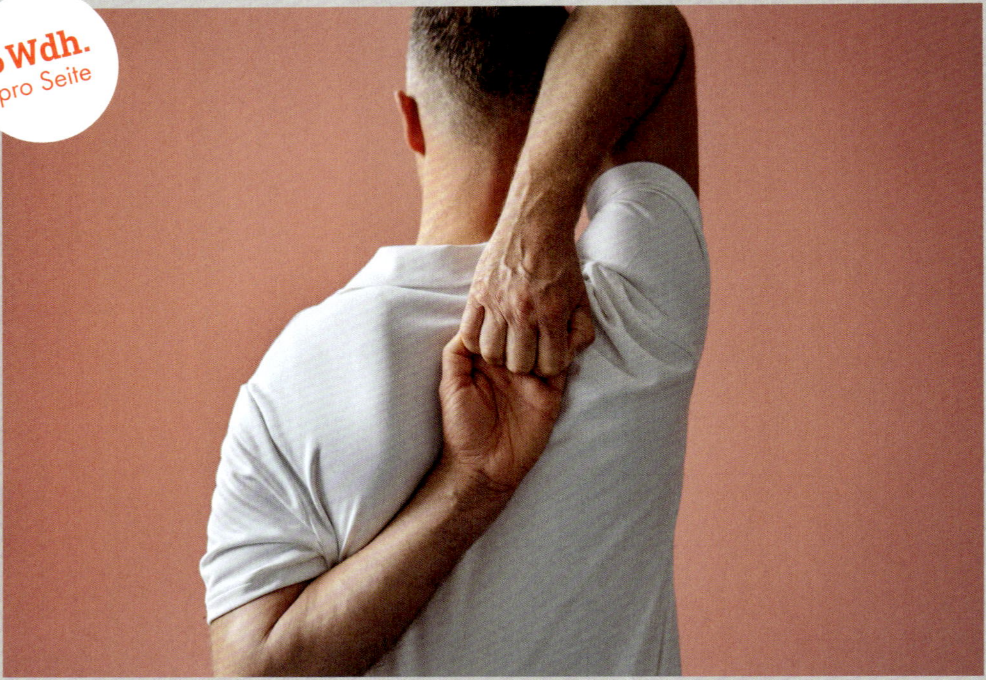

AUSGANGSPOSITION

Aufrechter Stand, die Füße stehen schulterbreit. Kopf und Hals sind in Neutralposition.

BEWEGUNGSABLAUF

Die eine Hand wird von oben, die andere von unten hinter den Rücken geführt, bis die Finger sich berühren und ineinander verhaken können. Der Oberarm des oberen Armes wird dabei dicht am Ohr vorbeigeführt. Vorsichtig wird der Zug erhöht, dabei wird die Schulter geflext und die Brustwirbelsäule aus einer eventuell zu starken Krümmung aufgerichtet. 10 Sekunden halten, anschließend Seitenwechsel.

BEREICH

Flex (Schulter und Brustwirbelsäule)

FLEX	● ● ● ● ●
STRONG	● ○ ○ ○ ○
CORE	● ● ● ○ ○
PROPRIO	○ ○ ○ ○ ○

DER OBERKÖRPER-FLEXER

6 x 12
Sekunden pro Position

AUSGANGSPOSITION
Aufrechter Stand, die Füße stehen hüftbreit.

BEWEGUNGSABLAUF
Linkes Bein für einen weiten Ausfallschritt nach hinten stellen. Rechten Arm horizontal nach vorne, linken Arm horizontal nach hinten strecken. 12 Sekunden halten. Dann die ausgestreckten Arme zur Seite führen, dabei das Becken gerade halten und mit der Lendenwirbelsäule nicht ins Hohlkreuz fallen. 12 Sekunden halten. Mit den Händen die Enden eines Gymnastikband greifen. Ein Übungspartner hält die Mitte des Bandes und zieht das Band auf Höhe der Arme parallel nach hinten. 12 Sekunden halten. Zurück in die Ausgangsposition und die Seite wechseln.
Variation: Die Arme beidseitig um 45 Grad nach unten beugen. Dann erfolgt der Zug am Gummiband nach hinten durch den Übungspartner.

BEREICH
Flex (Schulter und Brustwirbelsäule)

FLEX	●●●●●
STRONG	○○○○○
CORE	●●●○○
PROPRIO	●●○○○

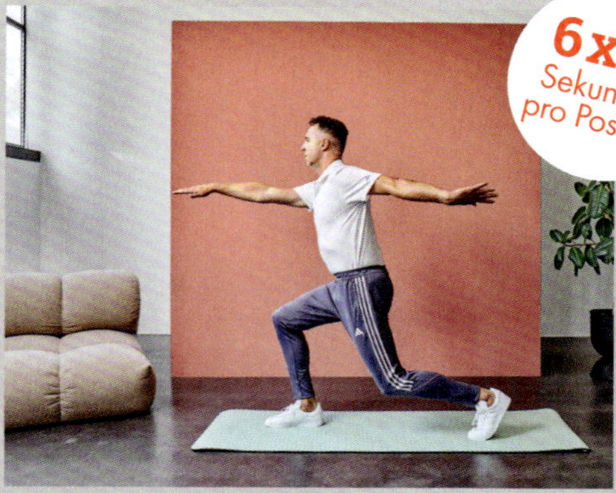

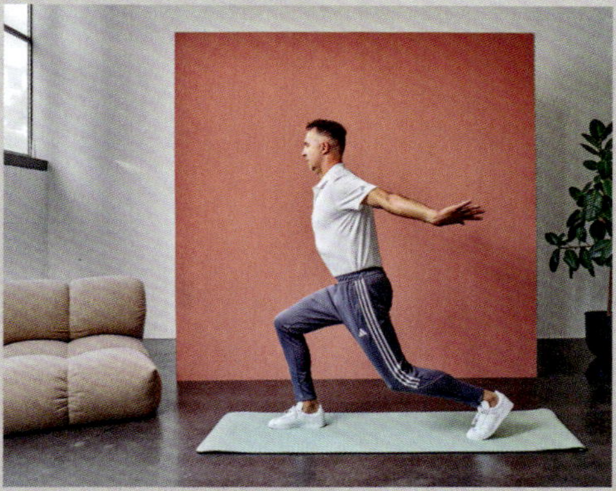

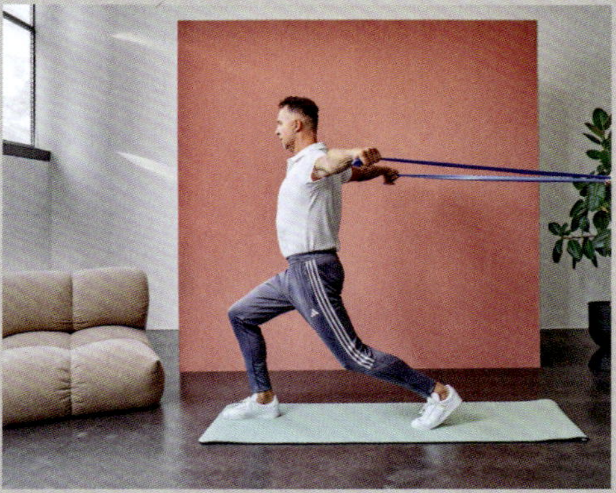

KATZE UND KUH

6 Wdh.
pro Position

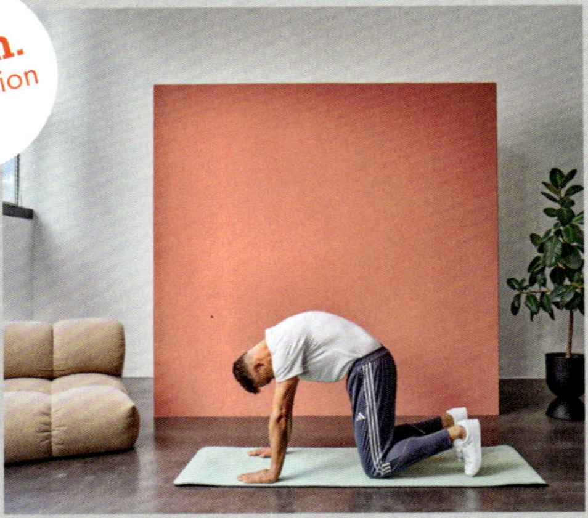

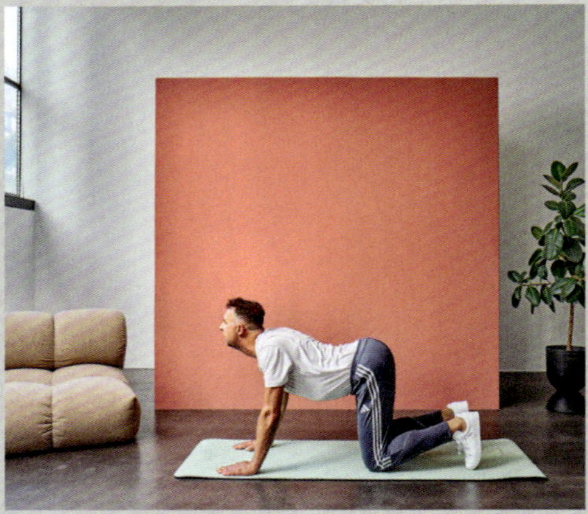

AUSGANGSPOSITION

Vierfüßlerstand

BEWEGUNGSABLAUF

In einen Katzenbuckel mit starkem Rundrücken in der Brust- und Lendenwirbelsäule hochschieben, das Kinn auf die Brust legen (Katze). 15 Sekunden halten. Dann entspannen, den Kopf in den Nacken legen und mit Lenden-, Brust- und Halswirbelsäule ins Hohlkreuz gehen (Kuh). 15 Sekunden halten.

BEREICH

Flex (Hals-, Brust- und Lendenwirbelsäule, Bauch und Brustmuskulatur)

FLEX	● ● ● ○ ○
STRONG	● ● ● ○ ○
CORE	● ● ● ○ ○
PROPRIO	● ● ○ ○ ○

DER FLEX-BALL

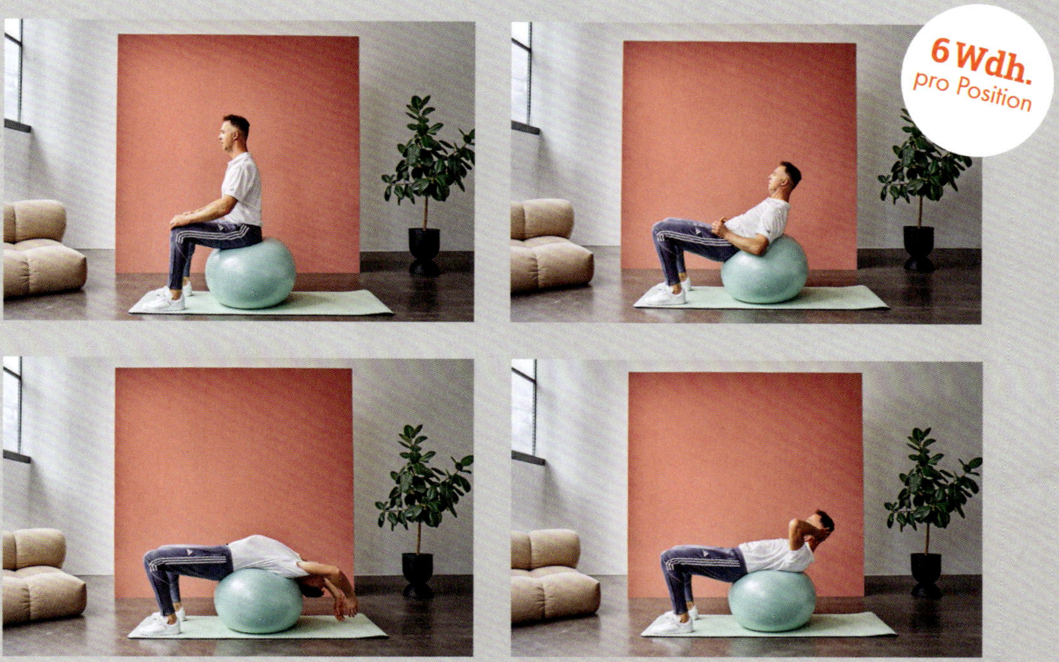

AUSGANGSPOSITION

Aufrecht auf den Gymnastikball setzen. Die Beine sind 90 Grad gebeugt, die Füße stehen hüftbreit fest auf dem Boden.

BEWEGUNGSABLAUF

Den Po langsam nach vorne schieben, sodass der Rücken auf dem Ball zum Liegen kommt. Die gesamte Wirbelsäule entlang des Balles ausrollen. Gegebenenfalls dabei den Kopf mit den Händen stützen. In ausgerollter Stellung die Arme seitlich eng am Kopf vorbei nach unten führen. Diese Endposition 15 Sekunden halten. Beim Wiederaufrichten den Kopf beziehungsweise den Nacken mit den Händen stützen.

BEREICH

Flex (Hals-, Brust- und Lendenwirbelsäule, Hüfte und Rumpf)

FLEX	●●●●●
STRONG	●●○○○
CORE	●●●○○
PROPRIO	●●●○○

DIE HÜFTSONNE

6 Wdh.

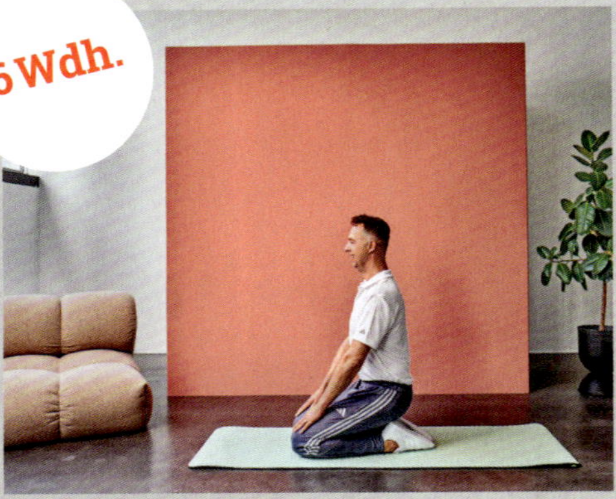

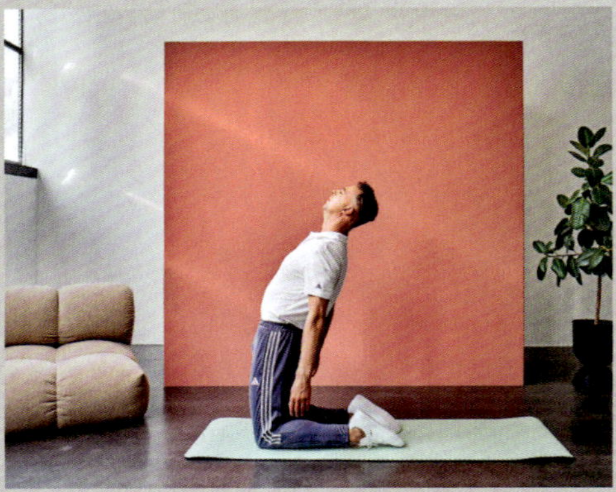

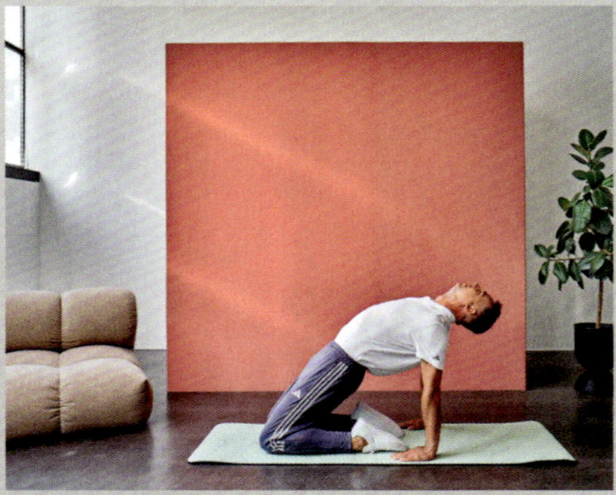

AUSGANGSPOSITION
Fersensitz in aufrechter Position

BEWEGUNGSABLAUF
Vom Fersensitz in den Kniestand aufrichten. Langsam nach hinten beugen und mit den Händen abstützen. Diese Endposition 10 Sekunden halten.

BEREICH
Flex (Hüftstrecker, Bauch, Brustmuskulatur, Schultern, Brust- und Lendenwirbelsäule)

FLEX	●●●●●
STRONG	●●●○○
CORE	●●●○○
PROPRIO	●●○○○

DIE KOBRA

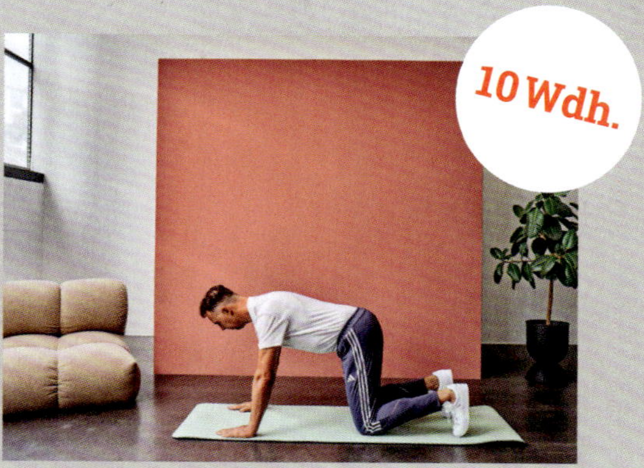

AUSGANGSPOSITION
Vierfüßlerstand, Zehenspitzen aufgestellt.

BEWEGUNGSABLAUF
Den Po nach hinten in Richtung Fersen schieben, die Arme bleiben gestreckt, die Nase berührt fast den Boden. Aus dieser „Betposition" heraus nach vorne oben aufsteigen: Die Arme sind gestreckt, die Fußspitzen sind aufgestellt, die Knie vom Boden leicht abgehoben, Becken und Rumpf nach vorne ausgestreckt, der Kopf wird gehoben. 10 Sekunden halten.

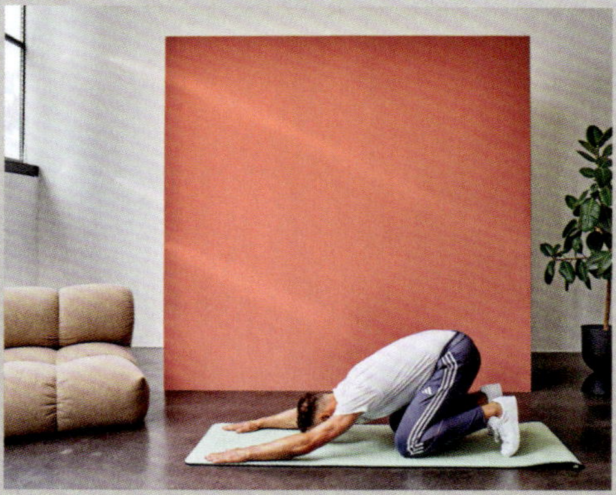

BEREICH
Flex (Hals-, Brust- und Lendenwirbelsäule, Hüftbeuger, Brustmuskulatur und Bauch)

FLEX	●●●●●
STRONG	●●●○○
CORE	●●●○○
PROPRIO	●●○○○

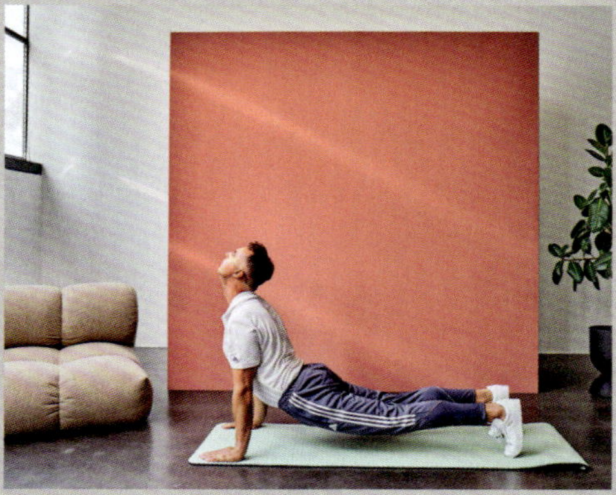

DER STORCH

6 Wdh.
pro Seite

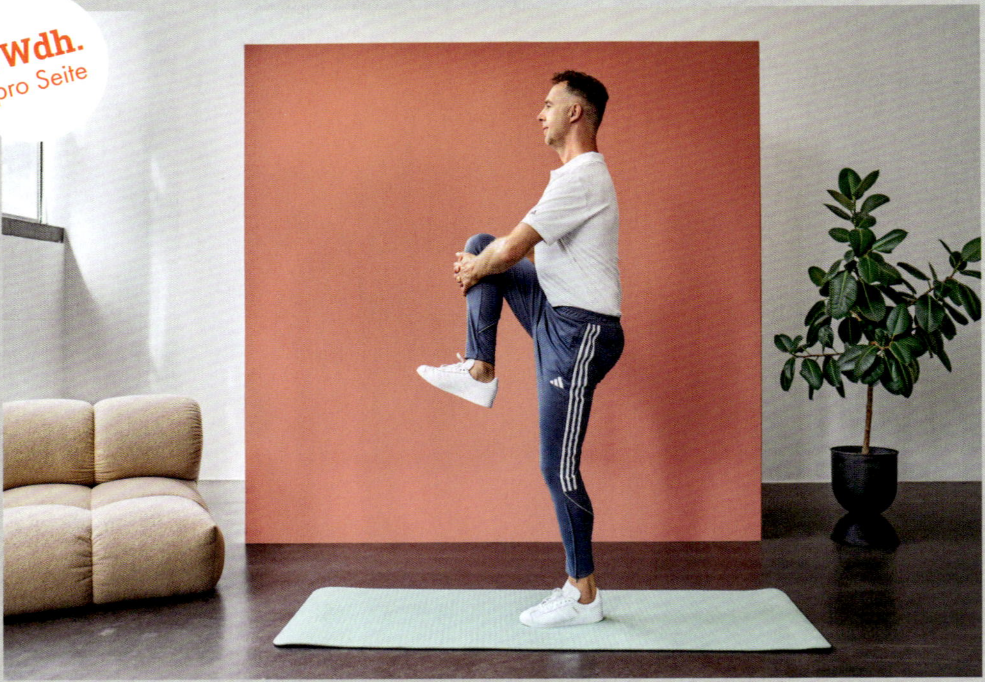

AUSGANGSPOSITION

Aufrechter Stand, Füße stehen eng oder hüftbreit.

BEWEGUNGSABLAUF

Das rechte Knie bis vor den Bauch anheben (das rechte Hüftgelenk ist maximal gebeugt) und mit beiden Händen umschließen. Das Sprunggelenk des angehobenen Beines ist gebeugt. Lenden- und Brustwirbelsäule sind gestreckt, Kopf und Nacken in Neutralposition. 10 Sekunden halten. Anfänger können das gebeugte Bein auch auf einer Tischplatte lagern. Zurück in die Anfangsposition und dann kommt die andere Seite dran.

BEREICH

Flex (Hüftstrecker und Kniestrecker) und Strong (Brustmuskel [Musculus pectoralis], Lendenwirbelsäule)

FLEX	●●●●●
STRONG	●●●●○
CORE	●●●○○
PROPRIO	●●●●○

KNIENDER FLEXER

6 Wdh. pro Seite

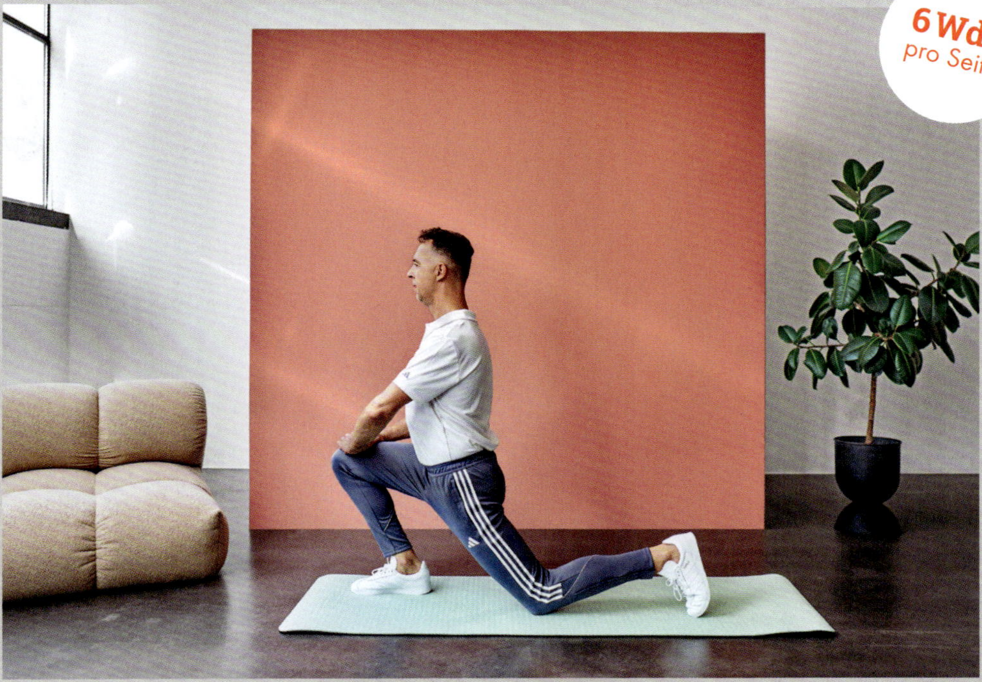

AUSGANGSPOSITION

Aufrechter Stand, die Füße stehen hüftbreit.

BEWEGUNGSABLAUF

Den linken Fuß für einen tiefen Ausfallschritt nach hinten setzen und das Knie des hinteren Beines am Boden ablegen. Den Oberkörper aufrecht halten und die Hüfte so weit nach vorne schieben, bis eine Dehnung im Hüftbeuger spürbar ist. 15 Sekunden halten. In die Ausgangsposition zurückkehren – Seitenwechsel.

BEREICH

Flex (Hüftbeuger) und Strong (Kniestrecker, Hamstrings im hinteren Oberschenkel)

FLEX	●●●●●
STRONG	●●●○○
CORE	●●●○○
PROPRIO	●●●○○

EXZENTRISCHES TREPPENFLEXEN

6 Wdh.

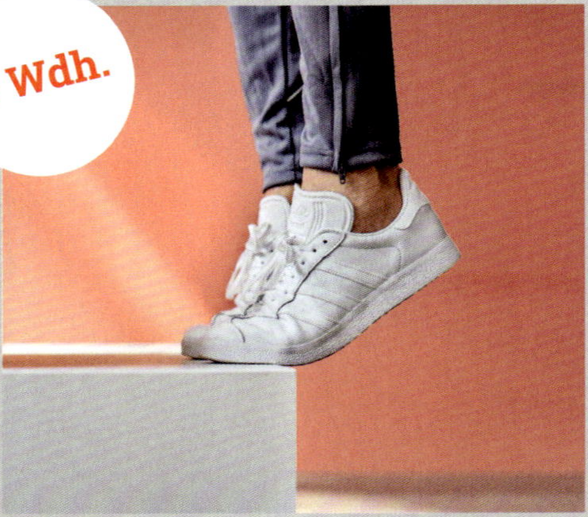

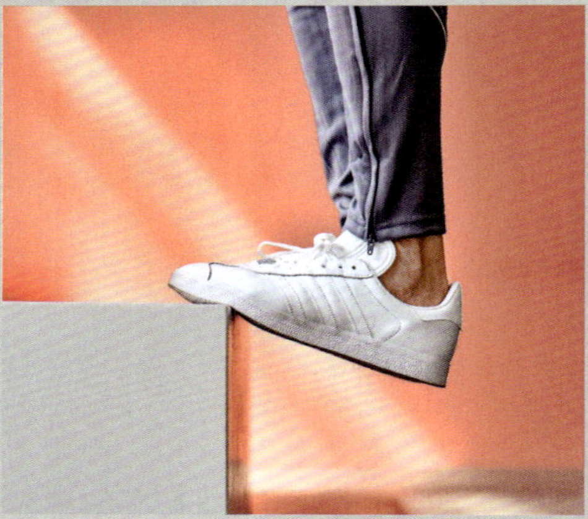

AUSGANGSPOSITION
Zehenspitzenstand auf dem Vorfuß an einer Treppenkante

BEWEGUNGSABLAUF
Die Ferse langsam absinken lassen, bis die maximale Dehnung der Achillessehne und der hinteren Wadenmuskulatur erreicht ist. 3 bis 5 Sekunden in dieser Position verbleiben. Dann mit den Händen am Geländer abstützen und die Füße auf die nächsthöhere Stufe stellen. **Für Fortgeschrittene:** Die Übung einbeinig durchführen. 6 Wiederholungen pro Seite.

BEREICH
Flex (Triceps surae in den Waden, Achillessehne)

FLEX	●●●●●
STRONG	●●●○○
CORE	●●○○○
PROPRIO	●●●●○

DEHNEN GEGEN DIE WAND

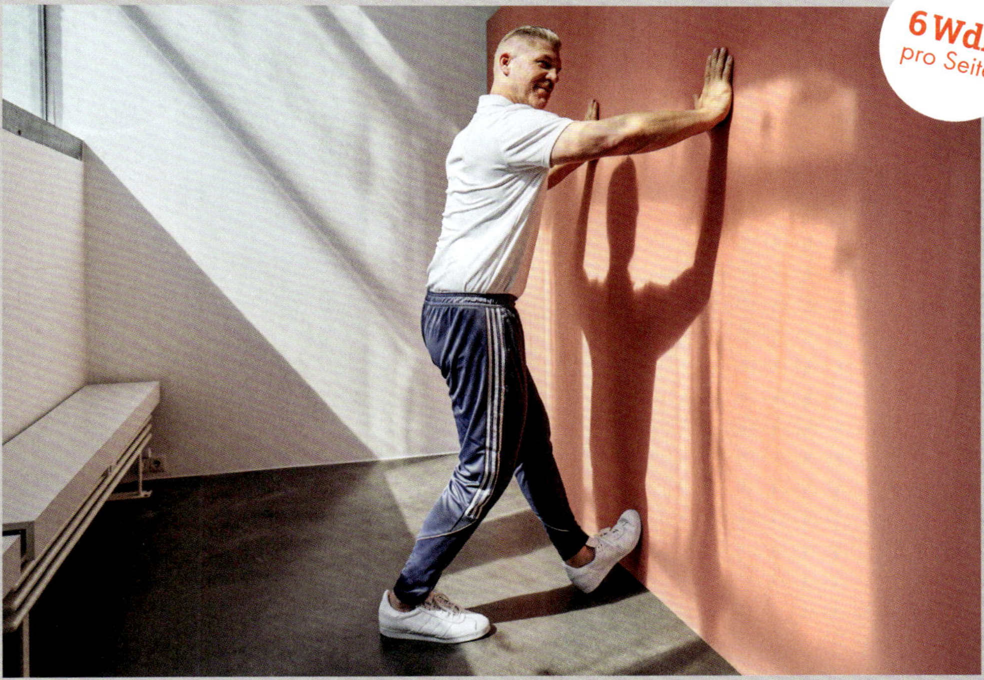

6 Wdh. pro Seite

AUSGANGSPOSITION
Mit dem Gesicht zur Wand stellen (etwa 50 cm Abstand), die Hände vorsichtig an der Wand ablegen.

BEWEGUNGSABLAUF
In eine leichte Schrittstellung kommen, sodass der vordere Fuß mit dem Ballen die Wand berührt. Nun den gesamten Rumpf nach vorne neigen, bis Sie eine Spannung in der Rückseite des gestreckten Beins spüren. 20 Sekunden halten. Zurück in die Ausgangsposition. Jetzt ist das andere Bein dran.

BEREICH
Flex (Triceps surae in den Waden, Achillessehne, Hamstrings an der Oberschenkelrückseite)

FLEX	●●●●●
STRONG	○○○○○
CORE	○○○○○
PROPRIO	○○○○○

GYMNASTIKBAND MIT RÜCKENZIEHEN

15 Wdh.

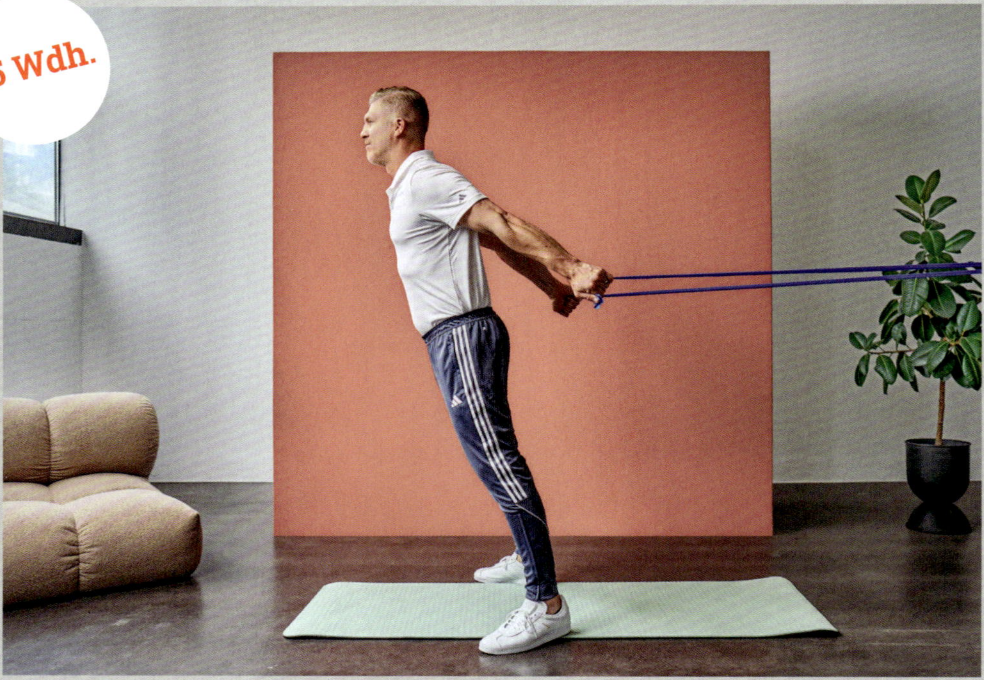

AUSGANGSPOSITION
Aufrechter Stand, die Füße stehen schulterbreit.

BEWEGUNGSABLAUF
Die Enden eines Gymnastikbands in die Hände nehmen, die Mitte des Bandes sicher an einem festen Gegenstand, wie zum Beispiel der Türklinke, fixieren oder durch einen Partner festhalten lassen. Durch Abstandsvergrößerung die Bandspannung so weit vergrößern, dass sich der Rumpf bei nach hinten gestreckten Armen nach vorne reinhängen kann, ohne umzufallen. 5 Sekunden halten.

BEREICH
Flex (vordere Schulter, Brustmuskulatur)

FLEX	●●●●●
STRONG	○○○○○
CORE	●●○○○
PROPRIO	●●○○○

MIT DEM KOPF DURCH DIE WAND

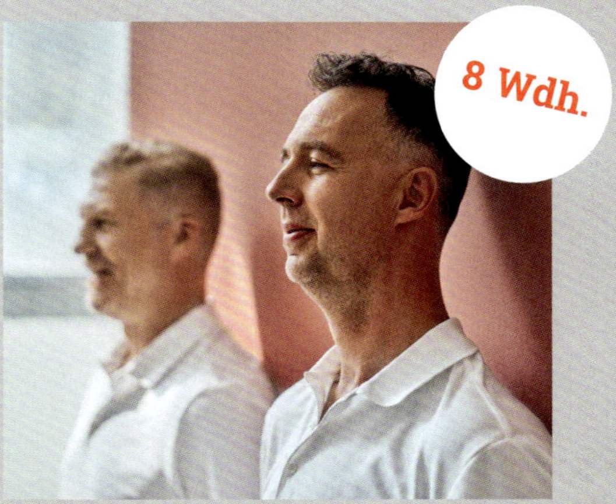

AUSGANGSPOSITION

Aufrecht mit dem Rücken gegen eine Wand stellen. Lenden- und Brustwirbelsäule, Schulterblätter und Kopf stehen lotrecht aufeinander.

BEWEGUNGSABLAUF

Leichte Bewegung nach hinten lässt den Hinterkopf in neutraler Position die Wand berühren, dabei entsteht ein Doppelkinn. Die Arme hängen seitlich locker am Körper herab. Der Druck auf den Hinterkopf gegen die Wand wird vorsichtig erhöht. 10 Sekunden halten. Gegebenenfalls kann auch ein kleines Handtuch als Polster zwischen Kopf und Wand gelegt werden.

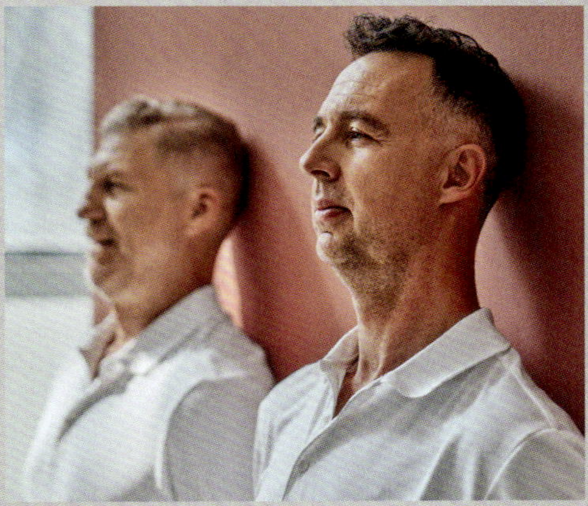

BEREICH

Strong (hintere Halsmuskulatur)

FLEX	○ ○ ○ ○ ○
STRONG	● ● ● ● ●
CORE	● ● ○ ○ ○
PROPRIO	○ ○ ○ ○ ○

LIEGENDER SEEMANN

6 Wdh.

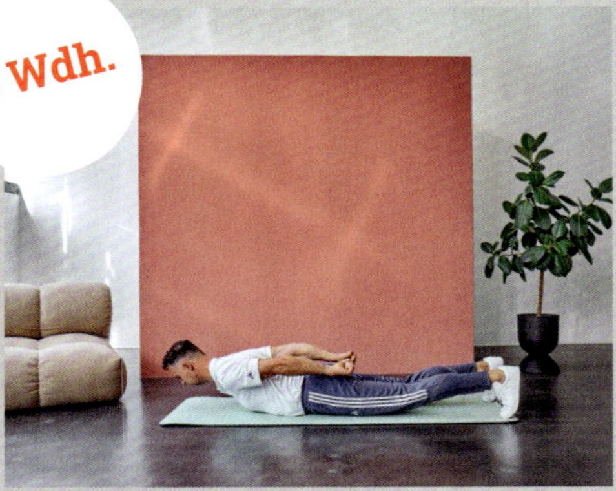

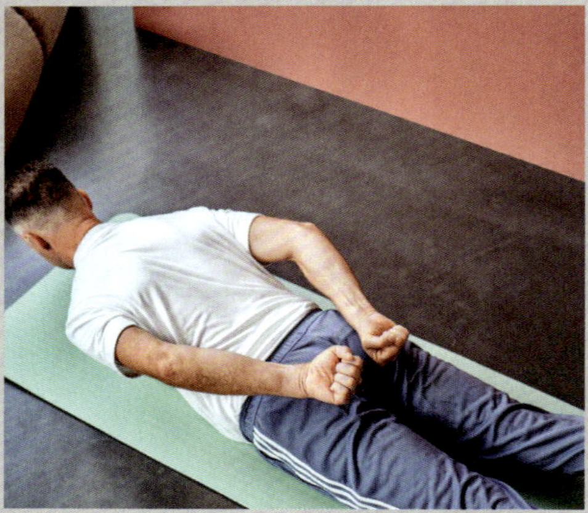

AUSGANGSPOSITION

Bauchlage, die Zehenspitzen sind aufgestellt.

BEWEGUNGSABLAUF

Die gestreckten Arme seitlich entlang des Körpers legen, dann anheben und die geschlossenen Fäuste über dem Gesäß zueinanderführen. Dabei Kopf und Hals in Neutralposition leicht anheben. Mit den Armen auch die Schulterblätter zueinanderpressen. 15 Sekunden halten.

BEREICH

Flex (Rumpf, vordere Brustmuskulatur, Schulter) und Strong (Rückenmuskulatur)

FLEX	●●●●●
STRONG	●●●●●
CORE	●●●●●
PROPRIO	●●○○○

STEHENDER SEEMANN

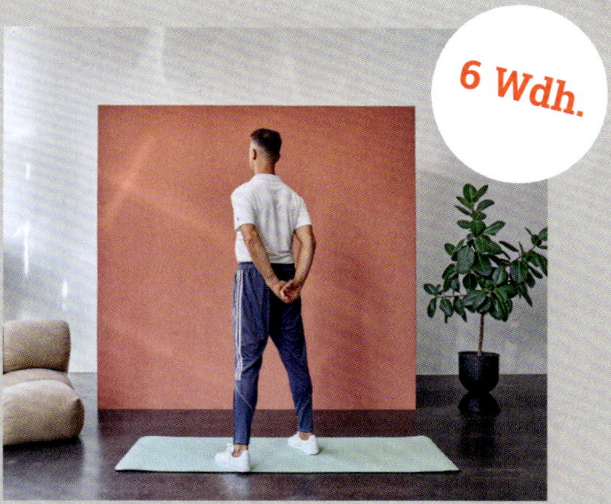

AUSGANGSPOSITION

Aufrechter Stand, die Füße stehen schulterbreit.

BEWEGUNGSABLAUF

Hände mit gestreckten Armen wie beim Liegenden Seemann (s. S. 156) hinter den Rücken führen. Die Hände greifen ineinander, die Schulterblätter rücken eng zusammen. Die Hände führen die Arme etwas nach hinten und oben und erhöhen dadurch den Zug. 15 Sekunden halten.

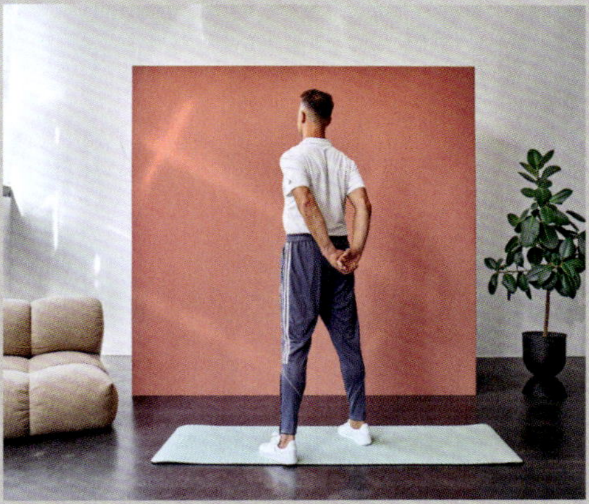

BEREICH

Flex (Schultern, Brustmuskulatur, Brust-, Hals- und Lendenwirbelsäule) und Strong (Rhomboiden im oberen Rücken, Schultermuskulatur)

FLEX	●●●●●
STRONG	●●●○○
CORE	●●○○○
PROPRIO	●○○○○

EINARMIGER SCHULTERFLEXER

8 Wdh. pro Seite

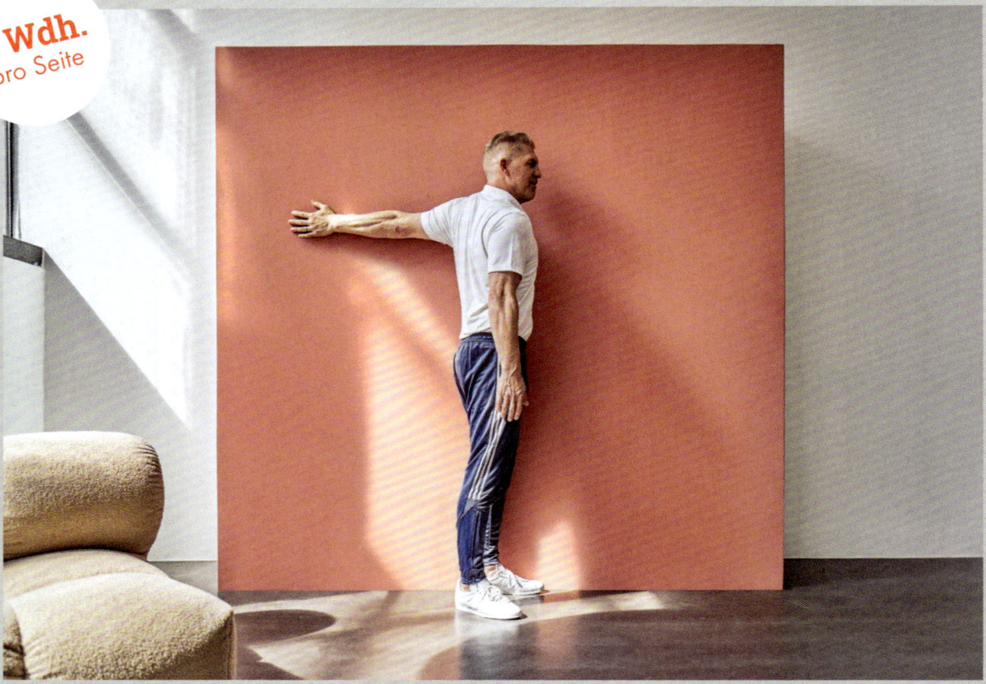

AUSGANGSPOSITION
Aufrechter Stand, die linke Körperseite zeigt zu einer Wand, die Füße stehen schulterbreit.

BEWEGUNGSABLAUF
Den linken Arm gestreckt in 90-Grad-Stellung nach hinten an die Wand legen. Brust und Rumpf zuerst in dieser Neutralstellung lassen und dann, wenn möglich, weiter von der Wand wegdrehen. Kopf und Hals bleiben in Neutralstellung (Doppelkinn-Position). 15 Sekunden halten. Zurück in die Ausgangsposition und dann ist die rechte Seite an der Reihe.

BEREICH
Flex (vordere Schulter, Brustmuskulatur)

FLEX	● ● ● ● ●
STRONG	● ○ ○ ○ ○
CORE	● ● ○ ○ ○
PROPRIO	● ○ ○ ○ ○

TAUBE AUF BRAUTSCHAU

3 Wdh.

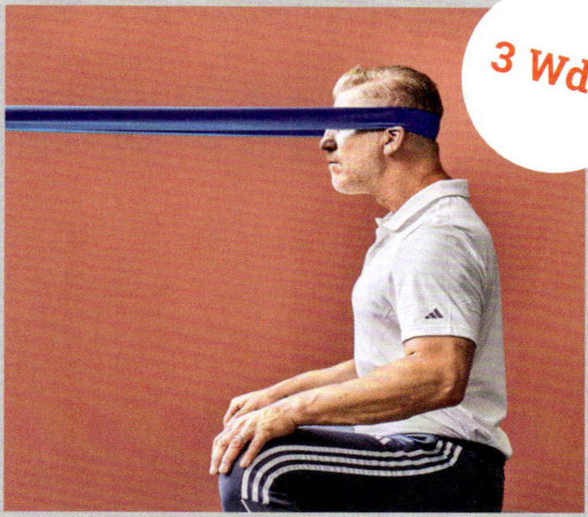

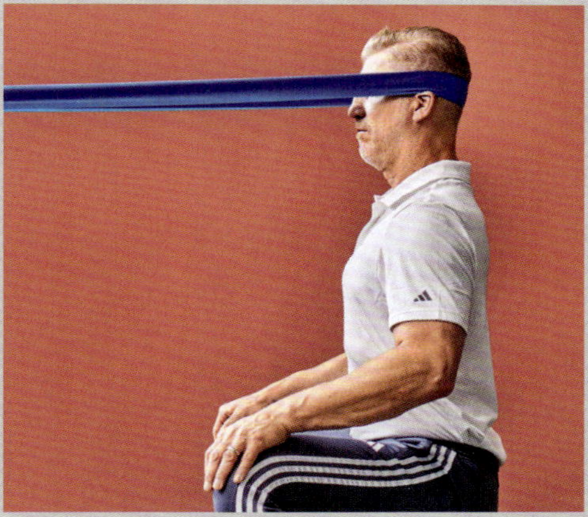

AUSGANGSPOSITION

Aufrechter Sitz auf dem Gymnastikball. Kopf so weit nach hinten schieben, bis sich ein Doppelkinn bildet.

BEWEGUNGSABLAUF

Die Mitte eines Gymnastikbands um den Hinterkopf auf Höhe der Ohren legen. Die Enden des Bandes an einer Türklinke befestigen oder dem Übungspartner in die Hand geben, dabei darauf achten, dass das Band unter konstantem Zug steht. Bei stabilem Rumpf folgt nur der Kopf in Horizontalrichtung dem Zug nach vorne und zieht das Band aus der Endposition wieder zurück in die neutrale Doppelkinnposition. Diese minimale Kopfbewegung, ähnlich der einer Taube beim Laufen, 10-mal wiederholen. Kurze Pause.

BEREICH

Strong (Halswirbelsäule)

FLEX	●●○○○
STRONG	●●●●●
CORE	●●○○○
PROPRIO	●●○○○

DER SUPER-GROBI

6 Wdh.
pro Seite

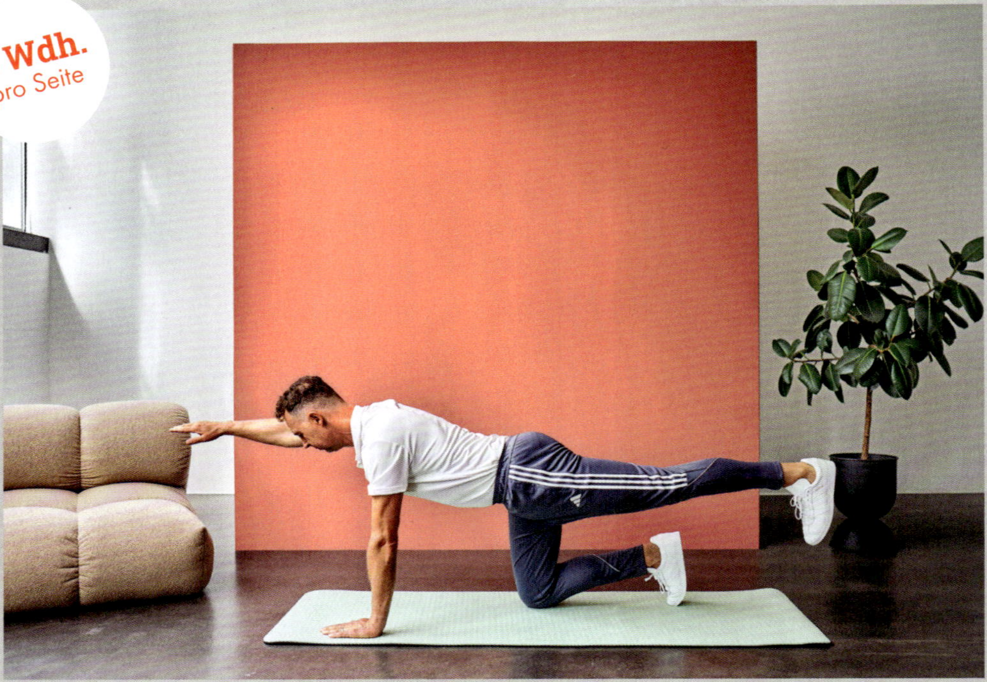

AUSGANGSPOSITION
Vierfüßlerstand, die Zehenspitzen sind aufgestellt. Kopf und Hals in natürlicher Verlängerung des Rumpfes in Neutralposition.

BEWEGUNGSABLAUF
Den rechten Arm parallel zum Boden nach vorne ausstrecken, das linke Bein analog nach hinten ausstrecken, dabei das Sprunggelenk beugen und den Bauchnabel nach innen ziehen, um die Körpermitte zu stabilisieren. 12 Sekunden halten. Zurück in die Ausgangsposition, dann Seitenwechsel.

BEREICH
Strong (Rücken und hintere Schultermuskulatur, Hüft- und Kniestrecker)

FLEX	○ ○ ○ ○ ○
STRONG	● ● ● ● ●
CORE	● ● ● ● ●
PROPRIO	● ● ● ● ●

DER SKYDIVER

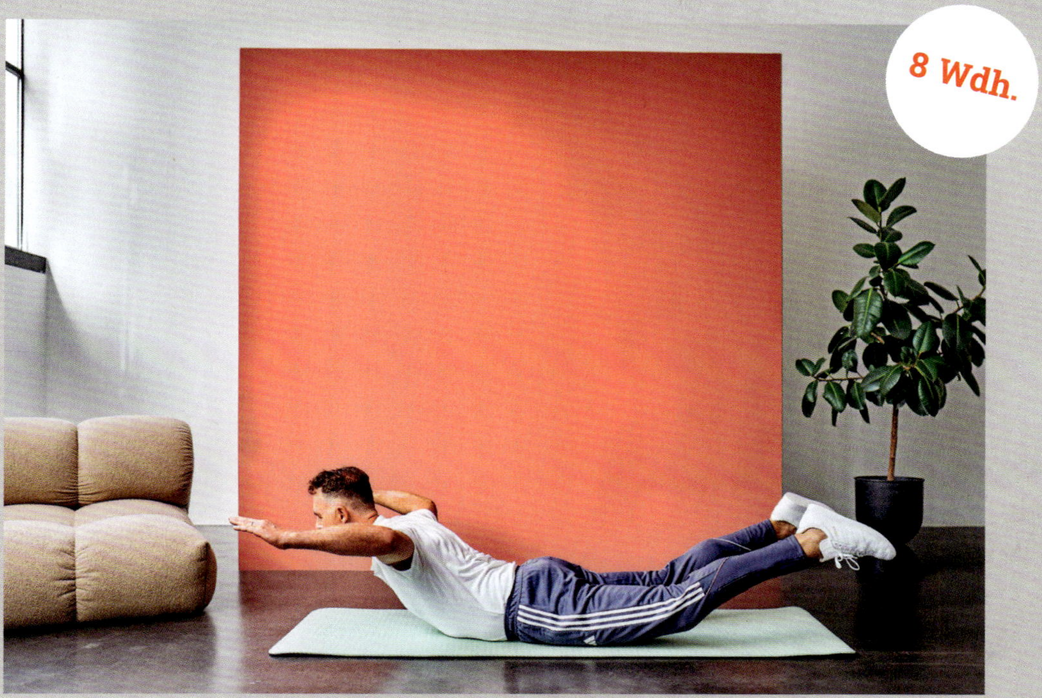

AUSGANGSPOSITION
Bauchlage, Zehenspitzen sind aufgestellt. Die Arme sind 90 Grad zur Seite gestreckt und 90 Grad in den Ellenbogen gebeugt – Skydiverposition.

BEWEGUNGSABLAUF
Symmetrisches Anheben der Arme und des Kopfes. 15 Sekunden halten.
Für Fortgeschrittene: In Skydiverposition, dann die Füße inklusive der Knie ebenfalls mit anheben. Zurück in die Ausgangsposition.

BEREICH
Flex (Bauch, Brustmuskulatur, vordere Schulter) und Strong (Hals-, Rücken- und Hüftstrecker, Gesäßmuskeln), Hamstrings an der Oberschenkelrückseite)

FLEX	●●●●○
STRONG	●●●●●
CORE	●●●●●
PROPRIO	●●●○○

PLANKS

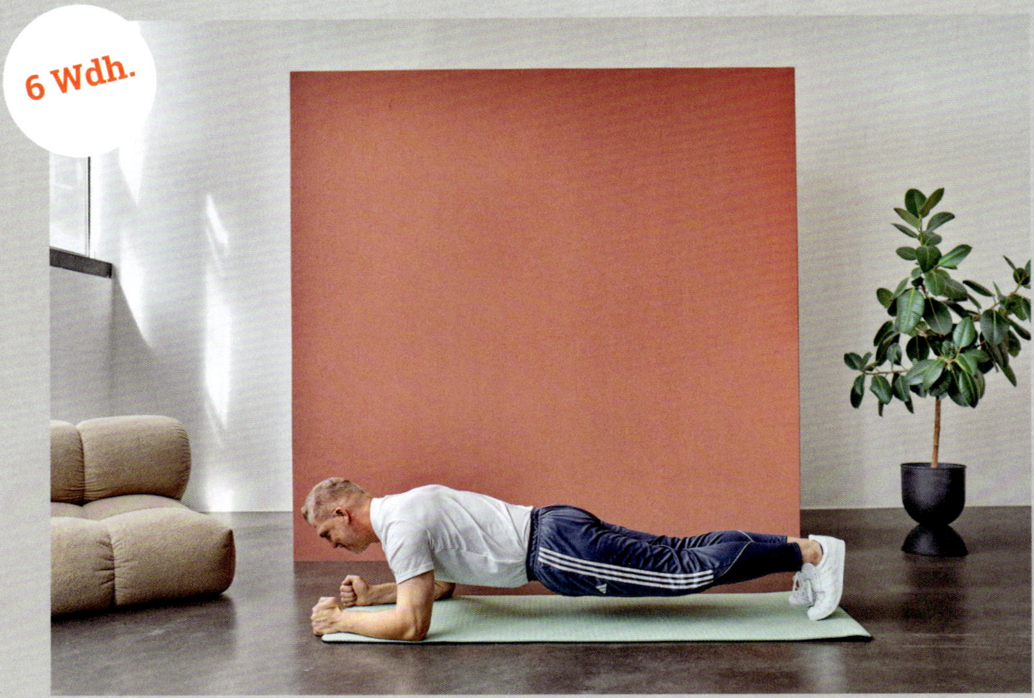

AUSGANGSPOSITION
Bauchlage

BEWEGUNGSABLAUF
In den Unterarmstütz hochdrücken, die Zehenspitzen aufstellen. Diese Position 30 Sekunden halten – die Rumpf-Kopf-Achse bleibt gerade. Zurück in die Bauchlage.

BEREICH
Strong (Rückenstrecker, Bauch, Brust, Schulter-, Hüft- und Kniestrecker)

FLEX	○○○○○
STRONG	●●●●●
CORE	●●●●●
PROPRIO	●●○○○

BECKENBODEN-TRAINING

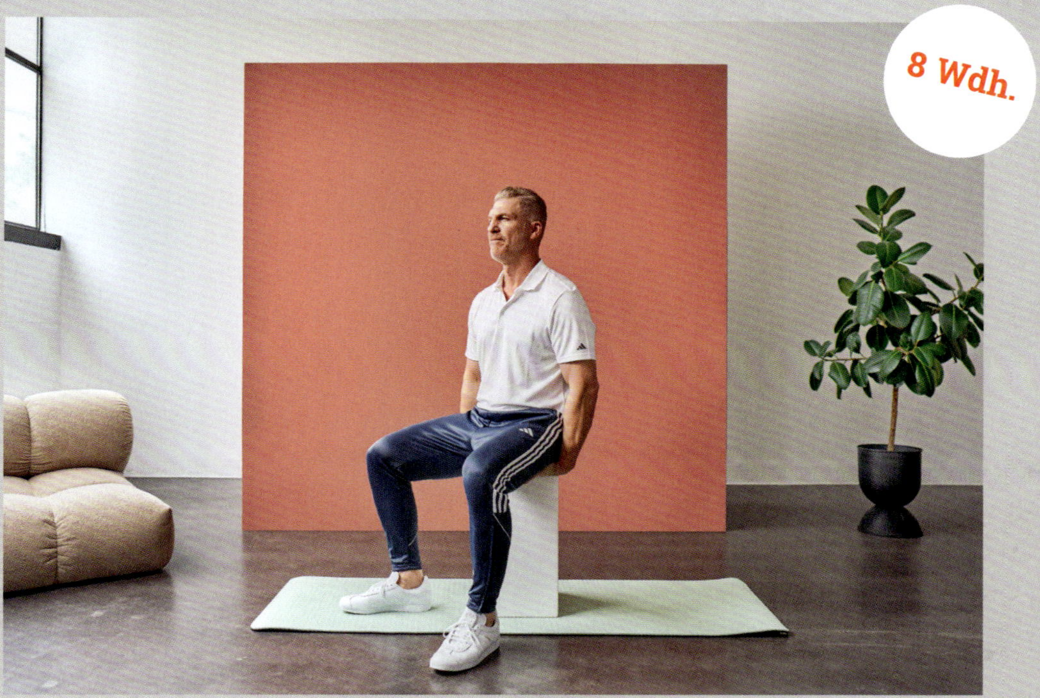

AUSGANGSPOSITION

Auf einen Stuhl oder Hocker setzen, Oberkörper aufrichten, die Knie sind 90 Grad gewinkelt. Die Hände liegen beidseits unter den Sitzhöckern.

BEWEGUNGSABLAUF

Die Beckenbodenmuskulatur langsam anspannen und dabei versuchen, die Sitzbeinhöcker zueinanderzupressen. Der Oberkörper bleibt dabei stabil und hebt nicht ab – keine Sitzrakete. In maximaler Anspannung 15 Sekunden halten. **Für Fortgeschrittene:** Die kontinuierliche Anspannung – hierfür den Beckenboden nicht an- und entspannen, sondern wellenförmig anspannen, drei Sekunden halten und dann wieder langsam entspannen, ohne vor dem erneuten Anspannen völlig entspannt zu sein.

BEREICH

Strong (Rumpf, Beckenbodenmuskulatur)

FLEX	○○○○○
STRONG	●●●●●
CORE	●●●●●
PROPRIO	○○○○○

LUNGES

10 Wdh.
pro Seite

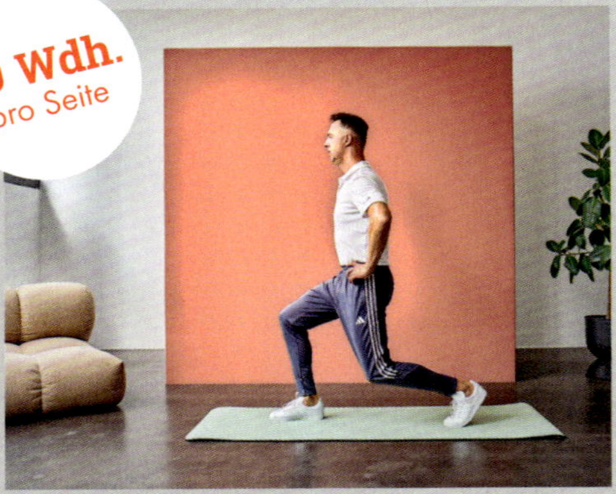

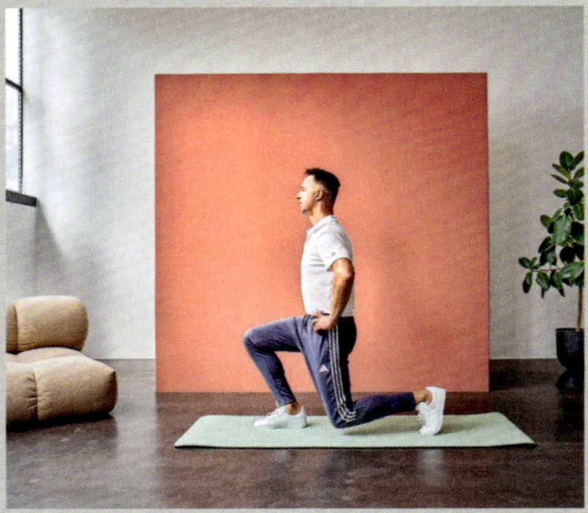

AUSGANGSPOSITION
Aufrechter Stand, die Füße stehen eng oder hüftbreit.

BEWEGUNGSABLAUF
Das linke Bein für einen tiefen Ausfallschritt nach hinten setzen, das hintere Knie berührt nicht den Boden. Der Oberkörper ist gerade, das Becken leicht nach hinten gekippt, die Lendenwirbelsäule bildet kein Hohlkreuz. Dynamisch zurück in die Ausgangsposition. Dann Seitenwechsel.

BEREICH
Flex (Hamstrings an der Oberschenkelrückseite, Hüftstrecker, Kniestrecker, Rumpf)

FLEX	●●●○○
STRONG	●●●●●
CORE	●●●○○
PROPRIO	●●○○○

DER WANDSITZER

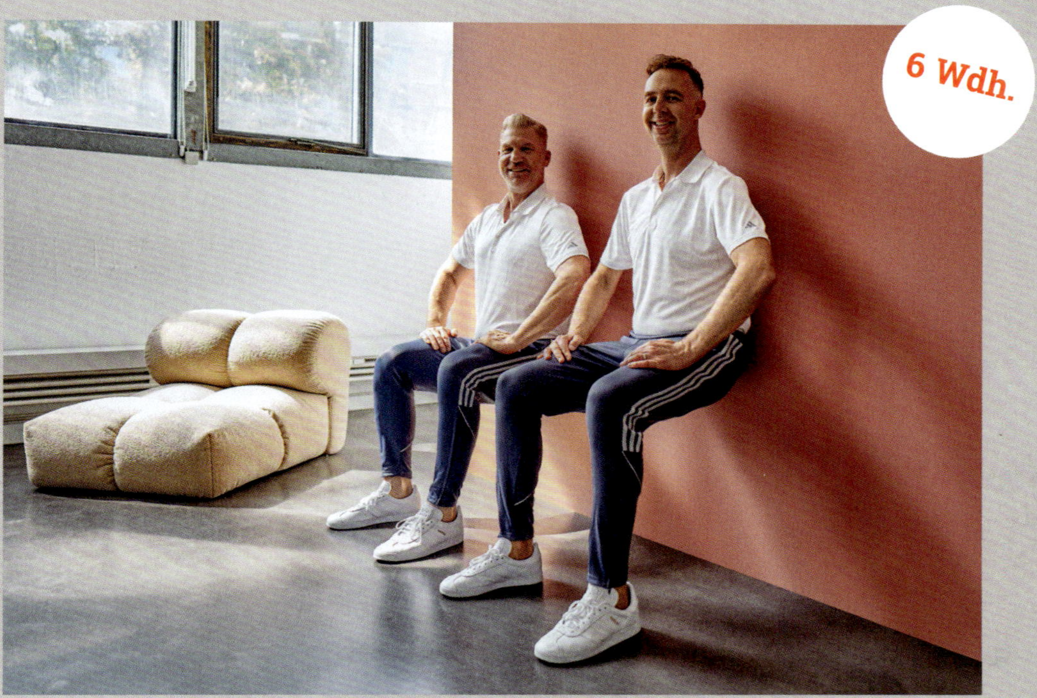

AUSGANGSPOSITION
Aufrechter Stand mit dem Rücken an einer Wand, die Füße stehen schulterbreit.

BEWEGUNGSABLAUF
Mit dem Rücken an der Wand langsam herunterrutschen, bis Hüften und Knie jeweils eine Beugung von 90 Grad erreicht haben. Lenden- und Brustwirbelsäule sowie die Schulterblätter gegen die Wand drücken und die Position 30 Sekunden statisch halten.

BEREICH
Strong (Kniestrecker, Rumpf)

FLEX	○○○○○
STRONG	●●●●●
CORE	●●●●○
PROPRIO	●●○○○

SOCKEN-PATRICK

3 Wdh. pro Seite

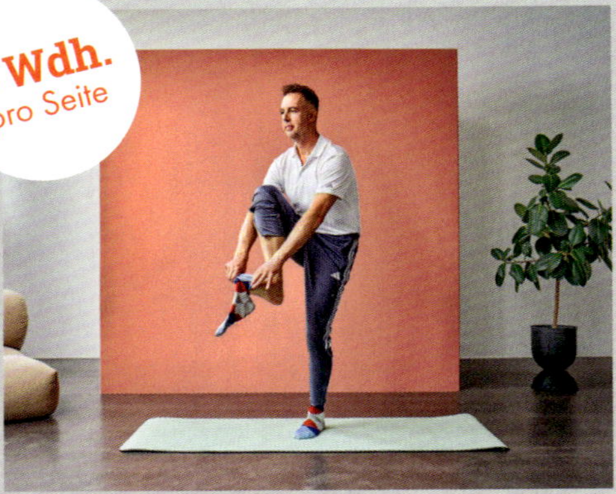

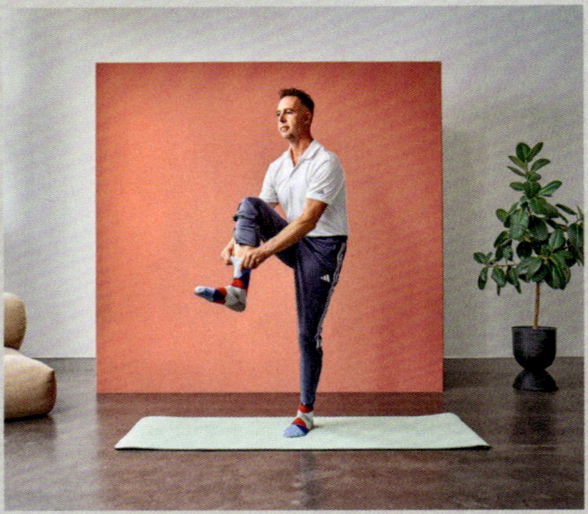

AUSGANGSPOSITION

Aufrechter Stand, die Füße stehen eng oder hüftbreit.

BEWEGUNGSABLAUF

Das rechte Bein anheben und in Hüfte und Knie beugen, dabei den Rumpf aufrecht halten. Mit den Händen eine Socke über den Fuß ziehen. Dabei Beckenboden und Bauchmuskulatur stabilisieren und die Schultern zurückziehen. Dasselbe dann mit dem Schuh. Anschließend Socke und Schuh am linken Fuß auf die gleiche Art und Weise anziehen.

BEREICH

Strong (Rumpf, hintere Schultermuskulatur)

FLEX	○	○	○	○	○
STRONG	●	●	●	○	○
CORE	●	●	●	●	●
PROPRIO	●	●	●	●	●

DER VIERER-FLEX

AUSGANGSPOSITION
Aufrechter Sitz am Boden

BEWEGUNGSABLAUF
Ein Bein gestreckt nach vorne ablegen, dabei die Zehen zurückziehen. Das andere Bein mit der Fußsohle an die Innenseite des Oberschenkels des gestreckten Beines legen und das Knie möglichst vollständig Richtung Boden drücken. Von oben sieht diese Beinstellung wie eine 4 aus. Nun langsam mit den Händen über das ausgestreckte Knie in Richtung Knöchel wandern. Den Rumpf dabei über das gestreckte Bein lehnen, die Zehen umgreifen, dehnen und in dieser Endposition 5 Sekunden verharren. Dann langsam wieder aufrichten. **Starthilfe:** Gymnastikband um den Fuß des gestreckten Beines schlingen.

BEREICH
Flex (Ober- und Unterschenkelrückseite, Achillessehne, Schultern, Hals-, Brust- und Lendenwirbelsäule) und Strong (Bauch)

FLEX	●●●●●
STRONG	●●○○○
CORE	●●●○○
PROPRIO	●●○○○

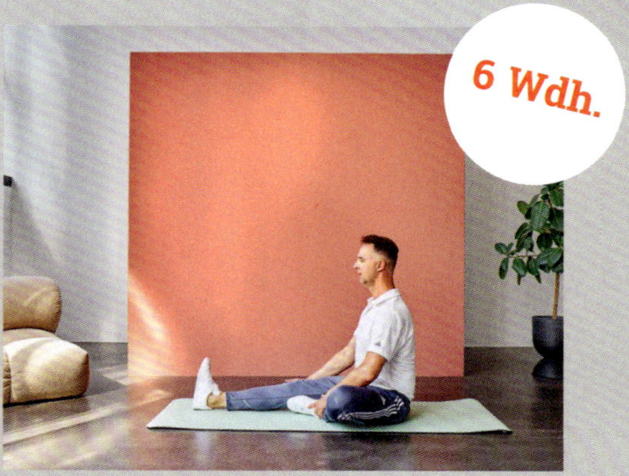

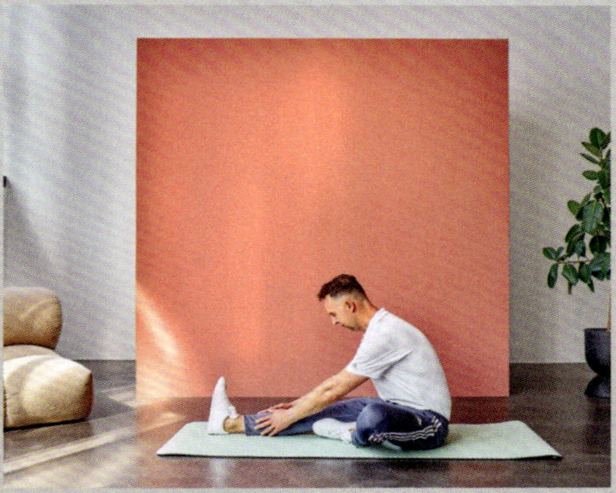

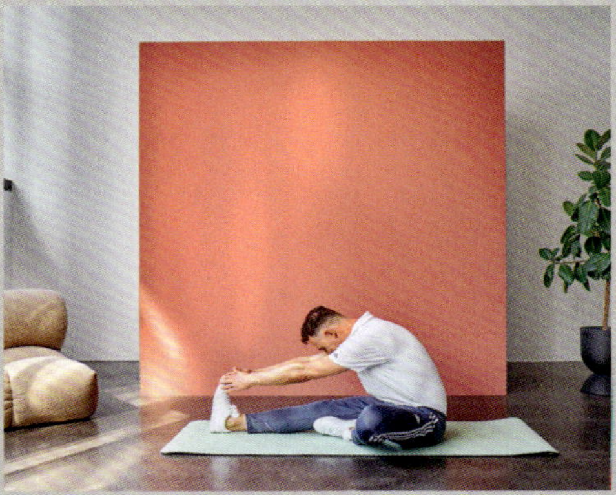

BALLSTÜTZ

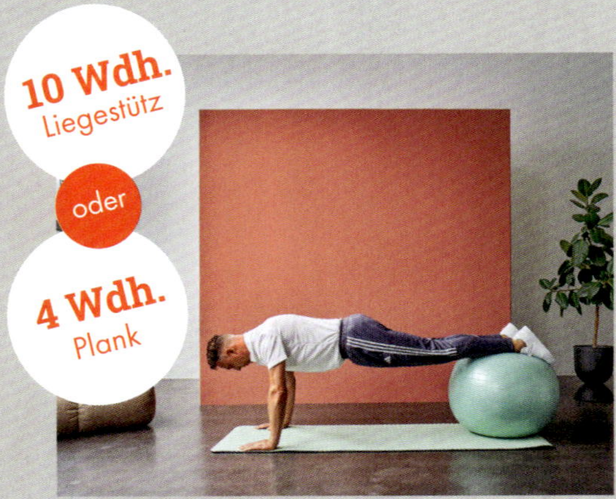

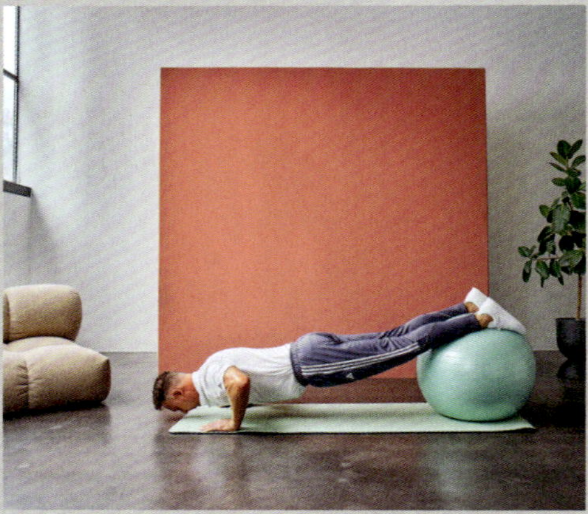

AUSGANGSPOSITION

Die Füße auf den Gymnastikball legen. Die Hände mit den Handflächen nach unten unterhalb der Schultern auf dem Boden ablegen.

BEWEGUNGSABLAUF

Rumpf und Beine strecken und in die Liegestützposition mit gestreckten Armen gehen. Wenn Ball und Körper stabil ausbalanciert sind, mit den Liegestützen beginnen, also die Arme beugen und den Oberkörper gerade in Richtung Boden absenken.

Variante: Aus der Liegestützposition in die statische Plank-Position gehen. 30 Sekunden halten.

Für Fortgeschrittene: Anzahl bzw. Dauer langsam steigern.

BEREICH

Strong (Bauch, Rücken, Beine, Schultern, Brust)

FLEX	○ ○ ○ ○ ○
STRONG	● ● ● ● ●
CORE	● ● ● ● ●
PROPRIO	● ● ● ● ●

BANDZIEHEN

10 Wdh. pro Seite

AUSGANGSPOSITION
Aufrechter Stand, die Füße stehen hüftbreit.

BEWEGUNGSABLAUF
Den rechten Fuß nach vorne in die Schrittstellung bringen. Die Enden eines Gymnastikbandes, das mit seiner Mitte an einer Türklinke befestigt ist, von vorne in beide Hände nehmen. Gegen die Spannung des Bandes die Arme gestreckt von vor dem Körper bis maximal nach hinten ziehen. Arme dabei am Körper vorbeiführen. Zurück in die Ausgangsposition. Beim nächsten Durchgang den linken Fuß nach vorne stellen.
Variante: Die Arme seitlich vom Körper abspreizen und die Übung durchführen.

BEREICH
Strong (Brust, Schultern, Rücken)

FLEX	○○○○○
STRONG	●●●●●
CORE	●●●●○
PROPRIO	○○○○○

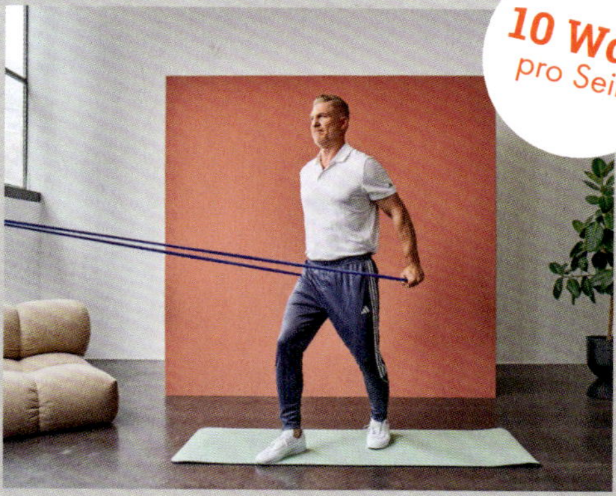

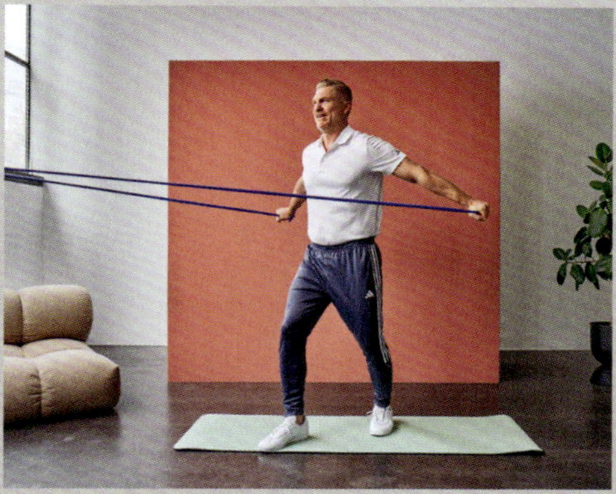

DIE EINBEINIGE WAAGE

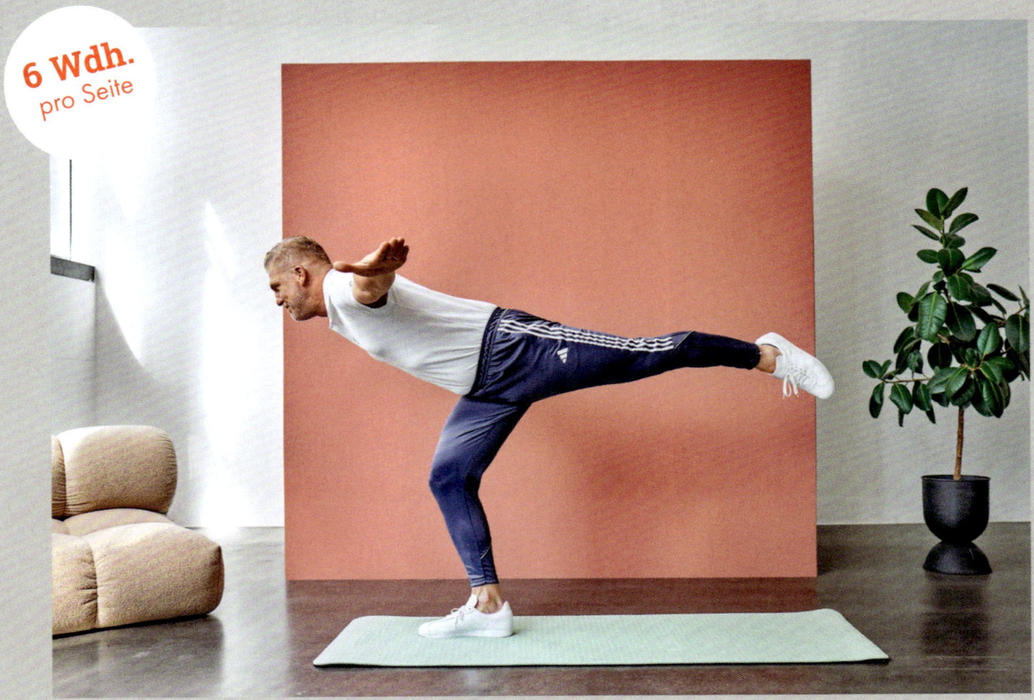

AUSGANGSPOSITION

Aufrechter Stand, die Füße stehen eng oder hüftbreit.

BEWEGUNGSABLAUF

Bewegungsablauf: Die Arme seitlich im 90-Grad-Winkel vom Körper wegstrecken. Dann das linke Bein nach hinten ausstrecken, während sich der Oberkörper zum Ausgleich nach vorne beugt. Eine gerade Achse vom Kopf, über den Rumpf, das gestreckte Bein bis zum ausgestreckten Fuß 10 Sekunden halten. Dann zurück in die Ausgangsposition.

Seitenwechsel: Das linke Bein wird jetzt zum Standbein, das rechte Bein nach hinten ausgestreckt.

BEREICH

Strong (Oberschenkel, Rückenstrecker, Bauch, Schultern)

FLEX	○ ○ ○ ○ ○
STRONG	● ● ● ● ●
CORE	● ● ● ● ●
PROPRIO	● ● ● ● ●

DER SEITSTÜTZ

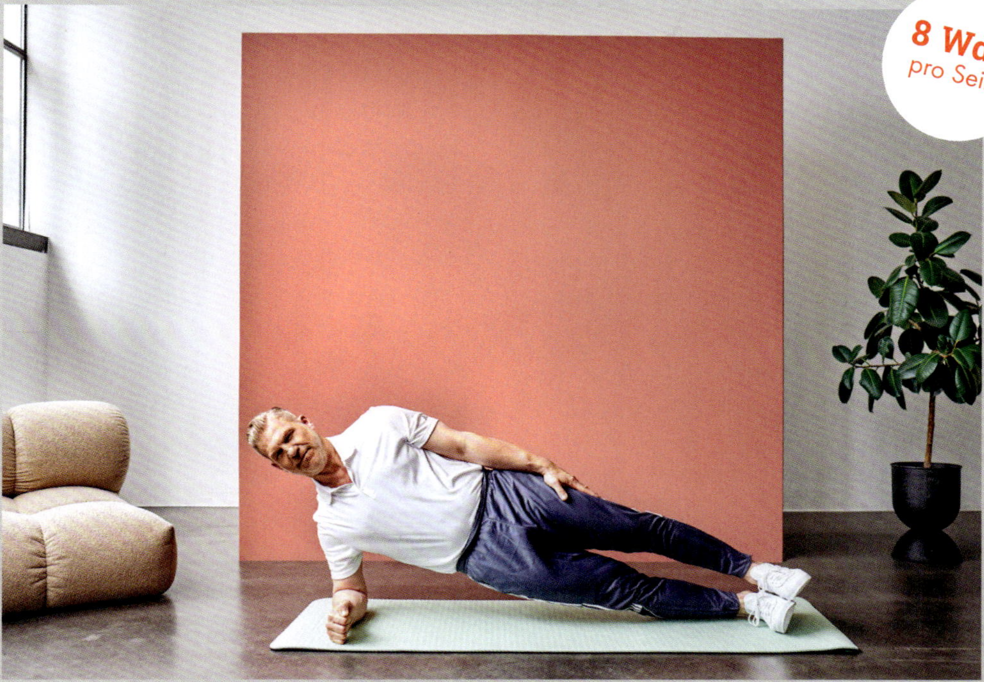

8 Wdh.
pro Seite

AUSGANGSPOSITION

Lang auf den Boden legen und auf die rechte Seite drehen.

BEWEGUNGSABLAUF

Den rechten Arm im Ellenbogen 90 Grad beugen und auf den Unterarm aufstützen. Beide Füße aufeinanderlegen, der untere Fuß lagert auf der Außenkante. Das Becken hochdrücken, sodass eine gerade Achse vom Kopf bis zu den Füßen entsteht.
30 Sekunden statisch halten.
Variante: Im Wechsel die Hüfte Richtung Boden absenken und wieder anheben.

Für Fortgeschrittene: Dauer langsam steigern.

BEREICH

Strong (Schulter, Nacken, Hüftstrecker, Kniestrecker, schräge Bauchmuskeln)

FLEX	● ● ● ● ○
STRONG	● ● ● ● ●
CORE	● ● ● ● ●
PROPRIO	● ● ● ○ ○

Schlusswort

Wenn man sich die Diskussionen der letzten Jahre über die Faszie vor Augen führt, muss man fast schmunzeln. Ein Gewebe, das jahrzehntelang in Anatomiebüchern höchstens eine Randnotiz wert war, wurde plötzlich zum Superstar der Medizin und der Fitnesswelt erklärt. Aus einem simplen Bindegewebe wurde über Nacht ein Milliardenmarkt. Wir erleben hier keine medizinische Revolution, sondern das perfekte Beispiel für geschicktes Marketing. Wir als Ärzte und Bewegungsmediziner sehen täglich in unseren Praxen, wie Patienten mit vermeintlich „verklebten Faszien" erscheinen, weil sie es in der Zeitung gelesen, in einem Kurs gehört oder in der Fernsehwerbung aufgeschnappt haben. Die Idee, dass Bindegewebe im Körper wie Frischhaltefolie verklebt und damit Rückenschmerzen, Nackensteifigkeit oder gar Depressionen auslösen soll, ist schlicht ein Märchen. Faszien haben zweifellos Funktionen – sie geben Halt, sie sind Teil des Bewegungsapparates –, doch sie sind nicht der geheimnisvolle Schlüssel zu Gesundheit und Schmerzfreiheit. Und dennoch: Ganze Industriezweige leben inzwischen davon. Faszienrollen, die in jedem Sportgeschäft und Online-Shop gestapelt sind, werden für Preise verkauft, die in keinem Verhältnis zu ihrer tatsächlichen Funktion stehen. Mit Kunststoffrollen, Schaumstoffbällen oder Hightech-Gadgets sollen Verklebungen gelöst, Gewebe „geschmeidig gemacht" und Schmerzen geheilt werden. Dass der kurzfristige Effekt allein auf einer verbesserten Durchblutung, einer Anregung des Lymphflusses oder auf schlichten neurologischen Mechanismen wie der Gate-Control-Theorie beruht, wird kaum erwähnt. Lieber verkauft man die Illusion einer selbstbestimmten Heilung – verbunden mit dem Gefühl, man habe endlich das Wundermittel gefunden. Hinzu kommen endlose Fortbildungen, Kurse und „Zertifikate" für Therapeuten, Trainer und selbst ernannte Bewegungsspezialisten.
Unter dem Label „Faszienyoga", „Faszienfitness" oder „Faszientraining" werden Programme angeboten, die selten etwas Neues enthalten. Es handelt sich meist um altbekannte Übungen aus Gymnastik, Stretching oder Krafttraining, die lediglich mit einem neuen Etikett versehen wurden. So wird aus einer simplen Vorbeuge eine „fasziale Dehnung" und aus einer Rückenübung ein „faszialer Release". Der Inhalt bleibt der gleiche, der Preis steigt. Noch deutlicher wird es in der Therapie. Patienten berichten uns immer wieder von teuren Behandlungsserien, die als „Faszientherapie" verkauft werden. Mitunter zahlen sie Hunderte von Euro für Anwendungen, deren Wirkung nie wissenschaftlich be-

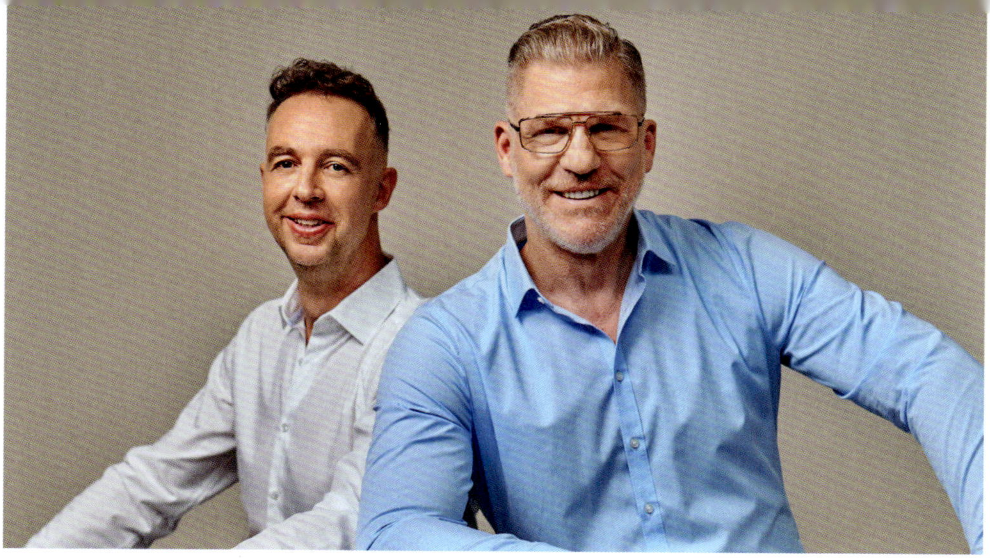

legt wurde. Statt evidenzbasierter Medizin gibt es hier Marketingsprache, statt klarer Diagnosen diffuse Erklärungen. Der Leidtragende ist immer der Patient, der in seiner Hoffnung auf Linderung bereitwillig zahlt – und enttäuscht zurückbleibt. Schmerzen entstehen nicht durch „verklebte Faszien", sondern durch Fehlbelastungen, Bewegungsmangel, muskuläre Dysbalancen, ungesunde Lebensgewohnheiten.

Wer dauerhaft etwas gegen Rückenschmerzen tun möchte, muss seine Haltung verbessern, seine Bewegungen variieren und den Körper regelmäßig fordern. Das klingt weniger spektakulär als ein neues Wundermittel – ist aber wirksam. Das eigentliche Geschäft mit der Faszie ist deshalb so erfolgreich, weil es zwei Sehnsüchte bedient: die Sehnsucht nach einfachen Erklärungen und die Sehnsucht nach schnellen Lösungen. Es ist leichter zu glauben, dass eine Rolle aus Schaumstoff meine Probleme in wenigen Minuten löst, als die unbequeme Wahrheit zu akzeptieren, dass ich täglich selbst aktiv werden muss und unter Umständen auch langfristig. Wir wollen unsere Patientinnen und Patienten nicht entmutigen, im Gegenteil. Es gibt positive Botschaften, die am Ende stehen müssen: Jeder Mensch hat es selbst in der Hand. Richtig eingesetzte Bewegung wirkt. Und zwar ganz ohne Hilfsmittel, ohne überteuerte Kurse, ohne vermeintliche Wundermethoden. Das bedeutet nicht, dass man alles allein machen muss. Im Zweifel sollte man immer ärztlichen Rat einholen, insbesondere bei Schmerzen, die neu auftreten oder sich verschlimmern.

Aber die Verantwortung für die eigene Gesundheit lässt sich nicht auslagern – schon gar nicht an eine Rolle, eine Mode oder ein Geschäftsmodell. Wir sind überzeugt: Die Faszie ist kein Feind, aber auch kein Heilsbringer. Sie ist ein Teil des Ganzen. Den Menschen wieder als Ganzes zu sehen – mit Muskeln, Gelenken, Nerven, mit Körper und Seele –, das ist die eigentliche Aufgabe moderner Medizin. Wer das versteht, braucht keine Faszienmärchen mehr. Faszien sind real – die Faszienlüge auch. Die Wahrheit liegt in der aktiven Bewegung.

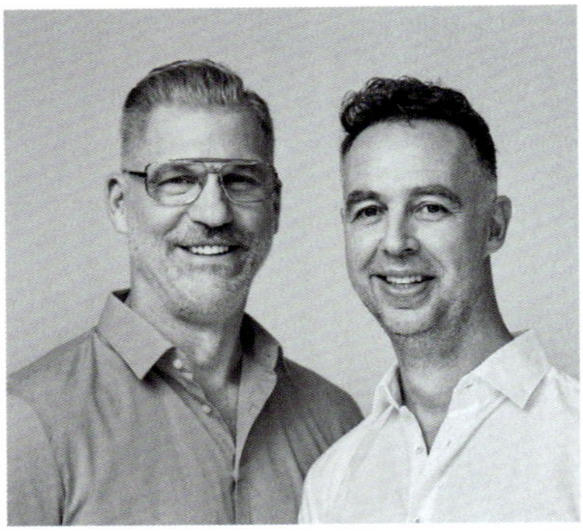

ZU DEN AUTOREN

Der Orthopäde und Bestsellerautor **Dr. Matthias Manke** und sein Kollege und Freund **Dr. Patrick Julius** haben sich mit diesem Buch ihren Frust über den Hype um Faszienrollen & Co. von der Seele geschrieben: sinnlose Tools, die viel Geld kosten und den Patientinnen und Patienten im schlimmsten Fall sogar mehr schaden als nutzen. Statt auf stylisches Equipment setzen die beiden „Medizinmänner" auf 30 alltagstaugliche Übungen, die nachhaltig wirken, damit Verspannungen und andere Beschwerden keine Chance haben. Und mehr noch: Sie motivieren zu einem aktiven Lebensstil – denn jede Zelle des menschlichen Körpers wartet nur darauf, neu in Bewegung gebracht zu werden!

Neugierig geworden? Mehr über die beiden Autoren finden Sie unter: https://die-medizinmänner.de/

Weitere Bücher von Dr. Matthias Manke:

- Wenn der Orthopäde Rücken hat
- Doktor Draußen
- Schluss mit Nackenschmerzen
- Schluss mit Rückenschmerzen

IMPRESSUM

Hinter jedem tollen Buch steckt ein starkes Team
Projektleitung: *Nadine Widl*
Texte: *Anne Kastens*
Lektorat: *Cora Wetzstein*
Covergestaltung: *Ina Zimmermann*
Grafische Gestaltung und Satz: *31 Media GmbH, Kathrin Strahl*
Bildnachweis: *31 Media GmbH, Sebastian Knoth (Autorenporträts, Übungsfotos), Jan Russok (Illustrationen Innenklappe), Shutterstock (alle weiteren Fotos und Grafiken)*
Herstellung: *Frank Jansen*
Producing: *Jan Russok*
Druck & Bindung: *optimal media GmbH, Röbel*

1. Auflage 2026

Neumühlen 17, 22763 Hamburg
ISBN: 978-3-96584-613-5
Redaktionsanschrift:
ZS, Edel Verlagsgruppe GmbH,
Kaiserstraße 14b, 80801 München
www.zsverlag.de/kontakt
www.edelverlagsgruppe.de/kontakt

HINWEIS

Die Ratschläge in diesem Buch wurden mit größter Sorgfalt von Autoren und Verlag erarbeitet und geprüft. Eine Garantie kann jedoch nicht übernommen werden. Ebenso ist eine Haftung der Autoren bzw. des Verlags und seiner Beauftragten für Personen-, Sach- oder Vermögensschäden ausgeschlossen. Erkrankungen mit ernstem Hintergrund gehören in ärztliche Behandlung! Bei bereits bestehenden Beschwerden kann das Buch daher keinen fachärztlichen Rat ersetzen.

LIEBE LESERINNEN,
LIEBE LESER,

wie schön, dass Sie ein Buch von ZS in den Händen halten. „Jetzt leben!“ ist das Motto unseres Verlages. Es steht für Genuss und Inspiration, Unterstützung und Motivation. Ob Kulinarik oder Fitness, Gesundheit oder Lebenshilfe – seit über 30 Jahren bieten wir kompetente Ratgeber für (fast) alle Lebenslagen. Wir lieben Tradition genauso wie Innovation – sie treiben uns an. Unsere Autorinnen und Autoren sind Menschen, die zu ihrem Thema wirklich etwas zu sagen und zu schreiben haben. Unsere Produkte sind erzählerisch, appetitmachend und als gedruckte Bücher haptisch echte Erlebnisse. Für Sie mit ganz viel Liebe gemacht! Entdecken Sie mehr aus unserer wunderbaren Welt!

UNSER VERLAGSHAUS

Mit Standorten in Hamburg und München zählt die Edel Verlagsgruppe zu den größten unabhängigen Buchanbietern Deutschlands. Zur Gruppe gehören die Verlage Dr. Oetker Verlag, Edel Sports, KARIBU und ZS.

ZS - Ein Verlag der Edel Verlagsgruppe
www.zsverlag.de
www.facebook.com/zsverlag
www.instagram.com/zsverlag